HERZ UND KREISLAUF

HERZ UND KREISLAUF

Was Sie für Ihre Herzgesundheit tun können

Dr. Jürgen Schickinger

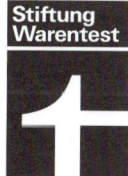

VORWORT

Macht Ihnen der Gedanke an Herzinfarkt oder Schlaganfall Angst? Vermutlich schon: Unter den Krankheiten fürchten die Menschen nur Krebs mehr. Im Grund ist Angst ja gesund. Sie bewahrt uns vor Übermut – davor, Leib und Leben leichtfertig aufs Spiel zu setzen. Wer jedoch überall Bedrohliches vermutet, verbaut sich den Blick auf die fröhlichen Seiten unseres begrenzten Erdendaseins. Zu viel Angst macht krank.

Dieses Buch soll Ihnen keine Angst machen! Zwar malen sich viele Menschen gerade Herzinfarkt und Schlaganfall besonders bedrohlich aus. Den meisten ist aber unklar, was im Fall eines Falles wirklich auf sie zukäme. Ihre Befürchtungen wachsen durch Unsicherheit. Sie lässt viel Raum für schlimme Vorstellungen, die gar nicht zutreffen: Selbst Herzinfarkte und Schlaganfälle können glimpflich ausgehen. Wenn Sie wissen, wie Sie solche Notsituationen meistern, sinkt die Gefahr beträchtlich! Dabei soll Ihnen dieser Ratgeber helfen. Sie erfahren weiter, wie Angehörige und Betroffene die Genesung unterstützen können. Wenn sich Herz-Kreislauf-Erkrankungen entwickeln, muss die Lebensqualität nicht dramatisch einknicken. Viele chronische Leiden lassen sich heute gut kontrollieren. Auch hier hilft Ihnen dieses Buch mit Informationen und Tipps.

Wahrscheinlich werden Sie Dinge entdecken, die Sie „falsch" machen – die auf Dauer ungesund sind. Möglicherweise erschrecken Sie dann doch? Dass uns Krankheiten etwas bange machen, hat auch eine gute Seite: Wir lernen, unsere Gesundheit höher zu schätzen. Gesund lässt sich das Leben halt ein bisschen unbeschwerter genießen. Gesund bleiben heißt aber, die Verkalkung unserer Blutgefäße zu bremsen. Dort bilden sich Ablagerungen bei jedem von uns. Ob das früher oder später passiert, entscheidet fast immer Ihr ganz persönlicher Lebensstil. Womöglich beherzigen Sie also den einen oder anderen Rat und achten künftig etwas mehr auf Ihre Gesundheit? Das wären richtige Schritte, Angst dagegen ein schlechtes Rezept: Was bringt es, sich lange Jahre um die Gesundheit zu sorgen und sich für sie zu plagen, nur damit man ein paar weitere Jahre dazugewinnt, um dasselbe zu tun? Dieses Buch will Sie ermutigen, etwas gesünder zu leben, aber nicht auf Kosten Ihrer Lebensfreude!

Jürgen Schickinger, Freiburg, Sommer 2012

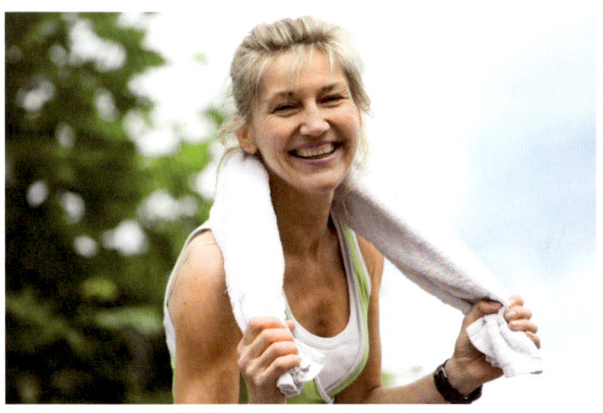
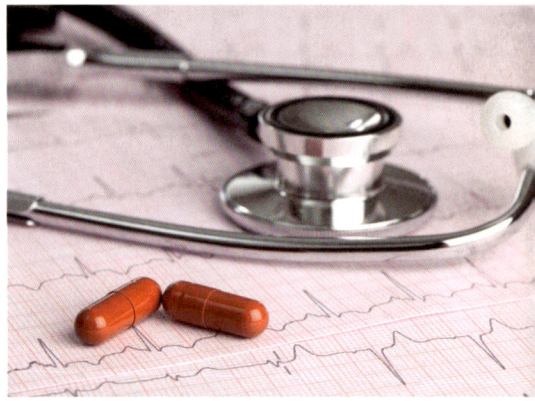

INHALT

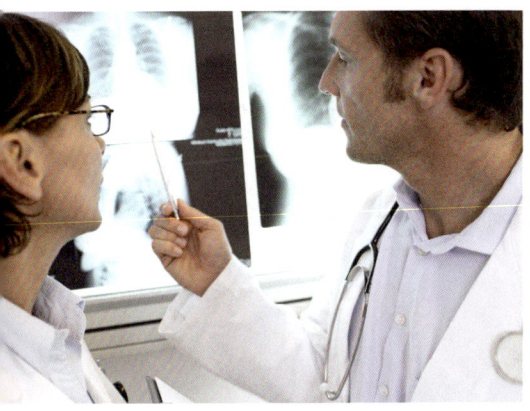
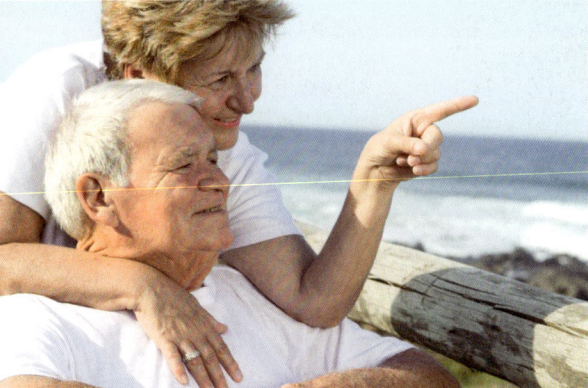

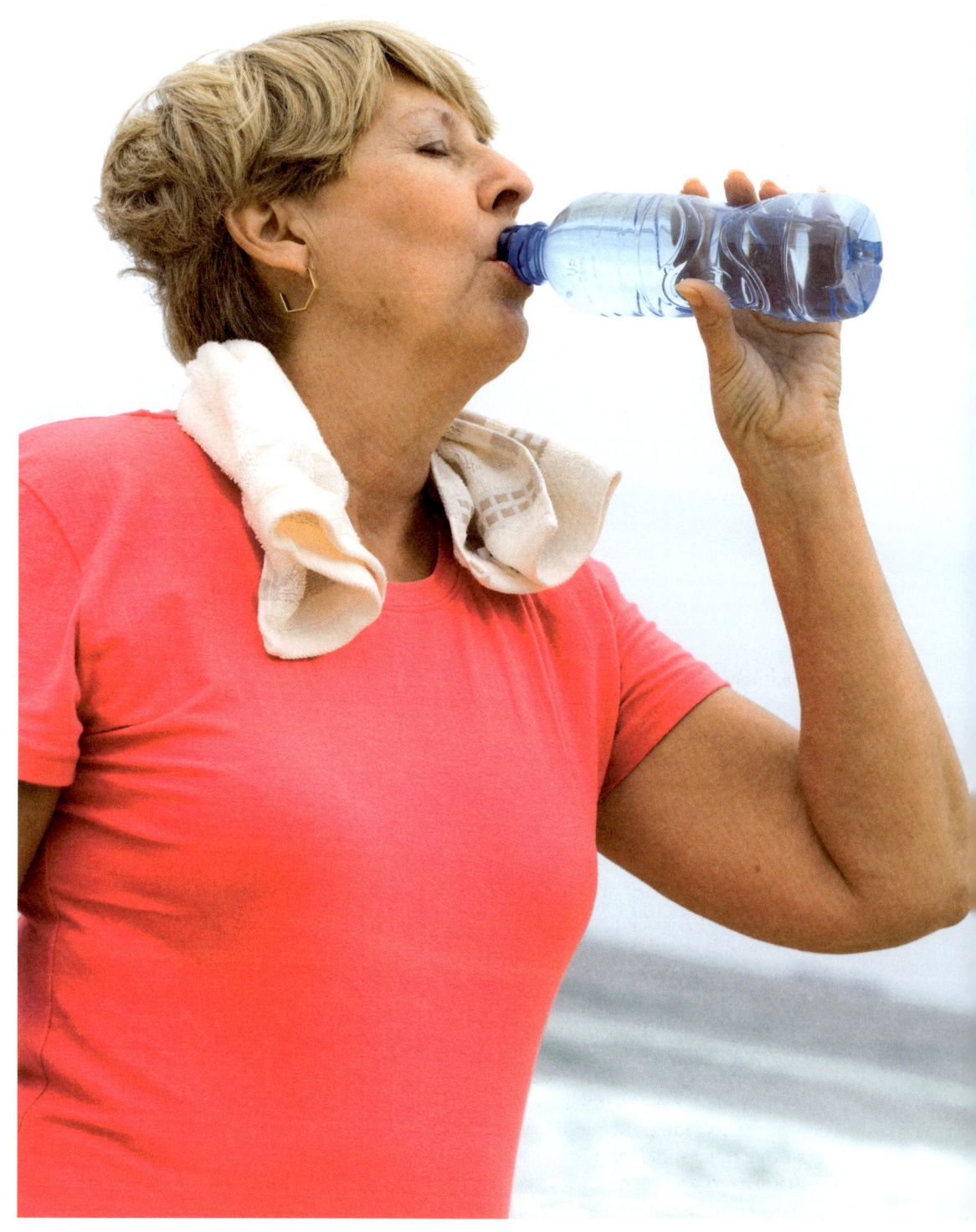

VIELE GEFAHREN FÜR DIE GEFÄSSE

Das Leben hält einige Gefahren für Herz und Kreislauf parat. Manche liegen in der Natur des Seins. Wie schnell Alter oder ungünstige Veranlagungen dem Körper zusetzen, haben wir aber selbst mit in der Hand – durch unseren Lebensstil. Er beinhaltet die größten Risiken wie Rauchen, Bewegungsmangel, falsche Ernährung. Wer sich erst gar keine schlechten Gewohnheiten zu- oder sie zumindest zeitig ablegt, kann vielen gesundheitlichen Schäden vorbeugen.

KLEINE SCHRITTE, GROSSE WIRKUNG

Die Risikofaktoren für Herz-Kreislauf-Erkrankungen (HKL-Erkrankungen) bilden ein Netzwerk: Jeder Faktor erhöht schon allein die Gefahr. Gegenseitig verstärken sich die Risikofaktoren aber noch.

So gilt Arteriosklerose als wichtigster Auslöser von HKL-Erkrankungen. Die „Arterienverkalkung" fördert aber auch, dass Bluthochdruck entsteht oder schneller fortschreitet. Bluthochdruck trägt seinerseits dazu bei, dass Arteriosklerose, Blutzuckerstörungen oder beide früher auftreten oder sich verschlimmern.

Und alle drei genannten Krankheiten begünstigen HKL-Erkrankungen. Leiden an Herz und Kreislauf können Sie nur entgegentreten, wenn Sie Ihre sämtlichen Risikofaktoren kennen. Dazu sollten Sie alle Werte kennen, die Ihr Arzt in den üblichen Vorsorge- und Kontrolluntersuchungen erhebt.

Wie hoch ist mein Risiko?

Als Nächstes sollte man sich über sein Risiko klar werden. Wie gefährdet Sie sind, können Sie anhand von Tests ermitteln. In diese fließen noch andere Werte ein, etwa Ihr Alter und Ihr Gewicht oder das Verhältnis von Körpergröße zu Gewicht (Body Mass Index, Seite 29). Weiter berücksichtigen die Fragebögen meistens auch Bestandteile des persönlichen Lebensstils: Wie oft treiben Sie Sport? Wie ernähren Sie sich? Rauchen Sie und wenn ja, wie viele Zigaretten täglich? Anhand Ihrer Werte und Gewohnheiten können Sie hier Ihr Risiko mit einem bewährten, wissenschaftlichen Test selbst ermitteln lassen:

BERATUNGSBOGEN

Über folgenden Testbogen können Sie gemeinsam mit dem Hausarzt Ihr persönliches Herzinfarkt-
und Schlaganfallrisiko ermitteln. Weiter lässt sich ablesen, wie stark diese Gefahren durch Umstellungen im Lebensstil oder Medikamente konkret sinken.

Name: Hans W. **Datum:** **Arzt:**

Risiko objektiv: Wahrscheinlichkeit optisch darstellen

Stellen Sie sich 100 Menschen vor, welche die gleichen Werte haben wie Sie. Von diesen werden
in den nächsten 10 Jahren .... 15 .... einen Herzinfarkt oder Schlaganfall erleiden oder daran
sterben; .... 85 .... werden gesund bleiben. Wenn alle 100 „Doppelgänger" 10 Jahre lang Vorbeugemaßnahmen durchführen, werden weitere .... nicht betroffen sein; trotz Prävention
werden .... erkranken oder sterben.

Risikopunkte:

Alter:	54 Jahre	
Rauchen:	ja	
Gesamt-Cholesterin:	163	
HDL-Cholesterin:	48	
Blutdruck:	syst. 135	
Summe:		
Zusatzrisiken (Familienanamnese, Diabetes):	positive Familien- anamnese	
10-Jahres-Risiko:	15 %	

Information über Möglichkeiten zur Vorbeugung (Prävention)

Vorbeugemaßnahmen	Relative Risiko-minderung	Individueller Plan
Rauch-Stopp	ca. 35 %	
Bewegung 2 – 3 x pro Woche > 30 Minuten	ca. 35 %	
Fisch 2 x pro Woche oder Omega-3-Fettsäuren	ca. 15 %	
Blutdrucksenkung mit Medikamenten	ca. 25 %	
ASS 100 mg pro Tag	ca. 20 %	
Statin	ca. 20 – 25 %	

Beiderseitige Bewertung der Möglichkeiten: Alternativen, Vor- und Nachteile

Absprache über weiteres Vorgehen: Verhaltensänderungen (Rauchen, Bewegung, Ernährung) und Medikamente. Was zuerst?

Termin Nachbesprechung?

Haben Sie für sich erhöhtes HKL-Risiko ausgerechnet? Dann sollten Sie handeln. Lassen Sie Ihre Einschätzung zunächst auf jeden Fall von einem Arzt bestätigen. Er sollte sich auch Ihre Risikofaktoren genau anschauen. Denn Vorbeugung gegen HKL-Erkrankungen bedeutet im Kern, die Risikofaktoren zu bekämpfen – auf ein vernünftiges Gewicht, ausreichend Bewegung, ausgewogene Ernährung, normalen Blutdruck und gute Blutwerte achten sowie gesundheitliche Störungen richtig und diszipliniert behandeln. Raucher sollten sich zudem vom Nikotin verabschieden.

 KENNEN SIE IHRE WERTE – KNOW YOUR NUMBERS!

Lassen Sie sich von Ihrem Arzt alle Werte geben, die er bei Ihnen misst. Am besten kopiert er Ihnen jene, die er selbst ermittelt, und den Laborbericht noch dazu. Diese Zahlen lügen nicht. Sie können unbequem sein, nehmen Sie aber in die Pflicht, Verantwortung für Ihre Gesundheit zu übernehmen. Ein einzelner Wert, der zu hoch ist, muss Sie nicht gleich in Panik versetzen: Nur zusammen mit den anderen Zahlen und weiteren Risikofaktoren wie etwa Krankheiten sagen die Messergebnisse etwas über Ihr Risiko aus. Sprechen Sie also unbedingt mit Ihrem Arzt darüber, was er von Ihren Werten hält. Wichtig sind speziell diese:

- Gesamtcholesterin
- LDL-Cholesterin
- HDL-Cholesterin
- Trigylzeride
- Blutzucker (Glukose im Blut)
- Blutdruck, oberer und unterer Wert

Wenn Sie selbst kontrollieren wollen, wie gut Ihre Vorbeugung oder eine Behandlung anschlägt, sollten Sie diese Werte häufiger nehmen lassen. Gesundheitschecks sind sowieso spätestens ab einem Alter von 50 Jahren regelmäßig angebracht.

Gesundheit ist keine Sache der Medizin

Wenn es darum geht, Herz und Kreislauf gesund zu halten, müssen wir uns fast immer selbst am Schopf packen. Die Risiken liegen fast immer in unserem ganz persönlichen Lebenswandel: Die meisten Deutschen bewegen sich beispielsweise zu wenig und essen ungesund. Klar, spielen auch die Gene, also familiäre Veranlagungen, eine Rolle. Doch ihr Einfluss ist bei der überwiegenden Mehrheit der Menschen viel geringer als der ihrer ungünstigen Gewohnheiten. Gesund zu bleiben ist keine Sache der Ärzte, sondern liegt weitgehend in unserer Hand.

Vorbeugen muss keine Qual sein

Niemand muss sich in der Vorbeugung quälen oder freudlos hungern. Selbstverständlich kann es schwerfallen, Gewohnheiten umzustellen – körperlichen Schlendrian abzulegen, mehr auf gesundes Essen zu achten, also immer wieder einmal Geliebtem zu entsagen.

Doch im Ungewohnten schlummern ungeahnte, neue Genüsse, Glücksgefühle, Erfolge und Freuden. Niemand redet bei der Vorbeugung von Hochleistungssport oder höllischen Diäten.

Extreme Maßnahmen können den Bogen überspannen, also schaden. Gerade Patienten mit hohem Risiko sollten ihr Vorbeugeprogramm immer mit Ärzten abstimmen. Wichtig ist auch Geduld (mit sich selbst): Kleine Rückschläge macht jeder durch. Sie sind kein Grund zu verzagen, sondern sollten dazu anspornen, die nächste Schwächephase länger hinauszuzögern. Denn schon kleine Schritte bringen viel. Die Zahlen in der Tabelle sollten sie motivieren.

KLEINE SCHRITTE – GROSSE EFFEKTE	
Maßnahme	**Relative Verringerung des Risikos**
Bewegung (zwei- bis dreimal wöchentlich mindestens 30 Minuten)	35 Prozent
Umstellung der Ernährung (besonders weniger tierische Fette und weniger Salz)	15 Prozent
Rauchstopp	35 Prozent

ARTERIOSKLEROSE VERENGT DIE ADERN

In den Arterien, den Adern, die sauerstoffreiches Blut führen, bilden sich über Jahre langsam Ablagerungen, die Plaques. Sie machen den Innenraum der Gefäße enger und enger, sodass immer weniger Blut durchfließt. Anfangs reicht die Blutmenge noch problemlos aus. Später treten Schmerzen und andere Beschwerden auf, aber zuerst nur bei körperlicher Belastung. Dann sind einige Arterien schon mehr als zur Hälfte verschlossen. Ab diesem Grad macht sich Mangeldurchblutung meist bemerkbar. Bei Verengungen von drei Vierteln oder mehr sprechen Ärzte von einer „kritischen Stenose". Allerdings können Arterien, die zu 90 Prozent verstopft sind, noch unauffällig sein, beispielsweise wenn mehrere Blutgefäße einen Organteil versorgen. Gerade an den Gliedmaßen zeigen sich Symptome spät: Hier baut unser Körper oft Blutgefäße aus oder legt neue an (Kollaterale, Seite 62), um Engstellen zu umgehen. Welche gesundheitlichen Gefahren durch Verengungen drohen, hängt davon ab, wo oder welche Arterien hauptsächlich betroffen sind.

■ Gehirn versorgende Gefäße (S. 149): Schlaganfälle bei Gefäßverschlüssen oder Nachlassen der geistigen Fähigkeiten (Demenz)

■ Herzkranzgefäße (S. 61): koronare Herzkrankheit, typische Druckschmerzen und Engegefühl in der Brust (Angina Pectoris, Herzenge), bei Gefäßverschluss Absterben von Herzmuskelzellen (Herzinfarkt)

■ Nierenarterien (S. 183): Entstehung oder Verschlechterung von Bluthochdruck, Nachlassen der Nierenfunktion (Niereninsuffizienz) bis zu Nierenversagen

■ Arterien am Becken, an Beinen und Armen (Seite 181): anhaltende Schmerzen bei Bewegung, später auch in Ruhe (Periphere Arterielle Verschlusskrankheit), Absterben von Gewebe, bei Männern auch Erektionsstörungen.

Ob die Krankheiten einzeln oder gemeinsam, nacheinander oder gleichzeitig auftreten, liegt am Lebensstil, der individuellen Veranlagung und dem Muster der Risikofaktoren.

Wie entstehen die Plaques?

Wann und warum sich Fette, Zellen und Kalk an den Wänden der Arterien ablagern, ist noch nicht bis ins Kleinste erforscht. Wahrscheinlich spielen einige Umstände eine Rolle für die Entstehung von Arteriosklerose. Mehrere Experten glauben, dass sie mit Einrissen an der innersten der drei Schichten der Arterienwand anfängt. Druck, Blutwirbel, aggressive Substanzen und andere Strapazen können solche Minirisse verursachen.

An ihnen lagern sich Blutplättchen an. Bestimmte weiße Blutkörperchen, die Monozyten, dringen in die Arterienwand ein. Eine entzündliche Reaktion setzt sich in Gang, bei der vermehrt Botenstoffe und Wachstumsfaktoren ausgeschüttet werden. Dadurch beginnen Muskelzellen aus der mittleren Schicht der Arterienwand zu wuchern und in die innerste Schicht einzuwandern. Parallel dazu wandeln sich die Monozyten in Fresszellen (Makrophagen) um. Sie nehmen aus dem Blut eine ganz bestimmte Form von Cholesterin auf, nämlich oxidiertes LDL-Cholesterin. Wenn das Blut viel davon enthält, „überfressen" sich die Fresszellen – sie quellen zu prallen, fetten Schaumzellen auf. Um diesen Herd bildet sich eine Art Kapsel, die langsam wächst. Denn die Fress- und Schaumzellen halten die örtliche Entzündung am Laufen: Sie setzen Sauerstoffradikale frei, so dass sich ständig neues oxidiertes LDL-Cholesterin bildet.

Andere Forscher sehen den Auftakt zur Arteriosklerose schon in der Umwandlung von normalem LDL-Cholesterin in oxidiertes. Für sie ist der Riss in der Arterienwand nur eine von vielen Folgen. Manche Fachleute vermuten, dass auch das Immunsystem eine Arteriosklerose unterstützt, indem es sich gegen den eigenen Körper wendet.

Gefährliche Wölbungen der Arterienwand

Wie auch immer, letztlich wölbt sich das Wandgewebe der Arterien stellenweise vor. Zum Blut hin sind diese Plaques von einer feinen Zellkappe überzogen. Innen bestehen sie zu unterschiedlichen Anteilen aus Fett (Cholesterin), Fasern, Zellen und kalkreichen Gewebsresten. Manche Plaques sehen aus wie winzige, glatte Maulwurfshügel, andere bilden harte Krusten. Einige ragen als unregelmäßige Hindernisse ins Gefäßinnere hinein, wachsen und verschließen es immer mehr. Zuletzt ist die Arterie komplett verstopft. Dem Gewebe, das sie versorgen soll, fehlt Sauerstoff. Es stirbt ab.

Erstaunlicherweise sind junge Plaques besonders gefährlich: Ihre zarte Zellkappe reißt leicht ein und der Plaqueinhalt quillt ins Blut. Er lockt Blutplättchen (Thrombozyten) an. Sie verkleben mit dem Fett, den Zellresten und miteinander zu einem Gerinnsel (Thrombus), statt den Riss in der Gefäßwand zu schließen wie üblich. Wenn sich das Gerinnsel nicht auflöst, kann es eine Arterie verschließen – entweder am Entstehungsort oder an anderer Stelle, wenn der Blutstrom es fortträgt. So können Herzinfarkte und Schlaganfälle überraschend auftreten. Im Gegensatz zu jungen sind ältere Plaques zwar häufig dicker, aber durch Kalkeinlagerungen verhärtet und weniger verletzlich. Ihr Umfang nimmt normalerweise nur langsam zu, der Blutfluss langsam ab. Kritische Ereignisse kündigen sich daher oft an.

Plaques lassen sich nach ihrem Aussehen oder ihrer Gefährlichkeit unterscheiden in:

- **weiße**: hart, reich an Kalk und Fasern
- **gelbe**: weich und reich an Fett

- **stabile**: verhärtete Oberfläche
- **instabile** (auch verletzliche, oder engl. vulnerable plaques): dünne Kappe oder Häutchen als Oberfläche, die leicht einreißt.

Risiken durch Veranlagung und Lebensstil

Für Arteriosklerose gibt es zwei Gruppen von Risikofaktoren – „beeinflussbare" und „unbeeinflussbare". Die „unbeeinflussbaren" sind Gene, die sich praktisch immer durchsetzen. Sie bestimmen beispielsweise das Geschlecht. Daran kann niemand etwas ändern. Dagegen spielt der persönliche Lebensstil eine große Rolle für „beeinflussbare" Risikofaktoren. Daran sind zwar auch Gene beteiligt, denen wir aber nicht machtlos ausgeliefert sind: Sie machen manche Menschen nur empfänglicher für bestimmte Einflüsse, andere widerstandfähiger dagegen. Das Gewicht „beeinflussbarer" Risikofaktoren kann somit jeder durch schlechte Gewohnheiten vergrößern oder durch gute verringern.

Wir bestimmen mit, wie schnell wir altern

Die Gene machen manche Menschen auch anfälliger für Altersleiden als andere. Doch früher oder später büßt der Körper bei allen Menschen an Leistung ein. Dann pumpt das Herz weniger kräftig und die Gefäße werden steifer. Entscheidend ist aber das „früher oder später": Wer am liebsten gemütlich auf der Couch faulenzt, dabei noch viel Cola oder Bier trinkt und Schokolade oder Chips isst, erkrankt sta-

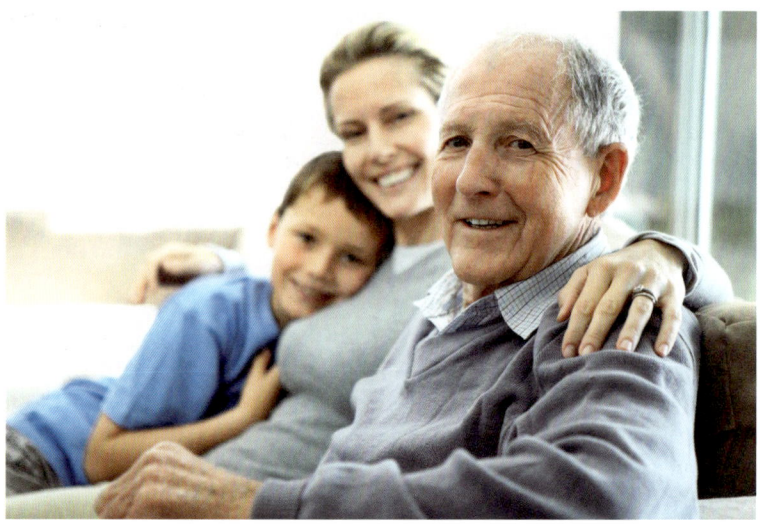

tistisch zeitiger an Herz und Kreislauf. Denn eine fett- und zuckerreiche Ernährung fördert Arteriosklerose. Ohne Bewegung erschlaffen Muskeln schneller, werden Gefäßwände früher starr. Wann im Alter die Fitness schwindet und Altersleiden erscheinen, liegt mit in unserer Hand.

Das Herz der Familie – Gefahr in den Genen

Familiäre Veranlagung ist keine Zwangsjacke, sondern eher ein Pullover: Er lässt sich dehnen und weiten – mit ein bisschen Kraftaufwand. Wer sich viel bewegt und abwechslungsreich isst, verhindert oder verlangsamt, dass erhöhte Cholesterinwerte, Diabetes oder Arteriosklerose auftreten. Familiäre Veranlagungen lassen sich häufig ausgleichen. Das funktioniert bei „schlechten" wie bei „guten" Genen. Aber gibt es in Ihrer Verwandtschaft überhaupt ungünstige Veranlagungen? Hat oder hatte ein Familienmitglied Bluthochdruck, Diabetes oder Herzleiden? Starb der Opa mütterlicherseits vielleicht an einem „schwachen Herz"? War Onkel Rudi nicht „herzkrank"? Woher kam das? Waren sie dick und haben geraucht? Fragen Sie sich durch. Wenn sich dabei etwas Auffälliges ergibt, springt die Risikoampel

nicht gleich auf Rot. Sie leuchtet erst einmal gelb auf: ein Signal, dass Sie irgendwo bei sich besonders aufpassen müssen – womöglich beim Cholesterin oder beim Zucker? Häufig können Sie durch kleine Änderungen an Ihrem Lebenswandel solche Schwachstellen wettmachen und die Risikoampel auf Grün zurückschalten. „Schlechte" Gene sollten nie als Ausrede dienen, sondern als Ansporn, ihre Nachteile zu neutralisieren.

Männer bekommen früher HKL-Erkrankungen

Männliches Geschlecht gilt als Risikofaktor für Arteriosklerose. Tatsächlich bekommen Frauen seltener HKL-Erkrankungen – bis zu den Wechseljahren (Seite 71). Ab dann holen sie stark auf, bis sie die Männer sogar überholen: HKL-Erkrankungen treffen Männer im Schnitt einfach ungefähr 10 Jahre früher als Frauen. Früher waren die Unterschiede zwischen den Geschlechtern deutlich größer. Doch inzwischen hat sich das Risiko der jungen Damen für HKL-Erkrankungen dem junger Herren etwas angeglichen. Das liegt wohl auch daran, dass bis vor wenigen Jahren zunehmend mehr Frauen Zigaretten rauchten und früh damit begannen.

BILD Familiäre Veranlagungen sind kein Grund, sich weniger anzustrengen – sie lassen sich häufig ausgleichen.

Ungesunde, moderne Lebensgewohnheiten
Arteriosklerose ist eine Zivilisationskrankheit. Das moderne Leben in der industrialisierten Überflussgesellschaft verführt viele zu einem ungesunden Lebensstil. Weil Nahrung in Hülle und Fülle zur Verfügung steht, essen sie zu viel und zu viele ungesunde Speisen. Tabakkonsum ist weder neu noch modern und war immer schon schädlich. Er spielt oft eine entscheidende Rolle bei der Entstehung von Arteriosklerose und HKL-Erkrankungen. Die wichtigsten Risikofaktoren sind:

- Erhöhter arterieller Blutdruck (im Folgenden)
- Erhöhte Blutzuckerwerte (Seite 24)
- Erhöhte Blutfette (Seite 21)
- Übergewicht (Seite 29)
- Bewegungsmangel (Seite 42)
- Rauchen (Seite 46)

Vor allem für die letzten drei sind wir selbst verantwortlich: Wir eignen sie uns an. Deshalb liegt es auch allein an uns, der Arteriosklerose vorzubeugen. Es gibt nämlich keine Medikamente, die Arterien sauber putzen und wieder elastisch machen.

ÜBERDRUCK IN DEN ARTERIEN

Im Gefäßsystem unseres Körpers strömt Blut auch aufwärts gegen die Schwerkraft. Schon deshalb muss es unter Druck stehen. Mit welcher Stärke das Blut auf die Arterienwände drückt, gibt der Blutdruck an. Er entsteht durch die Pumpkraft des Herzens und den Widerstand der Gefäßwände. Jeder Blutschwall einer einzelnen Herzkontraktion weitet die Wände kurzzeitig. Darum ist er als Puls zu spüren. Gleich danach ziehen sich die elastischen Arterienwände wieder zusammen. Sie treiben das Blut als Schwall voran.

Entsprechend hat Blutdruck zwei Extremwerte – den höchsten, systolischen im Schwall, wenn das Herz gerade pumpt, den niedrigsten, diastolischen, dann, wenn der Herzmuskel erschlafft. Die Maßeinheit „Millimeter Quecksilbersäule"

(Abk. mmHg) für den Blutdruck stammt noch von historischen Messgeräten.

Hoher Druck bedeutet Stress für Arterienwände

Bei dauerhaft erhöhtem Blutdruck verdickt sich die Muskelschicht in den Wänden der Arterien. Sie versteifen. Um Blut durch die starren Gefäße zu „quetschen", muss das Herz kräftiger pumpen. Der Herzmuskel verändert sich und der Blutdruck steigt weiter. Das bedeutet mehr Stress für die Innenhaut der ohnehin schon verhärteten Arterien. Sie reißt leichter ein. Die Arteriosklerose legt los und macht die Adern langsam zu starren, verkalkten Röhren. Da muss der Blutdruck erneut nachlegen. Ein Teufelskreis hat sich entwickelt. Diese Vorgänge laufen überall im Körper ab.

Ein schleichende Gefahr

Der Blutdruck schwankt im Tagesverlauf. Aufregung, etwa beim Arzt („Weißkittel-effekt"), kann ihn nach oben treiben. Um Bluthochdruck korrekt zu festzustellen, sind mehrere Messungen und zusätzlich 24-Stunden-Messungen oder Messungen zuhause notwendig. Für die Diagnose reicht es aus, wenn nur einer der beiden Blutdruckwerte erhöht ist. Sie liegen bei Gesunden üblicherweise um 120 / 80 bis 129 / 84 mmHg. Oberhalb davon nimmt die Gefahr für Herz, Kreislauf und andere Organe stetig zu. Für längere Zeit sollte der Blutdruck den Normalbereich nicht überschreiten und erst recht nicht deutlich.

Denn Bluthochdruck schadet schleichend: Man spürt lange Zeit nichts davon. Meistens zeigen sich Anzeichen wie beispielsweise Kopfschmerzen, Schwindel, Müdigkeit, Atemnot oder Sehstörungen erst, wenn der Blutdruck stark erhöht ist und Organe häufig schon bleibende Schäden haben. Auf Dauer drohen Gefahren wie:

- Arteriosklerose und HKL-Erkrankungen
- Herzinsuffizienz (Seite 185): Das Herz füllt sich nicht mehr so gut und pumpt weniger Blut.

DIE NACKTEN ZAHLEN – BLUTDRUCK VON NORMAL BIS HOCH

Laut Weltgesundheitsorganisation beginnt Bluthochdruck ab 140/90 mmHg. Sie hat folgende Schwellen festgelegt, denen auch deutsche Facharztverbände folgen

Bedeutung	systolisch	diastolisch	Aktion
optimal	unter 120	unter 80	keine
normal	120–129	80–84	keine
noch normal	130–139	85–89	öfter prüfen und Werte verfolgen
leichter Hochdruck Stufe 1	140–159	90–99	ärztliche Behandlung
mittlerer Hochdruck Stufe 2	160–179	100–109	ärztliche Behandlung
schwerer Bluthochdruck Stufe 3	ab 180	ab 110	dringend ärztliche Behandlung erforderlich!
isolierter systolischer Bluthochdruck	ab 140	unter 90	ärztliche Behandlung

■ Hirnblutung. (S. 172) Die Blutgefäße halten dem Druck nicht stand.

■ Gefäßveränderungen in der Netzhaut: Sie führen nur selten zu starken Verlusten am Sehvermögen.

■ Nierenschäden, Niereninsuffizienz (Seite 183): Die Organe können stark an Leistung einbüßen.

Regelmäßige Blutdruckmessungen sind besonders wichtig, wenn Risikofaktoren für erhöhten Blutdruck vorliegen und spätestens ab 50 Jahren. Frühes Gegensteuern kann nicht nur gesundheitliche Probleme verhindern, sondern auch Medikamente überflüssig machen: Leichter Bluthochdruck lässt sich noch meistens durch mehr Bewegung und Umstellungen der Essgewohnheiten normalisieren.

Ab wann leiden Herz und Kreislauf?

Doch beim Blutdruck gibt es keine scharfen Grenzen. Das Risiko für Gesundheitsschäden steigt kontinuierlich mit der Höhe des Überdrucks an: Sicher ungefährlich sind einzig optimale Blutdruckwerte (siehe Tabelle). Ab 140/90 mmHg ist auf jeden Fall ärztliche Behandlung erforderlich. Wie Messwerte dazwischen zu bewerten sind, beeinflussen weitere Risikofaktoren für Arteriosklerose: Bei einem übergewichtigen, 62-jährigen Raucher mit Diabetes erhöhen Nikotin und Zuckerkrankheit das Risiko für HKL-Erkrankungen bereits. Hier können Werte um 135/85 mmHg, die nur leicht über der Norm liegen, Gefahren für die Gesundheit steigern. Für eine 36-jährige, sportlich-

schlanke Nichtraucherin ohne zusätzliche Risikofaktoren wären die gleichen Werte eher erstaunlich. Sie muss sich jedoch für den Moment keine Sorgen machen, sollte aber mit ihrem Arzt versuchen herauszufinden, woher die Werte kommen, und auf ihren Blutdruck achten.

Woher kommt Bluthochdruck?

In neun von zehn Fällen finden Ärzte keine eindeutige Ursache für erhöhten Blutdruck. Sie sprechen dann von essenzieller oder primärer Hypertonie.

Allerdings kennen die Fachleute einige Umstände und Lebensweisen, die an der Entstehung von primärem Bluthochdruck beteiligt sind.

■ Gene: Aktuell sind 16 verschiedene Gene bekannt, die zu Bluthochdruck beitragen. Haben beide Eltern Bluthochdruck, liegt das entsprechende Risiko ihrer Kinder aber zwei- bis dreifach über dem Durchschnitt.

■ Übergewicht: Mehr als jeder Zweite mit Übergewicht entwickelt Bluthochdruck.

■ Bewegungsmangel: Das Risiko für HKL-Erkrankungen einschließlich Bluthochdruck steigt.

■ Salz: Hoher Salzkonsum (Kochsalz, Natriumchlorid) geht mit hohem Blutdruck einher.

■ Stress: „Stresshormone" im Blut erhöhen den Blutdruck und Blutzuckerspiegel.

■ Alkohol: Mehr als 30 Gramm Alkohol pro Tag wirken blutdrucksteigernd.

■ Rauchen: Blutdruckanstieg ist eine der schädlichen Folgen (Seite 46).

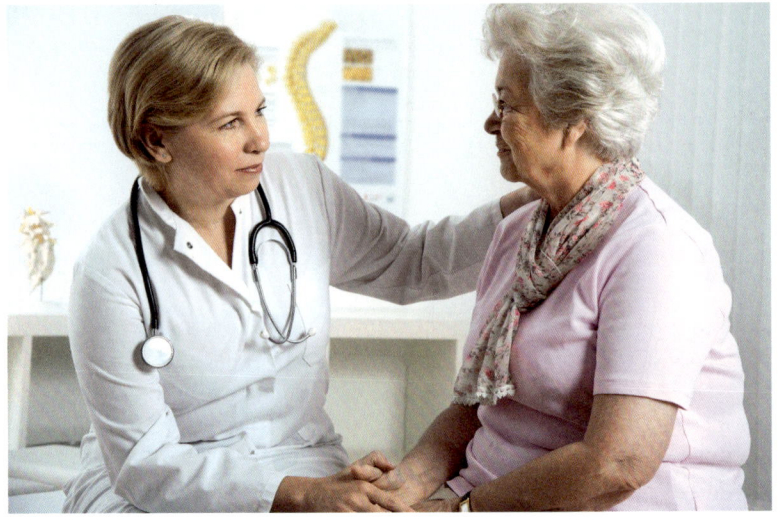

Nur bei etwa einem von zwanzig Betroffenen stoßen die Ärzte auf eine konkrete Ursache – meistens auf eine Erkrankung, die den Blutdruck erhöht. Entstehen kann so eine sekundäre Hypertonie durch Nierenerkrankungen, Verengungen der Nierenarterien (Seite 183), bestimmte Schlafstörungen mit Atemaussetzern (obstruktives Schlafapnoe-Syndrom), hormonelle Störungen, Medikamente (z. B. hormonelle Verhütungsmittel, einige entzündungshemmende Schmerzmittel, Kortison), Nahrungsergänzungsmittel (z. B. Fatburner, die angeblich die Fettverbrennung ankurbeln sollen) oder Drogen wie Kokain und Amphetamine (Aufputschmittel).

Behandlung beginnt mit Vorbeugung

Damit sich Ihr Blutdruck erst gar nicht in die Höhe schraubt, sollten Sie die genannten Risiken meiden oder ihren Einfluss abschwächen. Günstige Veränderungen im Lebensstil genügen häufig, um den Blutdruck bei mäßiger Hypertonie innerhalb eines halben Jahres wieder auf normale Werte zu drücken. Eine gesunde Lebensweise kann selbst die medikamentöse Therapie gegen Bluthochdruck wirkungs-

voll unterstützen: Die Dosen der Medikamente lassen sich oft reduzieren oder die Mittel werden sogar verzichtbar. Dagegen kann ihre Wirkung durch unvernünftiges Verhalten verloren gehen.

Medikamente gegen Bluthochdruck

Medikamente, die den Blutdruck normalisieren, senken bei Hochdruckpatienten das Sterberisiko sowie die Zahl der Herzinfarkte und Schlaganfälle deutlich. Dazu sollten die Betroffenen „optimal eingestellt" sein: Sie müssen die richtigen Medikamente in der richtigen Dosis erhalten und vorschriftsmäßig einnehmen. Das ist alles andere als ein Kinderspiel. Den Erfolg der Behandlung sollten regelmäßige Messungen des Blutdrucks laufend kontrollieren. Pegelt er sich nicht auf zufriedenstellende Werte ein, müssen Ärzte und Patienten die Therapie entsprechend nachbessern. Gegen Bluthochdruck kommen am häufigsten Medikamente aus folgenden Gruppen zum Einsatz:

■ **Diuretika** bewirken, dass die Nieren mehr Natrium und Wasser zur Ausscheidung bringen. So vermindert sich die Flüssigkeitsmenge im Gefäßsystem, und der Blutdruck sinkt.

BILD In neun von zehn Fällen finden Ärzte keine eindeutige Ursache für erhöhten Blutdruck.

- **Betablocker** zügeln das Herz, sodass es weniger Blut umwälzt. Die Medikamente erreichen zudem, dass die Nieren weniger eines Hormons (Renin) freisetzen, das die Blutgefäße verengt.
- **Kalziumantagonisten** heben die Wirkung von Kalzium auf, das sonst die Gefäße verengt.
- **ACE-Hemmer** bewirken, dass der Körper aus einer chemischen Vorstufe (Angiotensin I) weniger eines Hormons (Angiotensin II) herstellt, das Blutgefäße stark verengt.
- **Sartane** (auch AT1-Antagonisten, Angiotensin-Rezeptorblocker) blockieren die Bindestellen, über die Angiotensin II (siehe oben) seine gefäßverengende Wirkung entfaltet.

Welche Medikamente die Ärzte auswählen, hängt jeweils von der Schwere des Bluthochdrucks, dem Alter, der individuellen Verträglichkeit, dem allgemeinen Gesundheitszustand – möglichen Begleiterkrankungen und Risikofaktoren – ab. Unter bestimmten Umständen können die Mittel der ersten Wahl nicht ausreichen. Dann verschreiben Ärzte auch Mittel zweiter Wahl wie Alpha-1-(Rezeptoren)-Blocker, bestimmte gefäßerweiternde Mittel und einige Antisympathotonika (Alpha-2-Agonisten). Sie erniedrigen den Blutdruck in der Regel so gut wie die Mittel erster Wahl. Manche sind aber schlechter verträglich oder ihre Wirkung ist bisher noch schwächer durch Studien belegt. Aktuell arbeiten Wissenschaftler an einer Impfung gegen Bluthochdruck. In ersten Tests hat die Impfung teils gute Wirkung gezeigt. Bevor die zum Einsatz kommen kann, müssen weitere Studien diese vorläufigen, günstigen Ergebnisse bestätigen.

ZU FETTIGES BLUT

Blut enthält auch Fette. Für HKL-Erkrankungen sind Triglzeride und Cholesterin die bedeutsamsten. Beide braucht der Körper für viele lebenswichtige Vorgänge. Deshalb geht er auf Nummer sicher: Er kann diese Fette selbst herstellen oder aus der Nahrung aufnehmen. Fette lösen sich nicht in Wasser, also auch nicht im Blut. Darin reisen Trigylzeride und Cholesterin in speziellen „Lastkähnen", den Lipoproteinen. Die wichtigsten sind:

- **LDL** (Low Densitiy Lipoprotein) hat immer Cholesterin geladen und beliefert die Zellen damit. LDL-Cholesterin gilt als „schlechtes" Cholesterin, weil es sich an Arterienwänden ablagern kann, wenn zu viel davon im Blut kursiert.
- **HDL** (High Density Lipoprotein) sammelt bei den Zellen überflüssiges Cholesterin ein, transportiert es zur Leber, die es zur Ausscheidung bringt. Deshalb gilt HDL-Cholesterin als „gut".

■ **VLDL** (Very Low Density Lipoprotein) versorgt Fett- und Muskelzellen mit Energie in Form von Triglyzeriden. „Leere" VLDL beladen sich in der Leber neu.

Cholesterin

Zu hohe Cholesterinwerte im Blut und besonders ein schlechtes Verhältnis von LDL-Cholesterin zu HDL-Cholesterin zeigen erhöhte Gefahren für HKL-Erkrankungen wie Arteriosklerose, Herzinfarkt, Angina Pectoris, Schlaganfall und Aneurysmen an. Cholesterin ist ein wichtiger Baustein der Zellwände. In Form von Gallensäuren bildet Cholesterin den Hauptbestandteil der Galle und Rohstoff für Geschlechtshormone.

Normalerweise hält der Körper den Cholesterinspiegel stabil: Enthält die Nahrung viel davon, drosselt er die Eigenproduktion. Die Feinsteuerung, die Verbrauch und Nachschub aufeinander abstimmt, funktioniert über komplexe Regelkreisläufe. Allein an der Cholesterin-Verwertung im Körper sind mindestens neun Gene beteiligt. Sie beeinflussen den Blutspiegel so stark wie es die Nahrung und speziell die Fette darin tun. Im Cholesterin-Räderwerk sind weder alle Zahnrädchen bekannt, noch wie sie ineinandergreifen.

Viel Fett und falsche Fettsäuren

Üblicherweise messen Ärzte das gesamte Cholesterin, LDL- und HDL-Cholesterin. Die Ergebnisse listen sie in Milligramm pro Deziliter (mg/dl) auf. Als Risikofaktoren für HKL-Erkrankungen gelten hohes Gesamtcholesterin, hohes LDL und niedriges HDL.

Die Stiftung Warentest empfiehlt gesunden Frauen und Männern ohne Risikofaktoren folgende Werte anzustreben:

■ Gesamtcholesterin unter 250 mg/dl
■ LDL unter 160 mg/ml
■ HDL über 40 mg/ml

Die Deutsche Herzstiftung setzt ihre Richtwerte niedriger an (Gesamtcholesterin ≤ 200, LDL ≤ 130 mg/ml, HDL ≥ 50 mg/ml bei Frauen, ≥ 40 mg/ml bei Männern). Jedenfalls sinken LDL- und Gesamtcholesterin-Zielwerte tiefer, je mehr Risikofaktoren vorliegen oder wenn sich bereits eine Gefäßerkrankung entwickelt hat. Umgekehrt können sich Gesunde mit hohen HDL-Werten mehr LDL- und Gesamtcholesterin leisten, finden viele Mediziner. Sie glauben, dass das Verhältnis von LDL- zu HDL-Cholesterin (LDL geteilt durch HDL) sowieso am meisten über das HKL-Risiko aussagt. Hier gelten Werte unter 3 als ideal. Über 4 soll die Gefahr für HKL-Erkrankungen erhöht sein. Laut Studien können sogar zu tiefe Cholesterinwerte ungünstig sein. Offenbar gibt es keinen Grenzwert, ab dem automatisch immer Behandlungen erforderlich sind, und keinen, der sie sicher unnötig macht. Zu überhöhten Werten im Blut kommt es vor allem durch:

■ Zu fette Speisen mit zu vielen gesättigten Fettsäuren (Seite 34).

■ Schlechte Fettverwertung: Bei manchen Menschen klettern die Blutwerte schnell, bei anderen bleiben sie gleich, obwohl sie fettreich und üppig schlemmen.

■ Erbliche Fettstoffwechselstörungen: Bei weit weniger als einer von hundert Personen können LDL nicht an die Zellen andocken, weil dort keine oder zu wenig Ankerplätze (Rezeptoren) vorhanden sind. Schon leichte Varianten verursachen sehr früh Herzinfarkte, wenn Behandlungen ausbleiben.

Die große Cholesterin-Lüge?

Immer wieder geistern Meldungen durch die Medien oder erscheinen Bücher, die behaupten, Cholesterin habe gar nichts mit HKL-Erkrankungen zu tun. Selbstverständlich sind die Zusammenhänge erheblich komplizierter, als in diesem Buch und anderen nichtwissenschaftlichen Quellen dargestellt. Zudem sind sie nicht alle befriedigend aufgeklärt. Teils widersprechen sich auch Studienergebnisse. Es finden sich also genug Ansatzpunkte, um Betroffene zu verunsichern. Außerdem sorgen solche „sensationellen" Werke für viel Aufmerksamkeit und verkaufen sich wohl gut.

Trotz einiger Fragezeichen zeigen aber zahlreiche Untersuchungen, dass Cholesterin mit dem Risiko für HKL-Erkrankungen in Verbindung steht:

■ Bei erblichen Fettstoffwechselstörungen, wo den Zellen die Ankerplätze für LDL-Cholesterin fehlen (siehe oben), ist LDL-Cholesterin erhöht und noch mehr das Herzinfarktrisiko.

■ Bei Menschen mit einer bestimmten Genveränderung ist dagegen LDL-Cholesterin erniedrigt. Sie haben auch ein sehr geringes Herzinfarktrisiko.

■ Eine Senkung des LDL-Cholesterin-Wertes mit Medikamenten führte in mehreren Studien zur Abnahme von schweren Ereignissen an Herz und Gefäßen, einschließlich Schlaganfällen, und verringerte die Zahl vorzeitiger Todesfälle.

■ Menschen mit hohem HDL-Cholesterin haben niedrigere Risiken für HKL-Erkrankungen als Menschen mit niedrigen Werten.

Selbst wenn wohl nicht jeder gleich profitiert, kann der Nutzen einer Senkung der Cholesterinwerte für viele Patienten groß sein, besonders für jene mit hohem Risiko, nach überstandenen Herzinfarkten oder Schlaganfällen. Wer auf diese Vorteile verzichtet, riskiert es, möglicherweise Lebensqualität und Lebensjahre zu verschenken.

Hohe Triglyzeride

Triglyzeride dienen hauptsächlich als Energiespeicher. Sie können den Zellen mehr als doppelt so viel Energie liefern wie Kohlenhydrate und Proteine. Für das HKL-Risiko spielen sie ebenfalls eine Rolle. Erhöhte Werte können auf eine Fettstoffwechselstörung hinweisen. Außerdem fördern sie Thrombosen und Arteriosklerose. Allerdings können auch hoher Alkoholkonsum, Übergewicht, eine Zuckerstoffwechselstörung oder ein schlecht eingestellter Diabetes zu erhöhten Werten führen. Diese unerwünschte Wirkung können auch ein paar Medikamente haben (z. B. Kortison-Präparate, Östrogene, Thiazid-Diuretika). Dagegen können eine fett- und zuckerarme Ernährung sowie Alkoholverzicht die Triglyzeride senken. Messwerte ab 150 mg/ml, wie sie einer von drei Deutschen hat, gelten als grenzwertig, solche über 200 mg/ml als hoch. Was erhöhte Triglyzeride oder VLDL-Lipoproteine bei gleichzeitig normalem oder niedrigem LDL für das HKL-Risiko bedeuten, ist umstritten. Bei erhöhtem LDL, erniedrigtem HDL und hohem Risiko beispielsweise durch Diabetes soll eine Senkung der Triglyzeride aber vorteilhaft sein.

ZU VIEL ZUCKER IM BLUT

Übersetzt heißt Diabetes mellitus „honigsüßer Durchfluss". Ärzte erkannten Erkrankte früher an der Süße ihres Urins. Diabetiker können Zucker nur schlecht oder gar nicht verwerten. Bei Diabetes Typ 1 geht ein Teil der Zellen zugrunde, die Insulin herstellen – das Hormon, das den Zuckerstoffwechsel steuert. Daran sind wahrscheinlich Gene und äußere Faktoren (Seite 15) schuld. Doch neun von zehn Menschen mit Diabetes leiden am Typ 2, um den es im Folgenden hauptsächlich geht. Bei Typ 2 kann Insulin fehlen oder die Zellen des Körpers reagieren auf es zu schwach oder gar nicht mehr.

Süßes Blut ist tückisch und aggressiv

Bei Diabetes ist die Konzentration von Zucker im Blut zu hoch. Zunächst verursacht die Erkrankung keine Symptome. Nach langer Zeit zeigen sich oft allgemeine „Allerweltsbeschwerden" wie Abgeschlagenheit und Müdigkeit. Wenn später erhöhte Infektionsneigung, starkes Durstgefühl, häufiges Wasserlassen und Sehstörungen auftreten, hat der Diabetes häufig schon zu bleibenden Schäden geführt. In erster Linie greift er die Gefäße und Nerven an:

■ Durch erhöhten Zucker entstehen im Blut aggressive Substanzen. Sie schädigen kleine Arterien – beispielsweise in der Netzhaut der Augen und den Nieren – und große, an deren Wänden sich schneller Ablagerungen und Entzündungen bilden.

■ Nerven leiden ebenfalls, weil sie über kleine Blutgefäße versorgt werden. Taubheit, Fehlempfindungen und Schmerzen können sich einstellen.

■ Hoher Blutzucker regt das Gerinnungssystem an, sodass leichter Gerinnsel auftreten. „Süßes" Blut ist tatsächlich klebriger!

Die Herzgefahr steigt deutlich an

Diabetes erhöht die Gefahr für HKL-Erkrankungen und ihre Gefährlichkeit: Diabetiker tragen das doppelte Risiko, nach einem Herzinfarkt weitere zu erleiden. Außerdem verlaufen ihre Herzinfarkte öfter tödlich als bei Menschen ohne Zuckerkrankheit. Denn

- meistens sind gleich mehrere Herzkranzgefäße verengt oder verstopft
- häufig sind große, viele kleine und ganz kleine Gefäße am Herz verschlossen
- die Infarkte hinterlassen größere Narben am Herzmuskel, was ihn stärker schwächt
- die typischen, warnenden Schmerzen, die verengte Herzkranzgefäße (Angina Pectoris) auslösen, können ausbleiben, weil die Nerven geschädigt sind
- wegen der gestörten Nervenfunktion und Reizleitung treten oft auch gefährliche, schwer zu behandelnde Herzrhythmusstörungen auf.

Der ganze Körper leidet

Auch fern vom Herzen kann Diabetes viele Folgen haben:

- Das Risiko für Arteriosklerose, Schlaganfall und Durchblutungsstörungen der Beine (PAVK, Seite 181) steigt.
- Drei von vier Diabetikern haben Bluthochdruck. Sie tragen ein höheres Risiko für Folgeerscheinungen als gewöhnlich.
- Die Beine können gefühllos werden, offene und schwer heilende Stellen, Geschwüre auftreten und Amputation notwenig werden.
- Bei Männern sind Erektionsprobleme bis hin zur Impotenz häufig.
- Die Sehkraft kann nachlassen, im Extremfall bis zur Erblindung.

- Die Nieren scheiden teils große Mengen Eiweiß aus, arbeiten schwächer oder irgendwann gar nicht mehr, was dann regelmäßige Dialysen nötig macht.

Risikofaktoren, Vorbeugung und Behandlung

Zur Entstehung von Typ 2 Diabetes tragen Gene erheblich bei: Wenn ein Elternteil betroffen ist, werden 40 von 100 ihrer Kinder als Erwachsene zuckerkrank. Das Risiko verdoppelt sich, falls beide Eltern Diabetes haben. Dass aber Typ 2 in den letzten 50 Jahren so stark zugenommen hat, liegt am Lebensstil. Als Risiken sind bekannt: hohes Alter, Übergewicht, falsche Ernährung, Bewegungsmangel, Taillenumfang (Seite 29), familiäre Veranlagung, Bluthochdruck, typisch erhöhte Blutfette (zu niedriges HDL, zu hohe Triglyzeride), erhöhte Zuckerwerte in früheren Tests und bei Frauen zusätzlich noch ein zurückliegender Schwangerschaftsdiabetes und weiter ein Kind mit Geburtsgewicht über 4 000 Gramm (Seite 73). Die wichtigsten Vorbeugemaßnahmen sind, Übergewicht abzubauen (Seite 29), regelmäßig Sport zu treiben (Seite 42) und sich ausgewogen zu ernähren (Seite 32). Sogar die meisten Betroffenen können so ihren Blutzucker wieder normalisieren. Erst wenn das misslingt, beginnt die Behandlung mit Medikamenten (Antidiabetika, Insulin). Damit stellen Ärzte den Blutzucker der Patienten ein, um Schäden zu verhindern. Zur Kontrolle messen die Patienten ihren Blutzucker regelmäßig selbst.

DEUTSCHER DIABETES-RISIKO-TEST® *)

Alter	Wie alt sind Sie in Jahren?	< 35		0 Punkte
		35 – 39		1 Punkt
		40 – 44		3 Punkte
		45 – 49		5 Punkte
		50 – 54		7 Punkte
		55 – 59		9 Punkte
		60 – 64		11 Punkte
		65 – 70		13 Punkte
Körperliche Aktivitäten	Sind Sie pro Woche mindestens 5 Stunden aktiv?	nein		1 Punkt
		ja		0 Punkte
Bluthochdruck	Wurde bei Ihnen schon einmal ein Bluthochdruck festgestellt?	nein		0 Punkte
		ja		5 Punkte
Vollkornbrotverzehr	Wie viele Scheiben Vollkornbrot essen Sic am Tag?	0		5 Punkte
		1		4 Punkte
		2		3 Punkte
		3		2 Punkte
		4		1 Punkt
		> 4		0 Punkte
Fleischkonsum	Wie oft essen Sie Rind-, Schweine- oder Lammfleisch (keine Wurstwaren)?	nie oder sehr selten		0 Punkte
		1 – 2 mal je Woche		1 Punkt
		3 – 4 mal je Woche		2 Punkte
		5 – 6 mal je Woche		4 Punkte
		täglich		5 Punkte
		mehrmals täglich		8 Punkte
Kaffee	Wie viele Tassen Kaffee trinken Sie am Tag?	0 – 1		2 Punkte
		2 – 5		1 Punkt
		> 5		0 Punkte

*) Quelle: Deutsches Institut für Ernährungsforschung Potsdam-Rehbrücke (DIfE)

Rauchen	Welchen Raucher-status haben Sie?	Ich habe nie geraucht.		0 Punkte
		Ich habe mal durchschnittlich weniger als 20 Zigaretten am Tag geraucht.		0 Punkte
		Ich habe mal durchschnittlich 20 Ziga-retten oder mehr am Tag geraucht.		3 Punkte
		Ich rauche durchschnittlich weniger als 20 Zigaretten am Tag.		0 Punkte
		Ich rauche durchschnittlich 20 Ziga-retten oder mehr am Tag.		6 Punkte
Alkohol	Wie viele Gläser al-koholischer Geträn-ke trinken Sie am Tag?	Ich trinke keinen oder nur gelegentlich Alkohol.		2 Punkte
		1 – 4		0 Punkte
		> 4		2 Punkte
Körpergröße	Wie groß sind Sie in Zentimetern?	< 152		11 Punkte
		152 – 159		9 Punkte
		160 – 167		7 Punkte
		168 – 175		5 Punkte
		176 – 183		3 Punkte
		184 – 191		1 Punkt
		≥ 192		0 Punkte
Taillenumfang	Wie groß ist Ihr Tail-lenumfang in Zenti-metern?	< 75		0 Punkte
		75 – 79		4 Punkte
		80 – 84		8 Punkte
		85 – 89		12 Punkte
		90 – 94		16 Punkte
		95 – 99		20 Punkte
		100 – 104		24 Punkte
		105 – 109		28 Punkte
		110 – 114		32 Punkte
		115 – 119		36 Punkte
		≥ 120		40 Punkte

Addieren Sie alle Punkte. Auf der Folgeseite lesen Sie die Auswertung.   **SUMME**

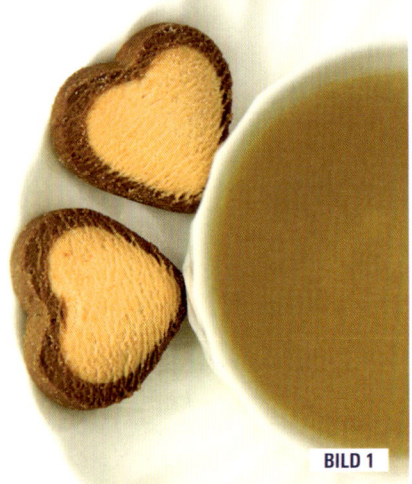

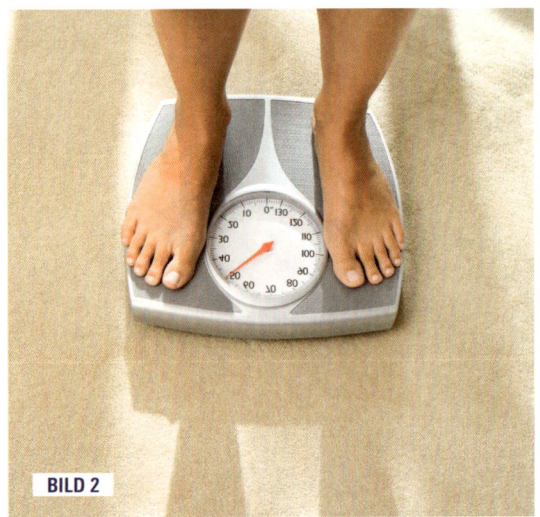

BILD 1   BILD 2

INFO   AUSWERTUNG

0–29 Punkte: Ihr Diabetes-Risiko ist niedrig.
Weniger als eine von 100 Personen mit den von Ihnen gemachten Angaben wird innerhalb der nächsten 5 Jahre an einem Typ 2 Diabetes erkranken.

30–39 Punkte: Ihr Diabetes-Risiko ist noch niedrig.
Ca. 2 von 100 Personen mit den von Ihnen gemachten Angaben werden innerhalb der nächsten 5 Jahre an einem Typ 2 Diabetes erkranken.

40–49 Punkte: Ihr Diabetes-Risiko ist erhöht.
Ca. 5 von 100 Personen mit den von Ihnen gemachten Angaben werden innerhalb der nächsten 5 Jahre an einem Typ 2 Diabetes erkranken.
Um Ihr Diabetes-Risiko genau zu bestimmen, können Sie einen Blutzuckertest in Ihrer Apotheke machen. Sie können auch mit Ihrem Arzt über Ihr Diabetes-Risiko sprechen.

50–59 Punkte: Ihr Diabetes-Risiko ist hoch.
Ca. 10 von 100 Personen mit den von Ihnen gemachten Angaben werden innerhalb der nächsten 5 Jahre an einem Typ 2 Diabetes erkranken.
Sie sollten einen Blutzuckertest in Ihrer Apotheke machen oder sich von Ihrem Arzt untersuchen lassen. Es ist nicht auszuschließen, dass Sie bereits Diabetes haben.

über 59 Punkte: Ihr Diabetes-Risiko ist sehr hoch.
Sie sollten auf jeden Fall Ihren Arzt aufsuchen. Möglicherweise haben Sie bereits Diabetes.

BILD 1 + 2 Kleinigkeiten genießen, statt Kalorien zu schaufeln, tut Ihnen und Ihrem Körper gut, denn Übergewicht lastet schwer auf dem Herzen.

ÜBERGEWICHT LASTET AUF DEM HERZEN

Wer mehr Energie aufnimmt, als er verbraucht, legt an Gewicht zu: Übergewicht erhöht die Risiken für Arteriosklerose, Bluthochdruck, Diabetes, Fettstoffwechselstörungen, HKL-Erkrankungen, Verschleißerscheinungen der tragenden Gelenke (Arthrose) und mehrere Krebsarten. Überhöhtes Gewicht schadet am meisten, wenn zusätzlich körperliche Aktivität fehlt. Bewegung macht den Körper widerstandsfähiger gegen Gefäßleiden, Stoffwechselerkrankungen, Stress und Infektionen (Seite 42). Gefährlich sind speziell die Fettpolster am Bauch (Metabolisches Syndrom, Seite 30 und 74), weil sie den Stoffwechsel aus dem Gleichgewicht bringen. Übergewichtige sollten also anstreben, ihre Polster zu verkleinern. Klar, wünschenswert wäre Normalgewicht. Doch bei sehr dicken Menschen verringern schon ein paar abgespeckte Kilos das HKL-Risiko, wenn sie nicht wieder zurückkommen. Gerade bei Abnehmen gilt: Lieber immer wieder kleine Ziele ins Auge fassen und erreichen, statt an hohen zu scheitern und frustriert weiterzufuttern wie zuvor. Jedenfalls sollten Menge und Zusammensetzung der Ernährung ausgewogen sein (Seite 32).

Überschüssige Pfunde und ihre Lage

Mit dem Gewicht befassen sich mehrere Worte. Manche berücksichtigen nur das Gewicht, andere auch die Lage der Polster, die für HKL-Risiken eine Rolle spielt.

■ Den **Body-Mass-Index**, BMI, erhalten Sie, wenn Sie Ihr Körpergewicht in Kilo durch das Quadrat Ihrer Köpergröße in Metern teilen. Eine Person von 68 Kilo und 1,75 Metern hat folglich einen BMI von:

$$\frac{68}{(1,75 \times 1,75)} = BMI\ 22,2$$

Die Weltgesundheitsorganisation zieht beim BMI diese Grenzen:

■ < 18,5 Untergewicht,
■ 18,5–25 Normalgewicht,
■ > 25–30 Übergewicht,
■ > 30 Fettleibigkeit (Adipositas).

■ Den **Taillenumfang** messen Sie am besten mit „leerem" Bauch (vor dem Frühstück) am nackten Oberkörper, während Sie aufrecht stehen. Legen Sie ein Maßband etwa in Bauchnabelhöhe um die dickste Stelle, atmen Sie leicht aus und lesen den Umfang ab. Spätestens ab 88 cm bei Frauen und 102 cm bei Männern gilt das Risiko für HKL-Erkrankungen als erhöht. Die Kriterien der Internationalen Diabetes Förderation für das Metabolische Syndrom (Seite 30) liegen tiefer.

■ Das **Taille-Hüft-Verhältnis**, THV (oft auch engl. waist-hip-ratio, Abk. WHR), errechnen Sie, indem Sie Ihren Taillenumfang durch den Hüftumfang teilen, den Umfang der weitesten Stelle der Hüfte über dem Po. Eine Frau mit 72 cm Taillenweite und 92 cm Hüftumfang hat also ein THV von 0,78. Erhöhte Gesundheitsrisiken bestehen ab Werten von 0,85 für Frauen und ab 1,0 für Männer.

Wo stehen Sie mit Ihrem Gewicht und seiner Verteilung? Versuchen Sie, ehrlich zu sein: Risiken verschwinden nicht, indem man die Augen vor ihnen verschließt. Selbst riskante Bauchpolster müssen niemanden schrecken. Sie verschwinden durch Bewegung schneller als andere. Außerdem kann Abnehmen die Fitness und Lebensfreude erhöhen.

Strategien zum Traumgewicht

Es gibt unzählige Ratschläge, Strategien und Methoden, die das Gewicht verrin-gern sollen. Meistens sind es Modeerscheinungen, denen vier Wochen später ein neues „absolut sicheres und durchschlagendes" Diätkonzept folgt.

Beim Schutz vor HKL-Erkrankungen fanden Studien keine Unterschiede zwischen den bekannten Konzepten „Low Carb" (weniger Kohlenhydrate) und „Low Fat" (geringere Fettmenge). Die DGE empfiehlt eine fettarme, kohlenhydratreiche Ernährung. Speisepläne, die auf dem Glykämischen Index aufbauen, schnitten in Studien nicht überzeugend ab. In einigen kamen solche Konzepte etwas besser weg, die auf einem erhöhten Proteinanteil

---

INFO   **Metabolisches Syndrom: Das „tödliche" Quartett**

Das metabolische Syndrom (auch Syndrom X oder „tödliches Quartett") gilt heute als entscheidender Risikofaktor für Arteriosklerose und HKL-Erkrankungen. Es ist keine eigene Erkrankung, sondern bündelt vier Risikofaktoren oder Erkrankungen, die häufig gemeinsam auftreten. Jede dieser vier „Karten" erhöht das Gesundheitsrisiko allein. Doch zu viert, im „tödlichen Quartett", steigt die Gefahr um mehr als die Summe der Einzelrisiken.

Allerdings sind die Kriterien für das metabolische Syndrom nicht einheitlich. Die Internationale Diabetes Förderation (IDF) definiert es so: Voraussetzung ist bauchbetontes Übergewicht (Taillenumfang > 80 cm bei Frauen, > 94 cm bei Männern). Zusätzlich müssen mindestens zwei der folgenden Punkte erfüllt sein:

■ Der Nüchternblutzucker liegt über 100 Milligramm pro Deziliter (mg/dl) oder es liegt ein bereits diagnostizierter Diabetes vor.

■ Der Wert der Triglyzeride überschreitet 150 mg/dl oder es findet bereits eine Behandlung gegen erhöhte Triglyzeride statt.

■ Der HDL-Wert ist erniedrigt (< 50 mg/dl bei Frauen, < 40 mg/dl bei Männer) oder es ist bereits eine Behandlung zur Erhöhung im Gang.

■ Der Blutdruck ist erhöht (systolisch > 130, diastolisch >85 mmHg) oder eine Erhöhung wird bereits behandelt.

in der Nahrung basieren. Damit konnten Teilnehmer ihr verringertes Gewicht leichter halten. Am besten funktioniert aber immer noch, auf eine gesunde Mischkost umzusteigen, die Kalorienmenge unter dem Bedarf zu halten und sich mehr zu bewegen.

Vernünftig statt radikal

Entscheiden Sie sich nie für radikale, sondern immer für vernünftige Wege. Wenn Sie unsicher sind, wie Sie am gesündesten zu einem normalen Gewicht kommen, kann eine professionelle Ernährungsberatung helfen.

Wahrscheinlich bringen Sie diese Ratschläge schon weiter:

■ Halten Sie sich an die gesunde „Mittelmeerkost" (Seite 33).

■ Bevorzugen Sie ballaststoffreiche Lebensmittel und stark wasserhaltige Gemüsesorten.

■ Achten Sie auf versteckte Fette (z. B. in vielen Fertigspeisen) und auf den Fettgehalt. Fettarme Fleischsorten sind etwa Geflügel (besonders Brust) ohne Haut, magere Stücke vom Wild, Filet und Steaks.

■ Fisch enthält günstige, ungesättigte Fettsäuren, aber hilft nicht beim Abnehmen.

■ Meiden Sie Speisen mit hoher Energiedichte (z. B. Fertigspeisen, Süßigkeiten, Wurst) und besonders, wenn sie Fett mit Kohlehydraten kombinieren (z. B. Schokolade, Torten). Von Zeit zu Zeit sind kleine Sünden aber erlaubt: Wenn Sie sich im-mer alles Geliebte verwehren, kann die Lust so unwiderstehlich werden, dass Fressattacken drohen.

■ Wasserreiche Speisen (z. B. Suppen) sättigen länger als „trockene" mit einer hohen Energiedichte.

■ Auch Auge und Kopf essen mit! Kleinere Teller lassen Portionen größer erscheinen, die so besser sättigen. Wer Teller in der Küche belädt und die Töpfe dort lässt, schöpft seltener nach.

■ Nehmen Sie sich Zeit für Ihr Abnehmprogramm. So können Sie neue, günstige Ess- und Trinkgewohnheiten eher verinnerlichen – sie wie selbstverständlich in den Alltag aufnehmen und nicht in alte, ungünstige Gewohnheiten zurückfallen.

■ Anfangs purzeln die Kilos schneller, weil der Körper meistens Flüssigkeit verliert und Muskelproteine abbaut. Danach geht es langsamer. Das ist normal und sollte niemanden entmutigen.

■ Nachdem ein Zehntel des Körpergewichts abgelegt ist, erreichen viele Abnehmwillige einen Punkt, an dem es nur schwer weiter abwärts geht. Sie sollten versuchen, ihr neues Gewicht einige Zeit zu halten und erst später erneut darangehen, weitere Polster abzuarbeiten.

■ Vergessen Sie nicht: Auch in Getränken, speziell in gesüßten und alkoholischen, stecken Kalorien, teils sogar enorm viele!

■ Bewegung ist beim Abnehmen ebenso wichtig wie die richtige Ernährung (Seite 42).

BILD Schritt für Schritt und dafür nachhaltig: Verändern Sie Ihr Ernährungsverhalten, statt auf einseitige Radikaldiäten zu setzen.

DIÄTEN – SELTEN AUF DAUER VON ERFOLG GEKRÖNT

Diäten sind selten geeignet, das Gewicht dauerhaft zu reduzieren. Manche erzielen zwar rasche Gewichtsverluste, die der anschließende Jojo-Effekt aber wieder zunichtemacht. Andere Diäten schränken so ein, dass der Menüplan bald langweilt und aufgegeben wird.

Nur langfristig verändertes Essverhalten mit einer Kalorienzufuhr, die unter dem Bedarf liegt, verringert das Körpergewicht nachhaltig.

Wenn Sie sich dennoch zu einer Diät entschließen, sollten Sie Folgendes beachten: Die Diät sollte zu Ihnen und den meisten Ihrer Vorlieben passen. Sie darf nie Radikalverzicht bedeuten, keine einseitige Kost vorschreiben, sondern sollte ausgewogen sein, um Mängel zu verhindern. Die erlaubten Kalorien sollten nicht unter 1200 pro Tag liegen.

ERNÄHRUNG UND GESUNDHEIT

Menschen essen jeden Tag. Seit Jahrtausenden. Trotzdem gibt es nur sehr wenige sichere Erkenntnisse, was in der Nahrung gesünder oder weniger gesund ist.

Gesundheit hängt von sehr vielen Faktoren ab. Doch Studien können immer nur zwei, drei oder ein paar untersuchen. Eine könnte beispielsweise ergeben, dass Menschen, die oft Bioprodukte essen, seltener HKL-Erkrankungen bekommen. Ist Bio also besser? Oder machen sich Bioesser nur einfach mehr Gedanken um ihre Gesundheit, essen fettärmer, trinken weniger zuckerhaltige Limos, bewegen sich mehr? Dann wäre „Bio" nur ein vielleicht gar nicht so entscheidendes Teilchen im Mosaik. Solche Schwierigkeiten führen immer wieder zu abweichenden, unklaren und widersprüchlichen Studienergebnissen.

Herzhaft gesunde Lebensmittel

Völlig ahnungslos sind Ernährungswissenschaftler dennoch nicht. Gesund heißt bei der Ernährung:

Ausgewogen, abwechslungsreich: Durch Speisen, die immer mehr oder weniger ähnlich sind, bekommen wir von bestimmten Inhaltsstoffen sehr viel ab, von anderen sehr wenig. Beides kann zu Schäden führen.

Die richtige Menge: Wer dauernd zwischen verschiedenen Speisen wechselt, muss trotzdem aufpassen, dass er nicht zu viel Kalorien aufnimmt.

Natürlich und frisch, statt verarbeitet: Industriell verarbeitete Lebensmittel besitzen sehr oft eine hohe Energiedichte (Seite 38), weisen ungünstige Fette (Seite 34) auf und enthalten teils reichlich versteckten Zucker und Salz.

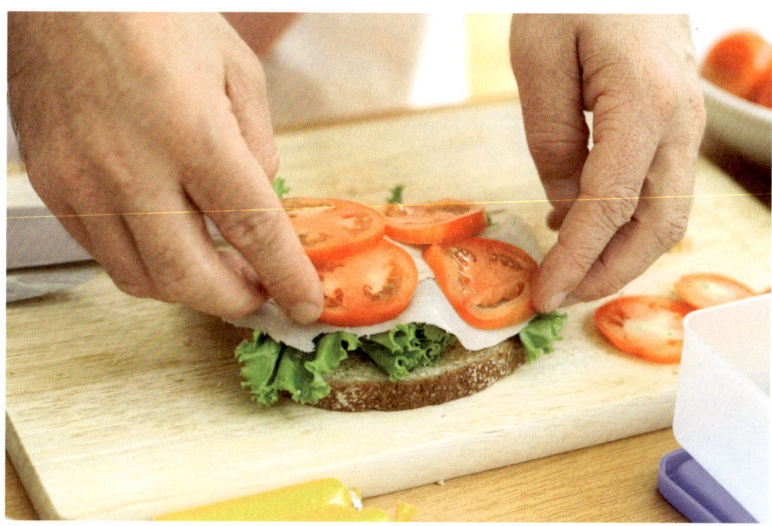

Vorbildliches Speisen am Mittelmeer?

Als Vorbild für gesunde Ernährung gilt oft die „Mittelmeer-Küche". Dabei handelt es sich um einen künstlichen Begriff: Vollkornprodukte, die häufig als Bestandteil aufgelistet sind, spielen in Südeuropa kaum eine Rolle in der Ernährung. Außerdem haben Spanier, Griechen und Italiener heute auch Übergewichtsprobleme, weil sie fettreicher speisen, als die ideale „Mittelmeer-Küche" rät. Sie hat in Studien vorbeugend gegen HKL-Erkrankungen und Diabetes gewirkt. Sie basiert auf günstigen Lebensmitteln: reichlich Olivenöl (Seite 36), frischer Fisch (Seite 37), frisches Gemüse und Obst, Hülsenfrüchte (z. B. Linsen, Bohnen, Erbsen), Geflügel, Kalb und Lamm (wenig rotes Fleisch und Wurst), Knoblauch (Seite 41) und Kräuter. Reis, Pellkartoffeln, Salate, Nüsse und fettarme Milchprodukte runden die Speisen gut ab.

Der mitteleuropäische Import „Vollkornprodukte" wertet die „Mittelmeer-Küche" noch auf. Weniger vorbildlich ist der durchschnittliche, hohe Rotweinkonsum an europäischen Mittelmeerküsten und die frittierten Speisen, die dort gerne auf die Teller kommen.

Obst und Gemüse

Wer viel Obst und Gemüse isst, erleidet seltener Herzinfarkte und Schlaganfälle, beugt Bluthochdruck und anderen HKL-Erkrankungen vor. Hauptgründe sind eine geringe Energiedichte, ein hoher Kaliumgehalt, Vitamine und sekundäre Pflanzenstoffe. Einige dieser Substanzen können freie Radikale neutralisieren. Die aggressiven Verbindungen sind beispielsweise an der Entstehung von Arteriosklerose (Seite 13) beteiligt. Antioxidanzien (auch: Radikalfänger) bremsen diesen Prozess. Andere sekundäre Pflanzenstoffe sollen den Blutdruck senken (bestimmte Polyphenole), den Blutzucker günstig beeinflussen (Phytinsäure), das Thromboserisiko verringern (bestimmte Sulfide) oder den Cholesterinspiegel erniedrigen (Phytosterine, Saponine) können. Obst und Gemüse sättigen lange durch ihren hohen Wassergehalt. Sie enthalten zudem viele günstige Ballaststoffe (Seite 38), die über Umwege den Cholesterinspiegel senken können (Seite 22).

Fünf am Tag gegen den Notstand

Leider essen wir aber viel zu wenig Obst und Gemüse. Die Deutsche Gesellschaft für Ernährung (DGE) empfiehlt täglich 650 Gramm, von denen im Idealfall 250 Gramm Obst und 400 Gramm Gemüse sind. Gerade beim Gemüse kommen fast neun von zehn Deutschen jedoch nicht auf die empfohlene Menge. Um das zu ändern, soll das Konzept „Fünf am Tag" daran erinnern, fünf Mal täglich eine Portion Obst oder Gemüse zu essen: Müsli mit frischen Früchten zum Frühstück, Karotten, Radieschen oder Kohlrabi als Zwischenmahlzeit, Gemüsescheiben zum oder auf dem Pausenbrot, Salat als Mittagessen oder Beilage, Säfte, Shakes, Pürees … Jeder kann seine Ideen, wie er auf die 650 Gramm kommt, frei entfalten. Oft hilft es, zerteilte Früchte an den Arbeitsplatz zu legen. Dann greift man immer wieder einmal zu. Es gibt nur wenige Dinge zu beachten:

■ Menschen mit Gewichtsproblemen sollte auf kalorienreiche Früchte (Bananen, Feigen) und Trockenfrüchte (z. B. Datteln, Rosinen) verzichten.

■ Ein Viertelliter echter Obst- und Gemüsesaft oder ein Ganzfruchtgetränk (Smoothie) gelten als eine Portion. Sie sollten weder verdünnt, mit Zucker nachgesüßt noch mit Zusatzstoffen versetzt sein. Meist enthalten Fruchtsäfte weniger sekundäre Pflanzenstoffe und Ballaststoffe.

■ Frische ist Trumpf. Doch auch tiefgefrorenes, naturbelassenes Obst und Gemüse weist meist viele gute Inhaltsstoffe auf, weil sie nach der Ernte schnell eingefroren werden.

Fette

Die Deutschen essen zu fettreich. Fett liefert dem Körper mehr Energie als Kohlenhydrate und Eiweiße: Zu viel Fett macht dick.

Lebensmittel	Energiegehalt (kcal) pro Gramm
Fett	9
Alkohol	7
Kohlenhydrate	4
Eiweiß	4

Wichtig ist auch die Art der Fette, die wir zu uns nehmen. Fette bestehen aus Kettenmolekülen, den Fettsäuren. Ob Fettsäuren gesund sind oder nicht, hängt von bestimmten chemischen Eigenheiten ab, den Doppelbindungen.

■ **Gesättigte Fettsäuren**: Sie besitzen keine Doppelbindung und erhöhen nachteiliges LDL-Cholesterin stärker als günstiges HDL-Cholesterin. Damit steigt das Risiko für Arteriosklerose. Zudem begünstigen gesättigte Fettsäuren entzündliche Prozesse, wie sie zur Entstehung von Arteriosklerose beitragen. Wichtige Vertreter sind Palmitin- und Myristinsäure (hauptsächlich in tierischen Produkten) und die Laurinsäure (vorwiegend in Milch- und Kokosfett).

■ **Ungesättigte Fettsäuren**: Sie haben eine oder mehrere Doppelbindungen und heißen auch essenzielle Fettsäuren, weil der menschliche Körper sie nicht selbst herstellen kann. Man unterscheidet oft Omega-3-Fettsäuren (z. B. Ölsäure), bei denen die Doppelbindung am dritten Glied der Kette sitzt, und Omega-6-Fettsäuren (z. B. Linolsäure) mit einer Doppelbindung am sechsten Kettenglied. Das Verhältnis von Omega-6- zu Omega-3-Fettsäuren in der Nahrung sollte maximal 5:1 betragen. Aktuell liegt es in Deutschland bei durchschnittlich 7:1 oder noch höher.

■ **Omega-3-Fettsäuren** machen gefährdete Blutgefäße robuster, drosseln die Veränderung der Herzkranzgefäße, wirken gegen Herzrhythmusstörungen und senken die Triglyzeride.

■ **Omega-6-Fettsäuren** senken den Cholesterinspiegel – aber LDL und HDL. Sie unterstützen entzündliche Prozesse und

Fettsäure	Wichtigste Quellen
Gesättigte	Fleisch, Fleischprodukte (z. B. Wurst)
Omega-3-Fettsäuren	Fisch, Pflanzenöle (siehe Kasten)
Omega-6-Fettsäuren	Pflanzen- und Nussöle (z. B. Sonnenblumen-, Traubenkern-, Distel- und Erdnussöl), Margarine
Transfette (gehärtete Pflanzenfette)	Frittiertes (Pommes frites, Kartoffelchips etc.), Backwaren (Kekse, Blätterteiggebäck etc.), Back- und Bratfette (z. B. Frittieröle, manche Margarinen), Süßwaren, Fertiggerichte (z. B. Suppenpulver)

Omega-3-Fettsäure	Wichtigste Quellen	Gehalt in Prozent
Alpha-Linolensäure (ALA)	Pflanzenöle wie z. B.:	
	Leinsamen	50–70
	Leinöl	50–70
	Leindotter	40
	Leindotteröl	40
	Hanföl	15–18
	Walnussöl	13
	Rapsöl	9
	Sojaöl	8
Eicosapentaensäure (EPA) und Docosahexaensäure (DHA)	Fische*, besonders Kaltwasserfische wie:	
	Hering	1,2–1,8
	Lachs	1,2–1,8
	Sardinen	1,0–1,7
	Sardellen	1,0–1,7
	Forelle	0,8–1,0
	Makrelen	0,5–1,6
	Heilbutt	0,4–1,0
	Thunfisch	0,3–0,7
	Muscheln	0,2–0,3
	Kabeljau	0,1–0,2

*Raubfische wie Thunfisch oder Schwertfisch reichern giftiges Methylquecksilber an. Deshalb sollten Sie unbedenklichere Arten (z. B. Sardine, Makrele und Lachs) vorziehen und noch auf Siegel für nachhaltigen Fischfang achten.

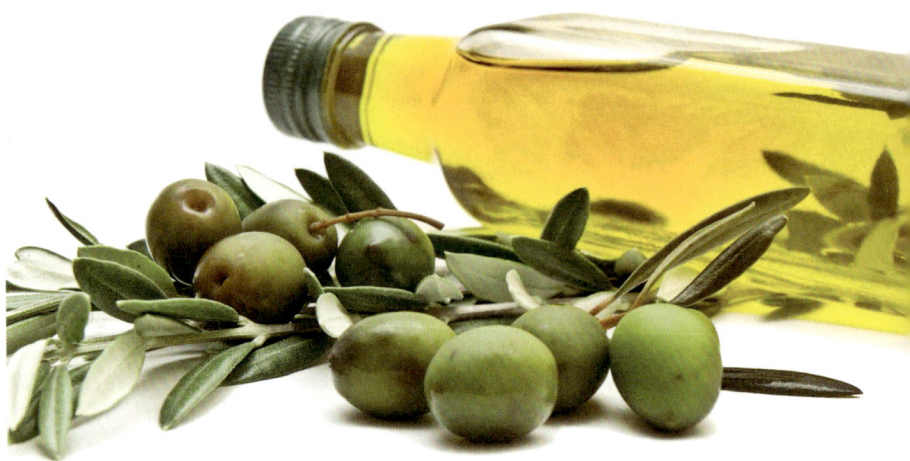

fördern Arteriosklerose weiter über Substanzen, die aus ihnen entstehen.

■ Transfettsäuren (gehärtete Pflanzenfette): Sie entstehen hauptsächlich durch industrielle Härtung oder starkes Erhitzen (z. B. Braten) pflanzlicher Fette. Dabei brechen Doppelbindungen auf, und die Gestalt der Fettsäuren ändert sich. Transfette erhöhen LDL- und erniedrigen HDL-Cholesterin.

Sie vergrößern das Risiko für HKL-Erkrankungen vermutlich mehr als gesättigte Fettsäuren. Den Ausschlag gibt aber die Summe beider Fettarten. In der Nahrung sollten möglichst wenig Transfette vorkommen. Hersteller müssen sie auf verpackten Lebensmitteln (Fertiggerichte, Margarine u. a.) angeben, meist mit Ausdrücken wie „enthält gehärtete Fette", „enthält pflanzliches Fett, z. T. gehärtet".

◤ BRATEN UND FRITTIEREN

Aus Rapsöl entstehen beim Braten keine Transfette. Die DGE empfiehlt es zur generellen Verwendung in der Küche. Zum Frittieren sind noch höhere Temperaturen notwendig. Dafür eignen sich hitzestabile, geschmacksneutrale Frittieröle wie Erdnussöl oder raffiniertes Rapsöl.

Olivenöl trumpft auf

Das gelobte Olivenöl aus der „Mittelmeer-Küche" weist 80 Prozent Ölsäure (Oleinsäure) auf. Ölsäure ist eine Omega-9-Fettsäure. Sie beugt Arteriosklerose mindestens zweifach vor: Sie senkt LDL-Cholesterin stärker als HDL-Cholesterin und bewahrt vorhandenes LDL vor Oxidierung (Seite 14). Möglicherweise verringert Ölsäure noch die Thromboseneigung, wirkt positiv auf die Triglyzeride und schützt die Arterienwände. Olivenöl fördert die Gesundheit zudem durch sekundäre Pflanzenstoffe (Seite 33). Viel Ölsäure enthalten auch Sonnenblumenöl (80–90 %), Erdnussöl (50–70 %), Avocadoöl (45–75 %), Gänsefett (40–70 %), Rapsöl (58 %), Schweineschmalz (35–52 %) und andere.

◤ CHOLESTERIN – KEIN ECHTES FETT

Cholesterin (chemisch korrekt: Cholesterol) ist ein Alkohol, obwohl es meist zu den Fetten (Lipiden) gezählt wird. Es hat in der Nahrung für die Gesundheit eine wesentlich geringere Bedeutung als gesättigte Fettsäuren. Selbst cholesterinreiche Lebensmittel erhöhen den Blutspiegel kaum, solange man sie nicht in Massen verzehrt.

BILD Olivenöl schmeckt nicht nur gut, es hat auch positive Effekte auf den Fettstoffwechsel.

Omega-3: Bedarf und Index

Die Europäische Behörde für Lebensmittelsicherheit und die DGE raten dazu, regelmäßig Lebensmittel mit Omega-3-Fettsäuren zu verzehren. Für die pflanzliche Alpha-Linolensäure (ALA) liegt der Tagesbedarf bei 1,3 bis 2 Gramm, was beispielsweise einem bis eineinhalb Esslöffeln Rapsöl entspricht. Zusätzlich sollten Erwachsene noch 250 Milligramm Eicosapentaensäure (EPA) und/oder Docosahexaensäure (DHA) zu sich nehmen – also einmal, besser zweimal pro Woche eine Portion Fettfisch (mindestens 70 Gramm) essen. Denn die tierischen Fettsäuren EPA und DHA wirken stärker auf den menschlichen Organismus als ALA. Die Langzeit-Aufnahme gibt der Omega-3-Index an. Er steht für den Anteil von EPA und DHA an den Fetten in roten Blutkörperchen. Der Index gilt als möglicher neuer, unabhängiger Risikofaktor für HKL-Erkrankungen. Werte unter acht Prozent bedeuten erhöhte Gefahr. Die Messung ist in Deutschland noch kaum verbreitet.

 FISCHÖLKAPSELN SIND MEIST ÜBERFLÜSSIG

Eine bis zwei Fischmahlzeiten pro Woche verringern das HKL-Risiko. Es gibt keine verlässlichen Hinweise, dass größere Mengen oder Fischölkapseln Gesunden weitere Vorteile bringen. Sie stellen aber eine Alternative für Menschen dar, die Fisch nicht mögen, nicht vertragen oder erhöhte Mengen benötigen wie Patienten, die KHK haben oder ihre Triglyzeride senken sollen.

Kohlenhydrate

Können Kohlenhydrate, also Zucker, im Überschuss zu Übergewicht und Diabetes führen? Nach dem Stand der Forschung lautet die Antwort: Sehr wahrscheinlich ja, aber nicht alle Zucker und in nicht in jeder Form. Es gibt drei Typen von Kohlenhydraten:

- Einfach- und Zweifachzucker: Einfachzucker wie Glukose (Traubenzucker) und Fruktose (Fruchtzucker) bestehen aus einem Zuckerbaustein, Zweifachzucker aus zweien, so etwa die Saccharose (Haushaltszucker) aus einem Glukose- und einem Fruktosebaustein, Maltose (Malzzucker) aus zwei Glukosebausteinen und Laktose (Milchzucker) aus einem Glukose- und einem Galaktosebaustein.
- Vielfachzucker: Für diese Ketten aus vielen Zuckerbausteinen sind Stärke und Glykogen Beispiele.
- Ballaststoffe (Seite 38): Sie bestehen ebenfalls aus vielen Zuckerbausteinen, liefern dem menschlichen Körper aber keine Energie, also keine Kalorien.

Ballaststoffe machen folglich niemanden dick. Alle anderen Kohlenhydrate spalten Enzyme im Darm in Einfachzucker auf. In dieser Form gelangen sie ins Blut. Wie der Blutzuckerspiegel darauf reagiert, gibt der Glykämische Index an.

INFO Werte für das Essen

Energiegehalt (Brennwert): Er gibt in Kilokalorien (kcal) oder Kilojoule (kJ) an, wie viel Energie der Körper aus Lebensmitteln gewinnen kann.

Energiedichte: Steht für die Energiemenge in einem Lebensmittel und hängt vom Volumen ab. Solche mit niederer Energiedichte enthalten fast immer viel Wasser oder Ballaststoffe, die beide keinen Brennwert für Menschen haben. Dagegen enthalten Lebensmittel mit hoher Energiedichte meist viel Fett und Kohlenhydrate, aber wenig Wasser. Identische Lebensmittel in gleicher Menge haben in einer wasserreichen Suppe somit eine niedrigere Energiedichte als in einem Auflauf. Weil vor allem die Menge satt macht, nimmt man bei Speisen mit hoher Energiedichte meist zu viele Kalorien auf.

Glykämischer Index (Abk. GI oder Glyx): Er sagt aus, wie stark und lang ein kohlenhydrathaltiges Nahrungsmittel auf den Blutzuckerspiegel wirkt. Bei einem hohen GI steigt der Blutzucker meist schnell an, erreicht hohe Werte und fällt nur langsam wieder. Der GI für 50 Gramm Traubenzucker wurde auf 100 gesetzt. Er dient als Referenzwert für Mengen anderer Lebensmittel, die je genau 50 Gramm Kohlenhydrate enthalten – also beispielsweise 66 Gramm Reis. Diese Reisportion erhöht Blutzucker über die ganze Zeit, in der eine Blutzuckererhöhung messbar ist, nur halb so stark wie Traubenzucker. Folglich hat Reis auch nur den halben GI, also 50. Die DGE hält den GI allein nicht für sinnvoll, um das Risiko von Lebensmitteln zu bewerten: Manche Studien bringen Lebensmittel mit hohem GI in Verbindung zu einem erhöhten Diabetesrisiko, andere finden keinen Zusammenhang. Außerdem schwankt der GI stark von Person zu Person und ebenso im Tagesverlauf, vernachlässigt die Kalorien in den Fetten und gilt nur für isolierte Lebensmittel. Bei Speisen kann man nicht einfach die GIs der Bestandteile addieren. Er sinkt etwa durch Fette und Ballaststoffe, weil sie die Zuckeraufnahme verlangsamen. Weiter ist der GI unpraktisch, weil kaum jemand weiß, welche Menge eines Lebensmittels genau 50 Gramm Kohlenhydraten entsprechen.

Glykämische Last (GL): Sie gibt an, wie 100 Gramm eines Lebensmittel auf den Blutzucker wirken. In die GL fließen GI und Kohlenhydratgehalt ein. Die GL entspricht dem GI multipliziert mit der Kohlenhydratkonzentration. Reis (GI 50), enthält pro 100 Gramm rund 75 Gramm Kohlenhydrate. Damit beträgt die GL von Reis: 50 x 75/100 = 37,5. Bei Lebensmitteln mit niederer GL bleibt der Blutzuckerspiegel gleichmäßiger als bei solchen mit hoher.

Maßhalten ist kein Fehler

Leber und Muskeln setzen Einfachzucker aus dem Blut zu Glykogen zusammen und speichern den Mehrfachzucker als Energiereserve. Wenn die Speicher voll sind, kann der Körper aus Zuckern gesättigte Fettsäuren herstellen und diese in Fettzellen abspeichern. So können Kohlenhydrate das Risiko für Fettleibigkeit und das für Diabetes erhöhen. Dabei spielen möglicherweise die Art des Zuckers, der GI und genetische Unterschiede eine Rolle. Manche Menschen wandeln Zucker wahrscheinlich eher und besser in Fette um als andere.

Aktueller Stand der Dinge beim Haushaltszucker:

■ Der Verzehr mäßiger Mengen an Haushaltszucker (Saccharose) mit festen Lebensmitteln erhöht die Gefahr für Übergewicht und Diabetes offenbar nicht.

■ Eine hohe Aufnahme von Saccharose durch gesüßte Nahrung und Getränke steht im Verdacht, im Blut bestimmte Entzündungsmarker zu erhöhen, die vermutlich ein erhöhtes Diabetesrisiko anzeigen.

Riskante Süßgetränke

Nach Süßgetränken mit zugesetzten Zuckern schnellt der Blutzucker hoch, was die insulinproduzierenden Zellen strapaziert. Trotz ihres hohen Energiegehalts sättigen Süßgetränke aber kaum. Nach heutigem Wissenstand können sie Übergewicht und Fettleibigkeit verursachen und erhöhen bei Jugendlichen wie Erwachsenen auch die Gefahr für Diabetes und HKL-Erkrankungen. Das Risiko nimmt wahrscheinlich schon durch ein Süßgetränk pro Tag deutlich zu.

Eventuell ist Fruchtzucker (Fruktose) – in den USA der häufigste Zusatz – gefährlicher als Saccharose, mit der Europäer bevorzugt ihre Softdrinks süßen. Das müssen weitere Studien noch klären. Eines ist aber sicher: Säfte ohne Zuckerzusatz bergen keine Gefahr.

Eiweiß

Die Menge an Eiweiß (Protein) in der Nahrung von Erwachsenen sollte etwa 0,8 Gramm pro Kilogramm Körpergewicht betragen. Einer Person mit 65 Kilo Gewicht

---

INFO **Schokolade: Ein Riegel in Ehren ...**

Mehrere, schwache Studien deuten an, dass Schokolade eventuell Herzinfarkten vorbeugen kann – obwohl sie weder mit Fett noch Zucker spart. Ob ein hoher Kakaoanteil bzw. sein Flavonolgehalt oder andere Inhaltsstoffe möglicherweise schützen, weiß auch niemand. Wegen der dünnen Datenlage kann Schokolade zur Herzinfarktvorbeugung nicht empfohlen werden. Ein, zwei Riegel zu naschen schadet aber sicher nicht, wenn man die zusätzlichen Kalorien durch Bewegung verbraucht.

BILD Zu viel Salz schadet dem Körper, besonders Blutdruck und andere
Herz-Kreislauf-Erkrankungen lassen sich durch die Salzmenge beeinflussen.

genügen also etwas über 50 Gramm am Tag. Tatsächlich essen die Deutschen im Durchschnitt um 1,3 Gramm pro Kilogramm.

- Hoher Eiweißkonsum kann die Nieren belasten und sogar Nierenschwäche und Vergiftungen verursachen.
- Hoher Konsum tierischer Eiweiße erhöht möglicherweise das Diabetesrisiko, pflanzliche haben wahrscheinlich keinen Einfluss.
- Die Kombination von Eiweißen mit Fett erhöht bei Tieren das Diabetesrisiko stärker als eiweißarme, fettreiche Nahrung und Übergewicht.
- Hoher Eiweißverzehr kann bei entsprechender Veranlagung oder, wenn andere Risikofaktoren vorliegen, zu Gicht führen.

Sie sollten darauf achten, pflanzliche und tierische Eiweißquellen zu mischen, und bei tierischen noch den Fettgehalt berücksichtigen. Fettarme, tierische Eiweißlieferanten sind beispielsweise magere Milchprodukte (Magermilch, Magerquark u. a.), Puten- und Hähnchenbrust. Etwas fetter sind magere Stücke von Rind und Schwein, noch fetter viele Wurst- und Käsesorten. Gute Eiweißquellen pflanzlicher Herkunft bilden Nüsse, Vollkornprodukte und Hülsenfrüchte.

„HERZGESUNDES" ESSEN

Die europäischen kardiologischen Fachgesellschaften empfehlen zusammenfassend:

- Eine große Vielfalt an Speisen zu essen
- Nur so viel Energie aufzunehmen, dass Übergewicht ausbleibt
- Viel an Früchten, Gemüse, Vollkornprodukten, (Fett-)Fisch, magerem Fleisch und mageren Milchprodukten zu konsumieren
- Gesättigte Fettsäuren in der Nahrung durch ungesättigte zu ersetzen
- Den Fettanteil der Energiemenge in der Nahrung unter 30 Prozent zu halten, wovon höchstens ein Drittel auf gesättigte Fettsäuren entfallen sollte
- Salzaufnahme bei erhöhtem Blutdruck zu drosseln, indem man auf frische oder ungesalzene, gefrorene Lebensmittel ausweicht.

Gewürze, Vitamine, Mineralien und Spurenelemente

Wer sich ausgewogen ernährt, hat Nahrungsergänzungsmittel nicht nötig, egal ob für zusätzliche Vitamine, Mineralien oder Spurenelemente. Ihr Nutzen ist sowieso zweifelhaft: Wahrscheinlich sind noch andere Inhaltsstoffe aus Obst und Gemüse an den positiven Effekten von Vitaminen beteiligt. Künstliche Vitamine können sogar das Risiko für einige Krebsformen erhöhen.

Medizinische Fachverbände raten in der Vorbeugung von Nahrungsergänzungsmitteln mit Vitaminen ab, ebenso wie von Spurenelementen und Kräutern, weil zu wenig über ihre Wirkungen bekannt ist.

- Folsäure, Vitamin B6 und Vitamin B12 aus der Nahrung zeigten in Studien kei-

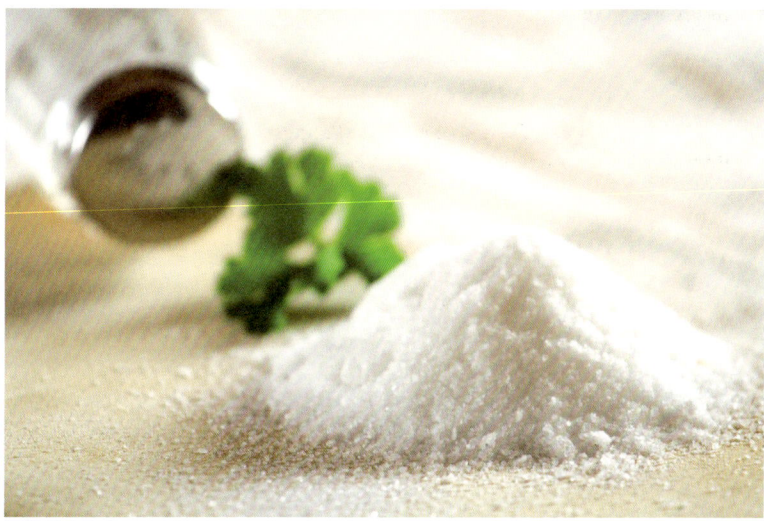

nerlei positive Wirkungen auf die Risiken für Herz und Kreislauf. Als Nahrungsergänzungsmittel hatte die Kombination keinen Einfluss auf das HKL-Risiko. Die medizinischen Fachgesellschaften raten von einer Vorbeugung mit Folsäure und B-Vitaminen ab.

- **Vitamin C** als Nahrungszusatz kann bei Diabetikern das Herzinfarktrisiko vergrößern. Hohe Vitamin-C-Dosen können nach Stent-Implantationen (Seite 131) zu schnelleren Wiederverengungen von Herzkranzarterien führen.
- **Vitamin E** beugte in Studien nicht gegen HKL-Erkrankungen vor. Es erhöhte aber die Gefahr für bestimmte Krebsarten.
- **Selen** hat in keiner Studie überzeugend vor HKL-Erkrankungen geschützt.
- **Safran** und **Salbei** „putzen die Adern frei", lautet ein Sprichwort, für das aber keine wissenschaftlichen Belege existieren.
- **Knoblauch** lieferte bisher nur uneinheitliche Ergebnisse zur Blutfettsenkung.

Salz versteckt sich in Fertiglebensmitteln

Pro Tag benötigt der Körper ein bis drei Gramm Salz. Mit einem höherem Salzkonsum steigt allerdings das Risiko für Bluthochdruck, Schlaganfall und andere HKL-Erkrankungen. Es sinkt, wenn die aufgenommene Salzmenge abnimmt. Viele Staaten haben inzwischen bei Lebensmitteln wie Brot und Fertiggerichte Grenzwerte für Salz festgelegt, weil wir mehr als drei Viertel davon über verarbeitete Lebensmittel konsumieren. Die Salzmenge lässt sich aber schon mit ein paar einfachen Maßnahmen reduzieren:

- Kaufen Sie bevorzugt frische, natürliche Lebensmittel und bereiten Sie diese selbst zu.
- Benutzen Sie beim Kochen sehr wenig oder gar kein Salz. Stellen Sie eher einen Streuer auf den Tisch, damit jeder nach Belieben vorsichtig nachsalzen kann.
- Meiden Sie möglichst verarbeitete, stark salzhaltige Lebensmittel wie Wurst, Käse, Tiefkühlgerichte, Fertigsuppen, Brötchen und stark gesalzenes Gebäck wie Laugenbrezeln oder berücksichtigen Sie zumindest die hohen Salzmengen, die in solchen Lebensmitteln stecken.

BEWEGUNG: FAST EIN „WUNDERHEILMITTEL"

Körperliche Aktivität hat so viele gute Wirkungen für die Gesundheit, dass es fast verdächtig erscheint:

■ Sie senkt das Risiko für Herz-Kreislauf-Erkrankungen. Wenn solche Krankheiten dennoch auftreten, führen sie seltener zum Tod.

■ Sie erniedrigt oder normalisiert erhöhten Blutdruck, hält normalen stabil.

■ Sie beugt Diabetes vor und lässt erhöhte Blutzuckerwerte sinken.

■ Sie erhöht das nützliche HDL-Cholesterin, senkt die Triglyzeride und beeinflusst LDL-Cholesterin günstig.

■ Sie verhindert Übergewicht und verringert die Gefahr, ein metabolisches Syndrom zu entwickeln.

■ Sie verbessert die Fließeigenschaften des Blutes. Es verklumpt weniger leicht.

■ Sie bewahrt die Leistungsfähigkeit des Gehirns.

■ Sie hebt die Laune und beugt Depressionen vor.

■ Sie wirkt günstig auf den Bewegungsapparat, erhält Muskelkraft, bremst Gelenkverschleiß und Knochenbrüchigkeit (Osteoporose).

■ Sie hält das Immunsystem in Schwung.

■ Sie erniedrigt das Risiko für einige Krebsarten (z. B. an Brust, Dickdarm, Enddarm, Prostata).

■ Sie hält jung – verlangsamt den Alterungsprozess.

Regelmäßig Belastung

Wegen dieser „Wunderwirkung" nimmt Bewegung bei HKL-Erkrankungen eine zentrale Stellung in der Vorbeugung, Behandlung und Nachsorge ein. Damit sie Ihre Gesundheit optimal fördert und ihr nicht schadet, sollten Sie drei Grundsätze beachten:

Die Anstrengung muss zur tatsächlichen körperlichen Belastbarkeit passen

Gesunde können für die Vorbeugung meist selbst abschätzen, was Herz, Kreislauf, Muskeln und Gelenke verkraften. Falls Sie unsicher sind, empfehlen sich Gesundheitschecks (siehe Kasten) oder Belastungstests. Sie finden nach Herzinfarkten, Schlaganfällen und Operationen fast immer statt.

 GESUNDHEITSCHECK VOR DEM TRAININGSBEGINN

Viele Menschen, besonders untrainierte, können ihre Leistungsfähigkeit oft schlechter einschätzen. Sie laufen leichter Gefahr, sich zu überfordern. Dann schrecken Schmerzen und schwere Erschöpfung viele davon ab, weiter zu trainieren. Das verhindern sanfte Einstiege und langsame Steigerung der Intensität. Welche Belastung zur Leistungsfähigkeit passt, bringt eine Gesundheitsprüfung ans Licht. Sie ist für alle diese Personen ratsam:

■ Untrainierte, Neu-, Wiedereinsteiger

- Menschen mit chronischen Krankheiten, nach längeren akuten Erkrankungen oder Operationen
- Menschen mit Risikofaktoren wie Bluthochdruck, Diabetes, Übergewicht
- Menschen, die anderweitig unsicher sind, wie viel Bewegung sie sich zumuten dürfen.

Bei dem Check können Ärzte auch einen individuellen Pulsbereich bestimmen, der beim Training erreicht und gehalten werden sollte. So kann mit einem Pulsmesser jeder für sich das Beste der Bewegung herausholen.

Möglichst jung oder früh zu üben beginnen

Je jünger man anfängt, sich zu bewegen, desto besser die Vorbeugung. Zeigen Sie auch Ihren Kindern, dass Sport Spaß machen kann. Nach Herzoperationen, Herzinfarkten und Schlaganfällen sollten Bewegungstherapien rasch einsetzen. So verringern sie bleibende Schäden und die Rückfallgefahr am stärksten.

BEWEGEN TUT NOT!

Erwachsene verbringen im Schnitt täglich sieben Stunden im Sitzen. Die Mehrheit weiß zwar, wie wichtig Bewegung für die Gesundheit ist, aber nur die wenigsten handeln danach: Für „fit" hält sich lediglich eine oder einer von sieben Deutschen.

Regelmäßigkeit bewirkt mehr als Intensität

In der Vorbeugung und Nachsorge nützen regelmäßige Bewegungseinheiten mit mittlerer Belastung erheblich mehr als vereinzelte mit hoher Belastung. Wer sich Vereinen, Sport-, Freizeit- oder Herzgruppen anschließt, erhöht in der Regel seine Beständigkeit und Disziplin.

Zehn goldene Regeln für gesunden Sport

Die Deutsche Gesellschaft für Sportmedizin und Prävention hat zehn „goldene" Regeln aufgestellt:

- Gesundheitsprüfung vor dem Sport (siehe oben)
- Behutsam und möglichst unter fachlicher Anleitung beginnen, langsam und schrittweise die Belastung steigern, damit sich der Körper darauf einstellen kann.
- Überbelastungen vermeiden, besser länger und locker bewegen als kurz und heftig
- Ausreichend erholen nach dem Training, das nur angenehm erschöpft machen sollte
- Erkältungen, Krankheiten auskurieren, also ausreichend lange Pausen einlegen und nicht zu früh wieder mit Sport anfangen
- Verletzungen vorbeugen (z. B. durch Vorbereitungen wie Aufwärmen) und ausheilen. Körperliche Warnsignale wie Schmerzen nicht durch Schmerzmittel unterdrücken, sondern eher auf eine andere Sportart umsteigen, sofern der Arzt das für sinnvoll hält.
- Sport, Sportkleidung, Trinkverhalten und Belastung an das Klima und die Umgebung anpassen, also an Hitze, Kälte und die Höhe des Trainingsorts.

■ Ausgewogen ernähren und ausreichend trinken, damit der Körper genug Nährstoffe, Flüssigkeit und Mineralien erhält. Ungesunde Speisen schwächen die Nutzen körperlicher Aktivität.

■ Belastung dem Alter und gegebenenfalls Medikamenten anpassen und ihren Einnahmezeitpunkt auf das Training abstimmen, falls möglich.

■ Sport soll Spaß machen!

Das richtige Pensum

Als Minimum gilt, jede Woche durch Bewegung 2 000 Kilokalorien zu verbrauchen. Bis 4 000 Kilokalorien nehmen die

positiven Effekte zu. Mehr bringt wahrscheinlich nicht mehr. Wichtig sind besonders Regelmäßigkeit und die richtige Belastung.

■ **Belastung** Bewegungseinheiten mittlerer Intensität verschaffen größere Vorteile als solche mit schwacher oder hoher. Im günstigen Mittelbereich atmen Menschen, die etwa zügig marschieren oder Rad fahren, so locker, dass noch Gespräche möglich sind. Ihr Puls liegt üblicherweise um 100 bis 120.

■ **Regelmäßigkeit** Kurzzeitige Aktivitäten an vielen Tagen in der Woche sind günstiger als einmal sonntags zwei Stunden zu

KALORIENVERBRAUCH BEI BEWEGUNG

Bewegungsart 30 Min. bei mittlerer Intensität	Körpergewicht	
	60 kg	80 kg
Joggen	350 kcal	460 kcal
Nordic Walking	300 kcal	400 kcal
Schwimmen	290 kcal	390 kcal
Bergwandern	220 kcal	290 kcal
Krafttraining	200 kcal	270 kcal
Radfahren	180 kcal	240 kcal
Wandern	180 kcal	240kcal
Gymnastik	120 kcal	160 kcal
Spazierengehen	100 kcal	130 kcal
Tanzen	90 kcal	120 kcal

Quelle: Bundesverband der Gesundheitsinformation und Verbraucherschutz – Info Gesundheit e. V. Bonn

laufen. Regelmäßigkeit hat einen größeren Trainingseffekt als die reine Dauer.

Jede Bewegung ist besser als keine!

Bewegung mit geringer Belastung ist ein guter Anfang und nützlich. Sie wirkt aber weniger vorbeugend als mittlere Belastungen, die Herz, Kreislauf und Stoffwechsel stärker anregen. Doch auch „Kleinvieh macht Dreck", und der Alltag bietet viele Möglichkeiten, hier und da ein paar Minuten für Bewegung herauszuschlagen:

- Steigen Sie Treppen hinauf, statt Aufzüge oder Rolltreppen zu nehmen.
- Gehen Sie zu Fuß zum Einkaufen oder stellen Sie Ihr Auto etwas entfernt vom Geschäft oder Supermarkt ab.
- Steigen Sie nicht an der ersten Straßenbahn- oder Bushaltestelle ein, sondern erst an der zweiten oder dritten und gehen Sie die Distanz zu Fuß. Ebenso können Sie schon vor Ihrem Ziel aussteigen.
- Stehen Sie beim Telefonieren auf und schlendern durch die Wohnung oder das Büro. Stellen Sie Drucker, Kopierer, Kaffeemaschine und andere Geräte, die Sie oft benutzen, in andere Zimmer oder Stockwerke. Das erzwingt mehr Bewegung.
- Viele E-Mails an Kollegen lassen sich durch mündliche Mitteilungen ersetzen, die mit kleinen Gängen verbunden sind.
- Verdauungsspaziergänge nach dem Essen machen Mittagspausen bewegungsreicher.
- Gartenarbeiten, Reparaturen am Haus oder in der Wohnung oder Freizeitaktivitäten können den Feierabend mit Bewegung bereichern.
- Selbst ein Fernsehabend kann sich durch Gymnastik, Hometrainer oder Übungen in den Werbepausen aktiver gestalten.

Oft bedeutet es die größte Mühe, den gewohnten Zeitplan entsprechend umzustellen. Doch wer alle Chancen nutzt, kann sich 1 000 bis 1 200 Kilokalorien pro Woche auf dem Verbrauchskonto gutschreiben. Wem noch mehr einfällt, wie sich mehr Aktivität in den Alltag bringen lässt – nur zu! Schrittzähler können alltägliche Bewegungen messen. Mit ihnen kann man sich auch kleine Ziele setzen, etwa erst 1 000, dann 2 000 und 3 000 Schritte mehr pro Tag. Auch kleine Erfolge motivieren.

„Guter" Sport belastet gleichmäßig

Regelmäßiger Ausdauersport gilt als besonders günstig zur Vorbeugung gegen HKL-Erkrankungen. Er sollte Muskeln und Gelenke über einen bestimmten Zeitraum möglichst gleichmäßig beanspruchen. Geeignete Sportarten sind etwa zügiges Gehen, Nordic Walking, Laufen/Joggen, Inline Skating, Skilanglauf, Schwimmen, Aquajogging, Radfahren, Rudern, Gymnastik und Tanzen. Dagegen können Sportarten, die Sehnen, Muskeln und Gelenke abrupt, kurz und stark beanspruchen, sogar schaden. Weniger oder nur mit Einschränkungen geeignet sind daher Tennis, Badminton, Squash, Volleyball,

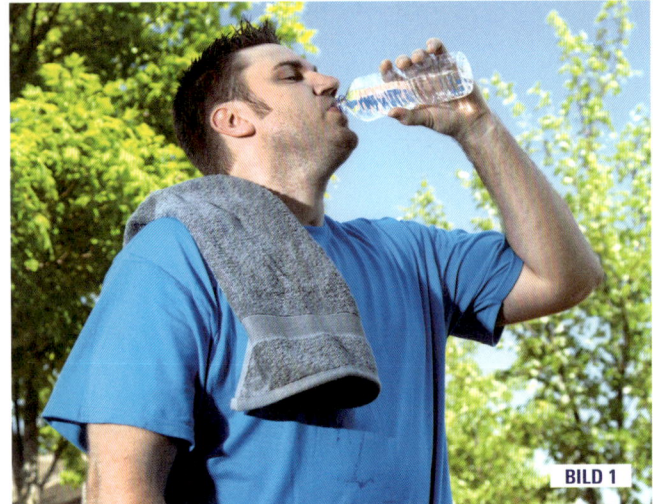

BILD 1

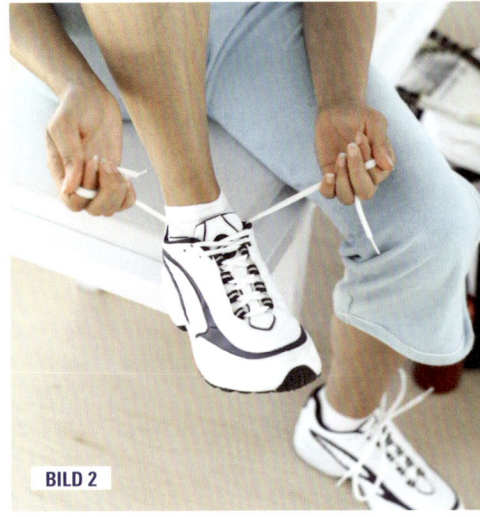

BILD 2

Handball, alpines Skifahren und ähnliche Sportarten. Kraft- oder Muskelaufbautraining erhöht die Muskelkraft und -masse. Regelmäßig verbessert es in mittlerer Intensität untern anderem Blutdruck, Knochendichte und körperliche Leistungsfähigkeit und kann sich positiv auf HKL-Risikofaktoren auswirken. Der Einstieg zum Krafttraining sollte immer unter kompetenter fachlicher Anleitung stattfinden.

Nichts geht über Spaß am Sport

Bewegung muss Spaß machen! Ihren Sport sollten Sie sich so angenehm gestalten wie nur möglich – sobald Sie ihn gefunden haben. Kapitulieren Sie nicht gleich nach dem ersten Versuch: Vielleicht war es nur die falsche Sportart, Umgebung oder Intensität?

Probieren Sie ruhig etwas herum. Nutzen Sie Schnupperangebote. Wechseln Sie ab, wenn Ihnen eine Sportart zu eintönig erscheint. Hören Sie beim Training Musik, suchen Sie sich Verbündete – Freunde, Bekannte, Gruppen, Vereine. Gemeinsam macht Bewegung mehr Spaß und verpflichtet mehr. Schließlich sehen alle anderen, wer regelmäßig kommt oder nicht. Soziale Kontakte halten außerdem noch fit im Kopf.

RAUCHEN – GIFT FÜR DEN GANZEN KÖRPER

Nikotin wirkt direkt und schädlich auf Herz und Kreislauf. Es erhöht die Gefahr für Bluthochdruck, Arteriosklerose, Schlaganfälle, Herzinfarkte, Herzrhythmusstörungen und andere Herz-Kreislauf-Erkrankungen.

Doch im Qualm von Zigaretten, Zigarren und Pfeifen befinden sich noch etwa 4 000 weitere Substanzen, die teils die Gefahr für Rachen-, Kehlkopf-, Speiseröhren-, Lungen-, Magen-, Nieren-, Blasen- und Bauchspeicheldrüsenkrebs erhöhen, ebenso wie die für Bronchial- und Lungenerkrankungen sowie für andere Krankheiten. Rauchen ist Gift für den ganzen Körper. Raucher leben durchschnittlich mindestens sechs Jahre kürzer als Nichtraucher!

BILD 1 Besonders wenn es warm ist: Trinken nicht vergessen!
BILD 2 Machen Sie den Sport zu Ihrem „Laster" – Regelmäßigkeit bringt ein großes Plus.

Zwei Hürden sind zu nehmen

Nachträglich findet die Hälfte aller Exraucher, dass der Nikotinausstieg leicht war. Im ersten Anlauf glückt er ohne fremde Hilfe allerdings nur etwa einem von zehn Rauchern.

Die Abhängigkeit vom Tabak hat zwei Anteile, die für Ausstiegswillige eigenständige Hürden darstellen.

Gewohnheit: Raucher zünden sich in bestimmten Situationen fast immer eine Zigarette an – etwa bei Stress, Unsicherheit, nach dem Essen, in der Theater- oder Arbeitspause. Diese Automatismen zeigen schwache und starke Raucher. Sie sollten lernen, solche Situationen anders zu bewältigen. Beim „Abtrainieren" der Rituale können Verhaltenstherapien hilfreich sein.

Sucht: Schon wenige Sekunden nach dem Inhalieren setzt Nikotin im Gehirn Botenstoffe frei, die unter anderem das Belohnungssystem anregen. So entsteht ein vorübergehendes Wohlgefühl, nach dem sich Raucher von Zeit zu Zeit sehnen. Diesen Drang, die Entzugserscheinungen und körperliche wie psychische Belastungen bei der Entwöhnung können Arzneimittel mit Nikotin (Seite 49) abschwächen. Sie erhöhen die Erfolgsaussichten.

◼ OHNE ÜBERZEUGUNG NUR GERINGE CHANCEN!

An erster Stelle beim Nikotinentzug steht Ihr fester, unerschütterlicher Wille: Sie müssen aus tiefer Überzeugung heraus wirklich aufhören wollen. Wer halbherzig an die Sache geht – „Ich kann's ja mal probieren." – hat nur geringe Chancen, völlige Nikotinfreiheit zu erreichen.

Welche Strategien versprechen Erfolg?

Den größten Erfolg versprechen Entwöhnungsprogramme, die professionelle Beratung und Begleitung, Verhaltenstraining und Nikotinpräparate kombinieren. Solche Kurse bieten Volkshochschulen, viele Gesundheitseinrichtungen und ein paar Krankenkassen an. Weil erfolglose Versuche häufig frustrieren und entmutigen, sollten Raucher am besten gleich beim ersten Mal ein kombiniertes Entwöhnungsprogramm machen. Darüber hinaus gibt es noch ein paar weitere Tipps:

- Sofort auf null: Rauchern, die abrupt aufhören, gelingt es öfter, Zigaretten dauerhaft aus ihrem Leben zu verbannen, als solchen, die sich schrittweise vom Nikotin verabschieden wollen.

- Verlockungen und Erinnerungen ausweichen: Vielen fällt es leichter, rauchfrei zu bleiben, wenn sie Aschenbecher, Feuerzeuge, Drehpapierchen und ähnliche Dinge aus ihrem Umfeld entfernen. Erinnerung kann Lüste wecken. Zigaretten sollten nach dem letzten Zug sowieso beseitigt werden, um nicht zu locken. Gerade am Anfang kann es zudem günstig sein, gesellschaftliche Anlässe zu meiden, auf denen geraucht wird.

- Keine Ausreden, kein Stress: „Auf den Schreck muss ich erst mal eine rauchen", kommt nicht infrage! Weder belastende noch erfreuliche Situationen sollten dazu verführen, aus Stress oder Euphorie zu

BILD Nikotinpflaster und -kaugummis können Rauchern bei der Entwöhnung helfen.

rauchen. Entsprechend wichtig ist es, Zigaretten und Rauchwerkzeug vom Arbeitsplatz fernzuhalten. Methoden zur Stressvermeidung oder zu besserer Stressbewältigung können vorteilhaft sein. Auch Sport ist in der Lage, Anspannungen abzubauen.

■ Positives zur Selbstmotivation betonen: Exraucher sollten sich ihren Erfolg an jedem zigarettenfreien Tag vergegenwärtigen. Sie können jede kleine Verbesserung aufschreiben und Fortschritte wie weniger Husten oder intensiveren Geschmack „feiern".

■ Gruppen und Wetten stärken: Wer Wetten eingeht oder Mitstreiter im Kampf gegen die Zigarettenabhängigkeit findet, bleibt eher abstinent.

■ Belohnungen bauen auf: Das Geld, das zuvor die Zigaretten kosteten, sollten Exraucher für außergewöhnliche Belohnungen sparen, die Freude machen.

■ Ein Rückfall bedeutet nicht gleich das Aus: Wer einmal wieder an einer Zigarette

---

CHECKLISTE: Selbsttest zur Nikotinabhängigkeit

Wie stark Sie abhängig sind, können Sie anhand eines Fragenkatalogs ermitteln. Wenn Ihre Punktzahl höher ist als sieben, sind Sie wahrscheinlich stark von Nikotin abhängig.

Wie schnell nach dem Aufwachen rauchen Sie Ihre erste Zigarette?
- [ ] Innerhalb von 5 Minuten: 3 Punkte.
- [ ] Innerhalb von 6 bis 30 Minuten: 2 Punkte.
- [ ] Innerhalb von 31 bis 60 Minuten: 1 Punkt.
- [ ] Nach 60 Minuten: 0 Punkte.

Auf welche Zigarette zu verzichten fällt Ihnen besonders schwer?
- [ ] Die erste Zigarette morgens: 1 Punkt.
- [ ] Jede andere: 0 Punkte.

Rauchen Sie in den ersten Stunden nach dem Aufstehen mehr als während des übrigen Tages?
- [ ] Ja: 1 Punkt.
- [ ] Nein: 0 Punkte.

Fällt es Ihnen schwer, dort auf das Rauchen zu verzichten, wo es verboten ist (z. B. im Kino)?
- [ ] Ja: 1 Punkt.
- [ ] Nein: 0 Punkte.

Wie viele Zigaretten rauchen Sie am Tag?
- [ ] 0–10: 0 Punkte.
- [ ] 11–20: 1 Punkt.
- [ ] 21–30: 2 Punkte.
- [ ] Mehr als 31: 3 Punkte.

Rauchen Sie auch, wenn Sie so krank sind, dass Sie im Bett liegen müssen?
- [ ] Ja: 1 Punkt.
- [ ] Nein: 0 Punkte.

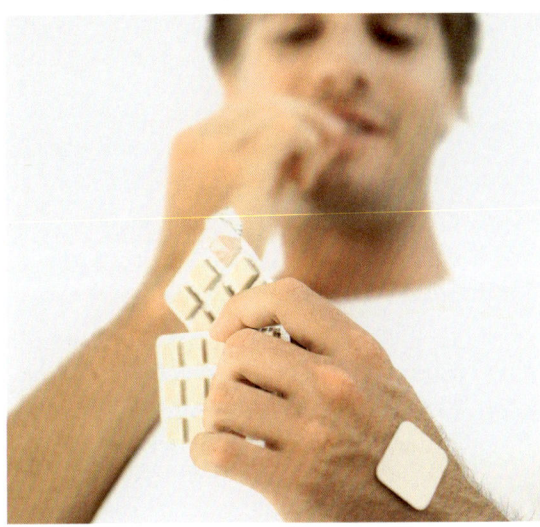

zieht, muss nicht aus Verzweiflung gleich noch eine anzünden. Viel besser ist, zu erkunden, warum man schwach geworden ist, und diese Ursache anzugehen.

Pfunde statt Zigaretten?

Viele Exraucher nehmen zu Beginn der zigarettenfreien Zeit bis zu fünf Kilo zu. Ihr Stoffwechsel verändert sich. Außerdem verspüren viele das Bedürfnis, sich irgendetwas in den Mund zu schieben. Lust auf Süßes können zuckerfreie Bonbons oder zuckerfreie Kaugummis stillen. Obst und Gemüse machen nicht dick und sind zudem noch gesund. Jedenfalls sollten frische Exraucher auf ihr Gewicht achten und im Zweifel öfter ihren Blutzucker messen lassen.

Nikotinpräparate als Entwöhnungshilfen

Durch eine Zigarette steigt der Nikotinspiegel im Blut. Anschließend fällt er wieder ab und das Verlangen nach einer neuen Zigarette nimmt wieder zu. Nikotinpräparate verringern dieses Bedürfnis, die Entzugserscheinungen und Belastungen der Entwöhnung. Sie erhöhen die Wahrscheinlichkeit, nach einem halben Jahr noch rauchfrei zu sein. Die Erfolgsquote

steigt weiter durch zusätzliche Psycho-/ Verhaltenstherapien. Mit einer Ausnahme sind alle Nikotinprodukte „geeignet" für die Raucherentwöhnung. Einzig die 16-Stunden-Pflaster gelten lediglich als „auch geeignet", weil sie gegenüber den 24-Stunden-Pflastern möglicherweise Nachteile haben. Welche Form des Nikotinprodukts am hilfreichsten ist, hängt vom bisherigen Rauchverhalten ab.

■ **Kaugummis, Lutschtabletten, Sublingualtabletten, Inhaler:** Das Nikotin gelangt nach 20 bis 30 Minuten ins Gehirn. Der Spiegel sinkt nach kurzer Zeit wieder. Kaugummis, Tabletten und Inhaler können das Steigen und Fallen des Nikotinspiegels wie beim normalen Rauchen nachahmen und gezielt die momentane Lust beenden, zur Zigarette zu greifen. Mit ihnen lässt sich aber der Nikotinspiegel nicht so konstant einstellen wie mit Pflastern.

■ **Pflaster:** Sie geben Nikotin gleichmäßig über Stunden ab und erzeugen einen gleichbleibenden Spiegel. Sein Steigen und Sinken, das Lust auf Nikotin auslöst, entfällt also. Dadurch können Pflaster den Drang, aus Gewohnheit zur Zigarette zu greifen, vom dem Verlangen trennen, das die nachlassende Wirkung des Nikotins verursacht. Pflaster sind besonders für starke Raucher empfehlenswert.

Dosierung und Anwendung

Die Präparate sind in verschiedenen Nikotin-Dosierungen erhältlich. Raucher sollten ihre Entwöhnung mit einer Nikotinmenge beginnen, die etwa ihrem Rauchverhalten entspricht – starke Raucher also mit höher dosierten Mitteln, schwache mit schwächeren Präparaten. In Lauf der Entwöhnung steigen sie langsam und stufenweise bis zur Nulllinie ab. Dieses „Ausschleichen" verhindert Entzugserscheinungen. Das erleichtert, neue rauchfeindliche Gewohnheiten einzuhalten, bis sie sich richtig festgesetzt haben.

Vorsichtsmaßnahmen

Anwender von Nikotinpflastern sollten zusätzlich keine Zigaretten rauchen. Sonst können Herz-Kreislauf-Probleme durch hohe Nikotindosierungen auftreten.

Bei den anderen Nikotin-Produkts ist das weniger kritisch, zumindest dann, wenn parallel deutlich weniger Zigaretten geraucht werden als vor ihrem Einsatz. Personen, die bereits eine Zeit lang rauchfrei waren, sollten ganz auf Nikotinprodukte verzichten. Sie haben den Entzug überwunden und laufen sonst Gefahr, rückfällig zu werden.

Nikotinprodukte müssen kindersicher aufbewahrt werden. Selbst „verbrauchte" Produkte enthalten die giftige Substanz noch und sollten gleich beseitigt werden. Menschen über 65 Jahren sollten sich bei der Behandlung ärztlich begleiten lassen. Ohne ärztliche Empfehlung dürfen Kinder unter 18 Jahren keine Nikotinprodukte anwenden. Schwangere und Stillende sollten nicht rauchen, aber sich vor dem Einsatz von Nikotinprodukten möglichst ärztlich beraten lassen.

Unerwünschte Wirkungen

Bei bis zu 10 von 100 Anwendern treten Magen-Darm-Beschwerden, Übelkeit und Erbrechen auf, Reizungen in Mund und Rachen sowie Kaumuskelschmerzen (nur Kaugummis), Schmerzen im Mund und Halsbereich (Inhaler, Lutsch- und Sublingualtabletten) oder eine verstopfte Nase (nur Inhaler). Inhaler führen bei mehr als einem Drittel der Anwender anfangs zu Hustenanfällen. Diese Begleiterscheinungen sind unbedenklich. Herzklopfen erscheint bei einem von 100 Anwendern. Sie sollten das im Auge behalten, ebenso wie starke Hautreaktionen, die bei bis zu 10 von 100 Benutzern auftreten. Sie müssen sofort einen Arzt rufen, wenn unangenehmer, unregelmäßiger Herzschlag auftritt. Das ist selten (höchstens bei 10 von 10 000 Anwendern) und verschwindet nach dem Absetzen der Mittel wieder.

Ausschlusskriterien

Raucher, die bereits eine HKL-Erkrankung haben, müssen bei Nikotinprodukten sehr vorsichtig sein. Unter folgenden Umständen ist ihr Gebrauch ausgeschlossen:

■ Instabile oder sich verschlechternde Angina Pectoris (Seite 120)

ES IST NIE ZU SPÄT ZUM AUFHÖREN!

Sicher, wenn Sie rauchen, sollten Sie die genannten Gefahren erschrecken. Doch noch ist nichts verloren: Wenn Sie jetzt aufhören zu qualmen, bessert sich Ihr körperlicher Zustand relativ schnell. Die American Cancer Society hat gesammelt, nach welcher Zeit sich welche Vorteile einstellen. Die „Lohnliste" sollte Sie anspornen, dem Rauchen endgültig „Adieu" zu sagen.

Zeit nach der letzten Zigarette	Vorteilhafte Entwicklung
20 Minuten	Puls und Blutdruck sinken, die Durchblutung bessert sich
8 Stunden	Sauerstoffspiegel im Blut normalisiert sich (Kohlenmonoxid fällt auf übliches Niveau), der typische Raucheratem verschwindet
24 Stunden	Herzinfarktrisiko fängt an zu sinken
48 Stunden	Geruchs- und Geschmackswahrnehmung wird feiner
3 Tage	Es fällt leichter zu atmen, im Blut findet sich kaum noch Nikotin und seine Abbauprodukte nur noch für einige Tage
2 Wochen	Körperliche Leistungsfähigkeit und Blutkreislauf verbessern sich, die Lunge transportiert erste Teerstoffe ab
1 Monat	Die Infektionsgefahr sinkt, weil das Immunsystem beginnt, sich zu erholen
1 bis 9 Monate	In der Lunge erholen sich die Flimmerhärchen weiter, sodass sich Lungenreinigung und -funktion verbessern (weniger Hustenanfälle und Kurzatmigkeit)
1 Jahr	Halbierung des durchschnittlichen Raucher-Herzinfarktrisikos
5 Jahre	Halbierung der Risiken für Lungenkrebs und Krebs im Bereich von Mund, Luft- und Speiseröhre
10 Jahre	Lungenkrebsrisiko erreicht Nichtraucher-Höhe
15 Jahre	Herzinfarktrisiko erreicht Nichtraucher-Höhe

- Deutliche Herzrhythmusstörungen (Seite 186)
- Kürzlich erlittener Schlaganfall (Seite 149) oder Herzinfarkt (Seite 121)
- Bei Hauterkrankungen keine Nikotinpflaster
- Bei chronischen Hals- und Rachenentzündungen keine Lutsch- oder Sublingualtabletten

Unter folgen Umständen darf der Einsatz nur unter gründlicher Abwägung der Nutzen und Risiken durch einen Arzt stattfinden:

- Stabile Angina Pectoris, Herzmuskelschwäche (Seite 110), zurückliegender Herzinfarkt, Bluthochdruck
- Periphere arterielle Verschlusskrankheit (PAVK, Seite 181), Durchblutungsstörungen im Gehirn (Seite 176)
- Störung der Leber- oder Nierenfunktion
- Diabetes, der mit Insulin behandelt wird
- Asthma, Schilddrüsenüberfunktion, Tumor der Nebennieren, zurückliegende oder akute Magenschleimhautentzündung, Geschwüre in Magen oder Zwölffingerdarm.

Medikamente nur „mit Einschränkung geeignet"

Ärzte können zur Unterstützung der Entwöhnung Medikamente mit dem Wirkstoff Bupropion oder Vareniclin verschreiben. Beide sind nur „mit Einschränkung geeignet": Bupropion kann schwere Nebenwirkungen auslösen. Vareniclin ist seit 2007 im Handel. Zu Wirkstärke und Langzeiteffekten fehlen noch aussagekräftige Ergebnisse. Allerdings existieren Hinweise darauf, dass die Substanz ernste psychische Nebenwirkungen haben kann. Der Einsatz dieser Wirkstoffe sollte nach Abwägung aller Risiken möglichst unter enger ärztlicher Begleitung stattfinden.

Sonstige Entwöhnungs-Behandlungen

Einige Anbieter werben für alternativmedizinische Verfahren zur Raucherentwöhnung. Zu den meisten existieren keine wissenschaftlichen Untersuchungen oder die Ergebnisse waren nicht überzeugend.

- Kräuter, Tee, Pflanzenextrakte (z. B. Kalmuswurzel, Zinnkrauttee): Es gibt keine objektiven Untersuchungen, die eine Wirkung belegen.
- Akupunktur, Akupressur, Laserakupunktur: In kontrollierten Studien war die Wirkung nicht besser als bei Scheinbehandlungen (Placebo).
- Hypnose: Die Wirkung gilt als unsicher. Verblindete Studien sind bei dieser Methode nicht möglich.
- Homöopathie: Es gibt keine wissenschaftlichen Studien zur Wirkung von Granulaten, die winzigste Spuren an Tabak enthalten.
- Mesotherapie: Für die Methode gibt es keinen seriösen Wirksamkeitsnachweis, aber Hinweise auf ernste unerwünschte Wirkungen. Das Verfahren soll den Rauchverzicht durch viele flächige Mikroinjektionen in die Haut erleichtern, die Vitamine, Spurenelemente und andere Substanzen enthalten können.

- Traubenzucker: In einer britischen Studie senkten zwölf Gramm Traubenzucker in Wasser gelöst die Entzugserscheinungen von Rauchern, ohne eine Zunahme des Gewichts zu verursachen. Für eine Empfehlung genügt das nicht.

WO WEITERE GEFAHREN LAUERN

Unser Lebensstil besteht aus mehr als Bewegen und Essen: Der Lebensrhythmus beeinflusst unser Wohlbefinden. Liebe macht glücklich oder unglücklich. Mit der Familie, Partnern, Freunden und Bekannten haben wir Spaß und manchmal auch Streit. Die Arbeit kann begeistern oder erdrücken. Auch große Sorgen, Stress, Einsamkeit und unregelmäßiger Lebenswandel können Herz und Kreislauf schaden.

Soziale Kontakte halten jung

Trennung oder der Verlust eines Partners schmerzt und bedeutet emotionalen Stress. Allein leben schadet dem Herz sowieso. Speziell ältere Menschen, die alleine in einem Haushalt leben, neigen dazu, sich zurückzuziehen und ihre Gesundheit zu vernachlässigen:

- Sie rauchen häufiger und bewegen sich weniger, sodass sie im Schnitt öfter hohe Fettwerte und/oder Übergewicht aufweisen.
- Sie haben weniger Freunde und Bekannte. Damit entfallen soziale Kontrolle („Für wen soll ich meine Figur halten?"), Aktivitäten (Besuche, gemeinsame Unternehmungen), wichtige Reize für das Gehirn und Helfer im Notfall: Singles kommen nach Herzinfarkten 30 Minuten später in die Notaufnahme.
- Sie gehen seltener zum Hausarzt, etwa für Vorsorgeuntersuchungen.

Wahrscheinlich leiden Gefäße sogar direkt unter der Einsamkeit: Bei allein lebenden Affen verkalken die Arterien früher als bei Artgenossen in der Gruppe. Soziale Kontakte halten jung und sind wichtig für die psychische, geistige und körperliche Gesundheit. Versuchen Sie, einen großen Freundes- und Bekanntenkreis zu bewahren oder aufzubauen. Vereine, Freizeitclubs, Sportgruppen, Spieltreffs – alles, was Sie unter Menschen bringt, ist hilfreich. Ein starkes soziales Netz fängt Sie auch auf, wenn Sie einmal krank sind.

HERZRISIKO TV?

Laut Studien erhöht jede zusätzliche Stunde, die Menschen pro Tag vor dem Fernseher verbringen, die Sterberate durch HKL-Erkrankungen um rund 15 Prozent. Schuld sind weder die Geräte noch schlechte Programme: Menschen, die oft und lange „glotzen", ernähren sich im Vergleich zu anderen durchschnittlich ungesünder und bewegen sich weniger.

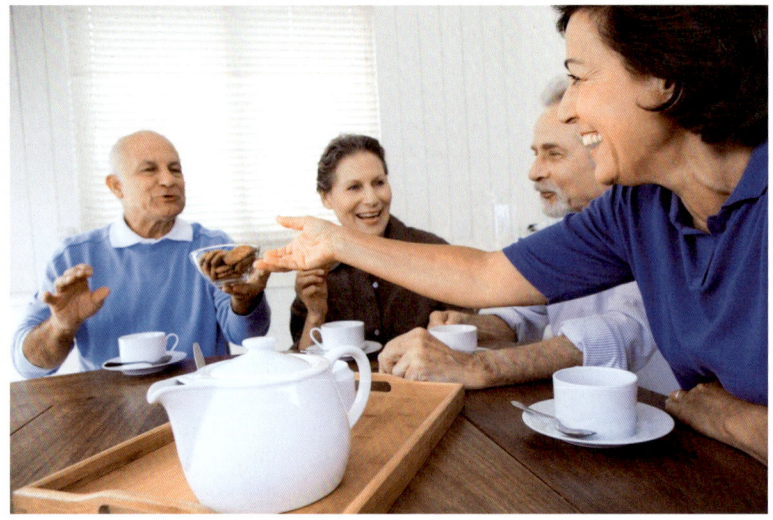

Gleichmaß schont Herz und Stoffwechsel

Herz, Gefäße und Stoffwechsel lieben Gleichmaß – wenn die Tage stets im selben Rhythmus verrinnen. Besonders gut zeigen das Untersuchungen zur Schichtarbeit, die fortwährende Wechsel im Lebensrhythmus erzwingt: Schichtarbeiter haben erhöhte Risiken für Diabetes, Bluthochdruck, Schlaganfall, Herzinfarkt und andere HKL-Erkrankungen. Sie leiden häufiger unter Schlafstörungen, Depressionen, Appetitlosigkeit, Nervosität, Verdauungsbeschwerden, Magengeschwüren und vorzeitiger Ermüdung: Durch den unregelmäßigen, ständig wechselnden Lebensrhythmus sammeln sich bei ihnen Risikofaktoren an.

Regelmäßige Tagesabläufe schonen dagegen Herz, Gefäße und Stoffwechsel. Immer zur selben Uhrzeit aufzustehen, aktiv zu sein, zu essen und schlafen zu gehen, erscheint vielleicht spießig, ist aber äußerst gesund.

Entspannung und Pausen gegen Stress

Hoher Druck am Arbeits- oder Ausbildungsplatz, Mobbing, finanzielle, familiäre, partnerschaftliche und emotionale Sorgen oder Ängste, Schlafmangel, überhöhte Selbstansprüche, Lärm, Zeitmangel und selbst Langeweile können stressen. Langfristig kann Stress aber vielen Organen, Herz und Gefäßen schaden. Er verursacht dann oft Schlafprobleme, Schwächungen des Immunsystems, Anstiege von Entzündungssubstanzen im Blut und vermehrte Ablagerungen an den Gefäßwänden. Die Risiken für Bluthochdruck, Schlaganfall und Herzinfarkt klettern.

Stress am Arbeits- oder Ausbildungsplatz lässt sich meist nur in der Gruppe verringern. Vielfach gibt es dafür besondere Ansprechpartner wie Betriebsräte oder Beratungsstellen. Manchmal hilft schon eine freundlichere Umgebung oder ein besseres Zeitmanagement. Belastende Konflikte zu lösen, baut Stress ab. Das können ebenfalls Stressbewältigungstechniken leisten wie Autogenes Training, Yoga, Progressive Muskelrelaxation, Meditation.

Auch körperliche Aktivität wie Wandern oder Sport verringert Anspannung. Schon wenige Minuten Bewegung im Freien hebt die Laune und mildert Stressbeschwerden deutlich.

BILD Planen Sie regelmäßig Entspannung und Pausen in Ihren Alltag ein, denn langfristig kann Stress Gefäßen, Herz und anderen Organen schaden.

Schlaf muss erholsam sein

Im Schlaf tankt der Körper frische Kraft. Schlafstörungen laugen auf Dauer aus und sind gefährlich für Herz und Gefäße: Das Risiko für Bluthochdruck, Herzinfarkt und Schlaganfall steigt durch Einschlafstörungen, ebenso wie durch Durchschlafstörungen und nicht erholsamen Schlaf, die beide oft noch mit nächtlichen Atemaussetzern einhergehen (Apnoe). Gegen anhaltende Schlafprobleme sollten Sie unbedingt vorgehen. In vielen Fällen genügt schon eine bessere Schlafhygiene (regelmäßige Schlafzeiten, kein Schlaf tagsüber), vernünftige Essgewohnheiten (keine schweren Speisen am Abend), körperliche Auslastung (Bewegung), gleichmäßige Tagesabläufe oder Stressabbau, um erholsamer zu schlummern. Anderenfalls sollten Sie zum Arzt gehen, damit er gegebenenfalls eine Schlafuntersuchung veranlasst oder Sie an einen Schlafmediziner überweist.

Depressionen belasten Gemüt und Gefäße

Ungenügender Schlaf kann auch Depressionen auslösen, und Depressionen können Schlafprobleme verursachen. Depressionen wiederum erhöhen das HKL Risiko. Gegenüber Gesunden lag die Gefahr, einen Herzinfarkt oder Schlaganfall zu erleiden, für depressive Menschen in mehreren Studien um 30 bis 50 Prozent höher. Zudem hatten sie schlechtere Chancen, ein derartiges Ereignis zu überleben. Gegen Depressionen sollte man unbedingt vorgehen. Günstig erscheinen Behandlungen wie die kognitive Verhaltenstherapie, die stark auf eine aktive Beteiligung der Patienten setzen. Unternehmungen und Aktivitäten sollen zu positiven Erlebnissen führen, aufbauen und zur Wiederholung anregen.

Sonstige Gefahren und Vorbeugemaßnahmen

Die wichtigsten, großen Risiken für Herz und Kreislauf, und wie sich gegen sie vorbeugen lässt, haben Sie schon kennengelernt. Es gibt aber noch ein paar Gefahren, die seltener eine Rolle spielen oder oft nur eine zweitrangige. Außerdem werben viele Hersteller neuerdings mit Gentests, die angeblich eine bessere Vorbeugung gegen HKL-Erkrankungen erlauben sollen. Hier folgt ein kurzer Überblick zu solchen Punkten.

Krankheiten und Infektionen

Einige Krankheiten beeinflussen das Risiko für HKL-Erkrankungen. Störungen der Schilddrüsenfunktion können den Blutdruck erhöhen und Herzrhythmusstörungen verursachen. Chronische Nierenschwäche kann zu Bluthochdruck führen, aber ebenso durch Bluthochdruck entstehen. Gicht, Schlafstörungen und besonders Schnarchen mit Atemstillständen (Apnoe) können ebenfalls HKL-Erkrankungen fördern. Selbst Menschen mit Zahnfleischentzündung (Parodontose oder Parodontitis) erkranken häufiger an Diabetes und erleiden mehr Herzinfarkte. Möglicherweise gelangen Bakterien durch das

BILD Zwei Tassen Kaffee täglich bringen wohl keine Gefahren für die Gesundheit mit, wie sich mittlerweile aus vielen Untersuchungen (gut) abzeichnet.

entzündete Zahnfleisch leichter ins Blut und begünstigen dort Entzündungen der Gefäßwände. Jedenfalls ist es ratsam, eine gute Mundhygiene zu wahren, Zahnzwischenräume regelmäßig zu säubern und Parodontitis behandeln zu lassen. Vereinzelt brachten Wissenschaftler Infektionen mit Chlamydien in Zusammenhang mit Herzkrankheiten und Schlaganfall. Die Datenlage zu diesen Bakterien ist jedoch sehr widersprüchlich. Trotzdem ist es sicher kein Fehler, Ihren Arzt über alle Ihre Krankheiten zu informieren.

Alkohol und Kaffee

Ob Alkohol gute Seiten für die Gesundheit besitzt, darüber streiten Wissenschaftler noch. Bei Herz und Kreislauf überwiegen seine schlechten. Als Reaktion auf neuere Studienergebnisse haben einige Fachorganisationen die tägliche, „sichere" Obergrenze der Alkoholmenge für Männer von 40 auf 25 Gramm herabgesetzt, für Frauen von 30 auf 20 Gramm. Hier scheint also zumindest Zurückhaltung angesagt. Zum Kaffee gibt es eine große Zahl widersprüchlicher Studien. Über seine Schädlich- oder Nützlichkeit entscheiden offenbar die Zubereitung, die Sorte beziehungsweise Inhaltsstoffe, die tägliche Menge und die individuellen Gene. Zusammenfassend gelten nach neueren Untersuchungen zwei Tassen täglich als unbedenklich. Teils fanden sich sogar schützende Effekte für die Gefäße und den Stoffwechsel. Ab drei Tassen gehen die Meinungen auseinander.

Medikamente

Herz-Kreislauf-Patienten sollten ihren Ärzten von allen Medikamenten erzählen, die sie einnehmen. Denn einige Mittel (z. B. bestimmte Antidepressiva und Rheumamittel) können das HKL-Risiko erhöhen. Andere Medikamente kommen dagegen sogar in der Vorbeugung zum Einsatz. Sie eignen sich in der Regel aber nicht für Gesunde, sondern eher für Menschen mit bestehenden HKL-Erkrankungen und hohem Risiko für schwerwiegende Ereignisse. Azetylsalizylsäure (ASS) schützt in niederen Dosierungen (75–100 mg/Tag) vor HKL-Erkrankungen. Die Wirkung ist aber so schwach, dass bei Gesunden die Risiken überwiegen. Die Fachverbände empfehlen eine ASS-Prophylaxe nur Menschen, die bereits einen Herzinfarkt oder Schlaganfall hatten oder deren Risiko für diese Ereignisse laut ärztlicher Prognose in den nächsten zehn Jahren bei mindestens 20 Prozent liegt. Statine (Seite 204) senken LDL-Cholesterin und den CRP-Wert (Seite 104). Nach Herzinfarkten und Schlaganfällen werden sie oft eingesetzt, um Rückfälle zu verhindern. Sie werden nur selten verordnet, bevor HKL-Erkrankungen erscheinen, weil die vorbeugende Wirkung hier nicht eindeutig erwiesen ist.

Drogen

Illegale Drogen können das Herzinfarktrisiko stark erhöhen: Zu den verbreiteten Cannabis-Produkten (Haschisch, Marihuana) fehlen große, aussagekräftige Studien. Doch der Rauch gilt als reicher an Kon-

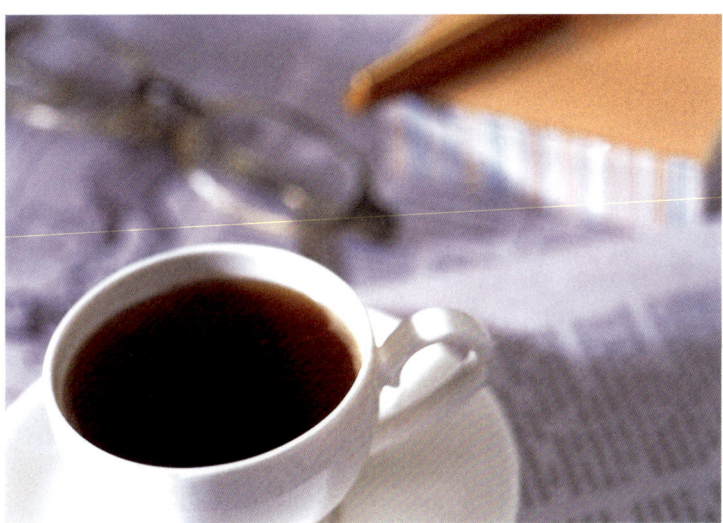

densaten als Tabakrauch und somit als schädlicher für Lunge und Gefäße. Kokain verursacht in den USA einen von vier tödlichen Herzinfarkten bei 18- bis 45-Jährigen. In der ersten Stunde nach dem Konsum ist das Infarktrisiko 24-fach erhöht. Die Droge verdoppelt zudem das Schlaganfallrisiko. Amphetamine (Aufputschmittel) und Abkömmlinge davon (z. B. Ecstasy, Crystal) können HKL-Erkrankungen und Diabetes auf alle Fälle verstärken. Um mögliche Zusammenhänge erkennen zu können, sollte der Arzt auch über den Gebrauch von legalen und illegalen Genussmitteln Bescheid wissen.

Gentests zum HKL-Risiko

Für HKL-Erkrankungen spielen sehr viele Gene eine Rolle, deren Durchschlagkraft Umweltfaktoren und Lebensumstände stark beeinflussen. Welche Erbanlagen am wichtigsten sind, wie viele überhaupt beteiligt sind und unter welchen Bedingungen sie sich durchsetzen, kann derzeit niemand genau beantworten. Allein für das Herzinfarktrisiko haben Wissenschaftler schon fast 30 verschiedene Gene gefunden.

Die Spezialisten betonen aber, dass sich mit entsprechenden Tests keine Risiken für Krankheiten vorhersagen lassen. Um überhaupt Tests entwickeln zu können, die verlässliche Aussagen über Gefahren für HKL-Krankheiten, zur Vorbeugung oder Behandlung erlauben, sind noch Jahre an Forschung nötig. Die Ergebnisse der aktuell verfügbaren Gentests zu HKL-Erkrankungen können nur verunsichern oder in trügerischer Sicherheit wiegen. Die Fachleute raten generell von ihnen ab.

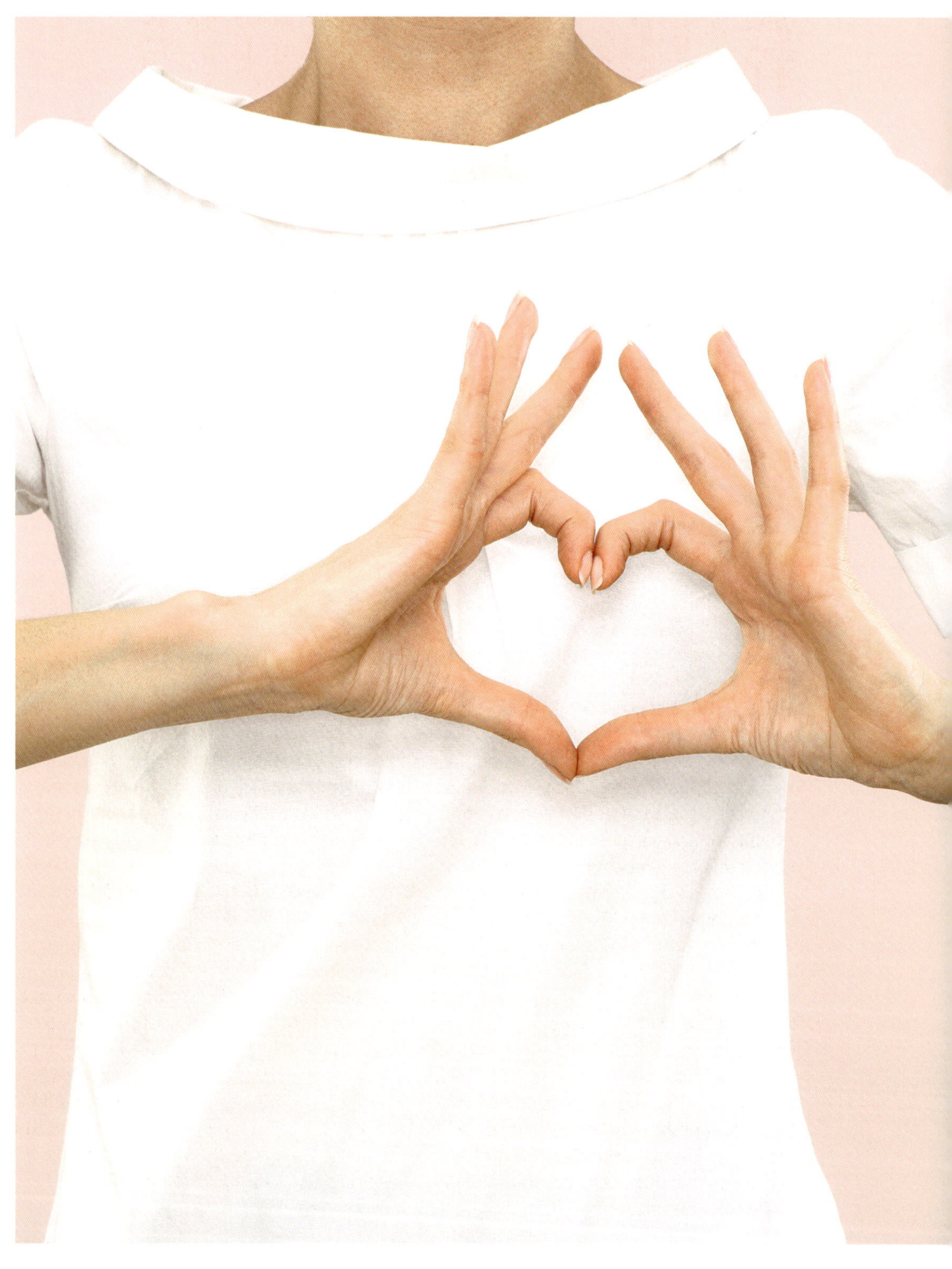

RUND HERUM
IMMER IM FLUSS

Das Herz ist der Motor des Lebens. Er pumpt das Blut durch ein verzweigtes Adernetz, so dass es jede Stelle im Körper erreicht. Blut versorgt alle Zellen mit Sauerstoff, Nähr- und Botenstoffen. Zellabfall wandert ebenfalls über die Gefäße ab. Weil ihr Netzwerk keinen Ausgang hat, fließt Blut darin im Kreis: Herz und Gefäße bilden den Kreislauf.

DAS HERZ IST EINE NIMMERMÜDE PUMPE

Jedes Mal, wenn sich der Herzmuskel zusammenzieht, presst er Blut in die Gefäße. Über das Netz aus fingerdicken Adern bis zu haarfeinen Kapillaren erhalten unsere Körperzellen alles Lebenswichtige. In der Lunge nimmt das Blut Sauerstoff auf, im Verdauungsapparat die Nährstoffe. Beide liefert der Lebenssaft an Zellen und befreit sie auch noch von Kohlendioxid und Abfallstoffen.

Damit unsere Zellen weder „ersticken", noch verhungern oder im Müll versinken, muss das Blut ständig in Bewegung bleiben, dauernd durch den Körper kreisen. Das folgende Kapitel beschreibt vereinfacht, wie Herz, Blut und Gefäße im Kreislauf zusammenarbeiten. Wenn Sie diese Zusammenhänge kennen, können Sie sich leichter vorstellen, warum Erkrankungen an Herz und Kreislauf entstehen, wo am häufigsten Schäden auftreten und welche Rolle dabei die Risikofaktoren spielen.

Ein faustgroßer Muskelsack als Motor

Im Zentrum des Kreislaufs pocht das Herz. Sein unermüdliches Pumpen hält das Blut im Fluss. Dafür braucht das Herz einige Kraft: Es ist, grob gesagt, ein etwa faustgroßer Muskelsack mit vier Unterabteilen, der etwas links vom Brustbein im Brustraum sitzt. Die Herzscheidenwand trennt die rechte und linke Herzhälfte, und jede Hälfte unterteilt sich weiter in je einen Vorhof (Atrium) und eine Kammer (Ventrikel).

Großer und kleiner Kreislauf

Blut, das aus dem Körper und Kopf zum Herz strömt, ist „verbraucht". Es enthält wenig Sauerstoff, aber viel Kohlendioxid. Aus dem Körper gelangt sauerstoffarmes Blut in den rechten Vorhof des Herzens. Von hier fließt es in die rechte Herzkammer, die das Blut durch die Lungenarterie in die Lunge pumpt. Dort tauschen die roten Blutkörperchen Kohlendioxid gegen frischen Sauerstoff aus. Das sauerstoffreiche Blut führt die Lungenvene anschließend über den linken Vorhof zur linken Herzkammer. Sie presst den Lebenssaft durch die Körperschlagader (Aorta) zurück in Kopf und Körper, bis in die Spitzen der Finger und Zehen. Überall geben die roten Blutkörperchen Sauerstoff an Zellen ab und nehmen wieder Kohlendioxid auf. Der Blutkreislauf schließt sich. Selbst wenn wir faulenzen, zirkuliert unser Blut pro Minute einmal durch den Körper. Es dreht am Tag sicherlich 1 500 Runden!

HERZ IN ZAHLEN	
Gewicht	Ca. 300 Gramm (Sportler bis 500)
Volumen	0,6 bis 1 Liter
Sauerstoffbedarf pro Minute	20 bis 30 ml, unter Belastung 100 bis 120 ml
Pumpleistung	Rund 7 000 bis 8 000 Liter pro Tag

Kleiner Kreislauf oder Lungenkreislauf heißt der Teil des Kreislaufs, der Blut vom Herz zur Lunge und zurück bringt. Bei erhöhtem Blutdruck im kleinen Kreislauf sprechen Ärzte von pulmonaler Hypertonie (s. Glossar).

Großer Kreislauf heißt der Teil, über den Blut in Kopf und Körper fließt und wieder zurück zum Herz. Hier wird erhöhter Blutdruck als arterielle Hypertonie, einfach Hypertonie oder Bluthochdruck bezeichnet (Seite 17).

Herzmuskelzellen brauchen viel Sauerstoff

Für den großen Kreislauf braucht die linke Herzhälfte mehr Kraft als die rechte für den kleinen. Deshalb ist die Wand der linken Herzkammer normalerweise mindestens dreimal so dick wie an der rechten Kammer. Der Herzmuskel (Myokard) unterscheidet sich im Aufbau von anderen Muskeln. Herzmuskelzellen verzweigen sich beispielsweise. Sie sind über spezielle Glanzstreifen elektrisch eng aneinander gekoppelt, damit sie sich genau aufeinander abgestimmt zusammenziehen können. Weil das Pumpen viel Energie kostet, enthalten Herzmuskelzellen zudem mehr Kraftwerke (Mitochondrien) als andere. Entsprechend verbrauchen sie viel Sauerstoff.

Bei Sauerstoffmangel sterben Herzmuskelzellen rasch ab (Herzinfarkt, Seite 121). Inhaltsstoffe treten ins Blut über. Einige davon können Ärzte in Blutproben nachweisen und zur Infarktdiagnose nutzen. Das Erregungsbildungs- und -leitungssystem (Seite 63), das den Herzrhythmus steuert, besteht aus spezialisierten Herzmuskelzellen.

Beutel, Wände, Klappen

Außen umgibt der Herzbeutel (Perikard) das Herz. Innen kleidet den Herzmuskel eine dünne Haut (Herzinnenhaut, Endokard) aus. Beide können sich aufgrund verschiedener Ursachen (z. B. Bakterien, Viren, rheumatische Erkrankungen) entzünden (Perikarditis bzw. Endokarditis). Die Herzscheidewand (Septum) trennt die Vorhöfe und Kammern der rechten und linken Herzhälfte vonein-ander. Sie kann durch angeborene Herzfehler zu dick sein und oder Löcher aufweisen: Ein Durchlass im Bereich der Vorhöfe ist die dritthäufigste angeborene Fehlbildung am Herz. Seltener sind angeborene Lücken im Bereich der Kammern und solche, die im Lauf des Lebens erworben werden.

Damit Blut immer die richtige Richtung einschlägt, hat das Herz ein Klappensystem. Zwischen den Vorhöfen und den Kammern bilden segelartige Klappen bewegliche Barrieren. Sie schließen sich durch den Druck, den der Herzmuskel erzeugt, wenn er sich zusammenzieht. So fließt kein Blut zurück, sondern in die Schlagadern. Die rechte Segelklappe heißt Trikuspidalklappe, die auf der linken Mitralklappe. Dagegen sitzen Taschenklappen zwischen den Herzkammern und den Schlagadern – die Pulmonalklappe an der Lungenschlagader, die Aortenklappe an der Körperschlagader. Der Druck, der in den Schlagadern herrscht, presst diese Klappen zu, wenn der Herzmuskel erschlafft und die Kammern sich weiten. Sonst würde das Herz das Blut ansaugen, das es gerade ausgestoßen hat. Stattdessen muss der Lebenssaft erst eine Runde durch die Lunge oder den Körper drehen, bevor er das Herz wieder erreicht. Herzklappen sind ziemlich robust. Sie können aber durch angeborene Fehlbildungen, Verkalkung und Entzündungen an Funktion einbüßen.

Herzkranzgefäße versorgen die Herzmuskelzellen

Blutgefäße, die den Herzmuskel durchbluten, mit Sauerstoff und Nährstoffen versorgen, heißen Herzkranzgefäße oder Koronararterien. Der Name kommt vom lateinischen Corona, die Krone, weil das Arteriengeflecht den Herzmuskel kronen- oder kranzförmig überzieht. Die Koronararterien zweigen von der Hauptschlagader (Aorta) ab. Die Abzweigung liegt kurz hinter der Stelle, wo die Aorta aus dem Herz austritt – also gleich nach der Aortenklappe. Koronararterien beginnen als große Gefäße, die sich in immer feiner verästeln. Sie enden schließlich in Kapillaren, den dünnsten Blutgefäßen. Diese erreichen alle Zellen des Herzmuskels und gehen in die Herzkranzvenen über. Die Venen transportieren Kohlendioxid und Abfallstoffe aus dem Herzmuskel ab.

Wer versorgt was?

Es gibt zwei Herzkranzarterien, die linke und die rechte. Beide versorgen unterschiedliche Bereiche des Herzmuskels. Die linke Koronararterie teilt sich kurz nach ihrem Ursprung hinter der Aortenklappe. Der kleine Abschnitt davor heißt Hauptstamm. Er verzweigt sich meistens in zwei große Äste – den Ramus circumflexus (RCX) und den Ramus interventricularis anterior (RIVA, engl.: left anterior descending, LAD). Letzterer erstreckt sich zwischen linker und rechter Herzkammer über die Herzvorderwand bis zur Herzspitze. Der RCX windet sich am linken Vorhof und der linken Kammer entlang zur Hinterseite des Herzens. Mit ihren Verästelungen versorgt die linke Koronararterie normalerweise den linken Vorhof, die Vorder- und Seitenwand der linken Herzkammer, etwa zwei Drittel der Herzscheidewand und Teile der rechten Kammervorderwand.

Die rechte Koronararterie hat keinen Hauptstamm, sondern einen Hauptast, den Ramus interventricularis posterior (RIVP, engl.: posterior descendent artery, PDA). Er läuft üblicherweise zwischen dem rechten Vorhof und der rechten Kammer am Herz hinab. Dort teilt er sich in zwei Äste auf. Die rechte Koronararterie und ihre Verzweigungen versorgen im Normalfall den rechten Vorhof, die Muskulatur der rechten Kammer, den hinteren Teil der Herzscheidewand, Sinusknoten und AV-Knoten sowie in unterschiedli-

chem Ausmaß die Hinterwand der linken Kammer. Diese Verteilung heißt Intermediärtyp. Er liegt bei rund drei von vier Menschen vor. Die übrigen sind Rechts- oder Linksversorgungstypen: Bei ihnen ist die rechte oder linke Koronararterie verhältnismäßig stärker ausgebildet. Die jeweils „dickere" Arterie übernimmt dann die Versorgung des überwiegenden Teils von Hinterwand und linker Herzkammer.

Kollaterale – nützliche Umgehungsstraßen

Von den großen Ästen der Herzkranzarterien gehen noch unterschiedlich viele Kollaterale ab. Diese „Ersatzblutbahnen" entwickeln sich sehr langsam. Sie können sich gut ausbilden, wenn Verengungen in Koronararterien über Jahre entstehen. Verschließt sich das Gefäß dann völlig, springen Kollaterale als Umleitungen ein und können oft Herzinfarkte verhindern. Menschen mit vielen Kollateralen am Herzmuskel überstehen Infarkte auch meist besser. Ausdauersport (Seite 42) erhöht die Zahl der Kollaterale. Davon sind üblicherweise nicht genug vorhanden, wenn ein Herzkranzgefäß plötzlich verstopft, beispielsweise durch ein Blutgerinnsel. Es kommt zum Infarkt: Der Herzmuskel stirbt im Versorgungsbereich ab (Seite 121). Von einer koronaren Herzkrankheit sprechen Ärzte, wenn Herzkranzarterien Schäden aufweisen.

SINUSKNOTEN SETZT DAS HERZ UNTER STROM

Im rechten Vorhof befindet sich eine Ansammlung spezieller Herzmuskelzellen, der Sinusknoten. Er ist der natürliche Schrittmacher der Herzens. Seine Zellen senden elektrische Impulse aus, die sich über Erregungsleitungsbahnen bis zum AV-Knoten (Abk. von Atrio-Ventrikular-Knoten) ausbreiten. Er liegt in einer Zone zwischen Vorhof und Kammer. Von hier aus laufen die elektrischen Reize durch einen linken und einen rechten „Leitungsschenkel" über beide Herzkammern zur Herzspitze. Sobald die Reize Muskelfasern erreichen, ziehen sich diese zusammen. So entsteht die Pumpbewegung aus **Systole**, bei der sich die Herzkammern kontrahieren, und **Diastole**, bei der sie erschlaffen. Umgekehrt ziehen sich die Vorhöfe während der Diastole zusammen und erleichtern, dass Blut in die schlaffen Kammern strömt.

Die elektrischen Signale am Herz lassen sich ableiten und aufzeichnen (Elektrokardiogramm, Seite 85).

Jedes Herz gerät manchmal aus dem Takt

In Ruhe gibt der Sinusknoten eine Herzfrequenz von etwa 70 Schlägen pro Minute vor. Auch der AV-Knoten besitzt eine Eigenfrequenz, allerdings von nur 40 bis 50 Impulsen pro Minute. Normalerweise unterdrückt die Frequenz des Sinusknotens die des AV-Knotens. Bei einem Ausfall des Sinusknotens kann der AV-Knoten also vorübergehend als Notschrittmacher ein-

springen. Das Herz bleibt nicht stehen. Doch Betroffene spüren die Veränderung und können sogar ohnmächtig werden. Doch wenn sie ihr Herz nicht belasten, reicht die Versorgung üblicherweise aus, bis der Arzt da ist.

Grundsätzlich schlägt kein Herz jederzeit perfekt regelmäßig. Es legt beispielsweise immer wieder einmal ein paar zusätzliche Schläge (Extrasystolen) ein. Gesunde Menschen können sogar ausgeprägte Unregelmäßigkeiten im Herzrhythmus haben, ohne etwas davon zu bemerken. Manche Rhythmusstörungen können gefährlich werden (Seite 186). An geschädigten Herzen sind sie fast ausnahmslos Warnsignale.

Der Puls passt sich an

Beim 50-Meter-Spurt zur Bushaltestelle schlägt das Herz schneller als beim Sitzen vor dem Fernseher. Der Herzschlag passt sich an verschiedene körperliche Zustände an.

■ Körperliche Anstrengung erhöht den Puls, weil die Muskeln dabei mehr Energie verbrauchen. Um sie ausreichend mit Sauerstoff und Nährstoffen zu versorgen, muss das Blut schneller durch die Adern pulsieren. In Ruhe liegen Puls und Energieverbrauch tiefer. Diesen wechselnden Bedarf muss das Herz decken. Die Signale dazu erhält es vom vegetativen Nervensystem, das sich nicht willentlich beeinflussen lässt.

Aufregung, Angst, Stress und andere seelische Belastungen können dazu führen, dass die Nebennieren mehr der Hormone Adrenalin und Noradrenalin ausschütten. Sie regen jenen Teil des vegetativen Nervensystems an, der den Körper in Alarmbereitschaft versetzt (Sympathikus). Die Herzschlagfrequenz steigt an, bis ihn der andere Teil – der Parasympathikus – wieder zur Ruhe bringt.

Ebenso können Krankheiten den Puls beschleunigen, etwa durch Fieber. Auch die Hormone der Schilddrüse treiben das Herz an. Bei Überfunktion schlägt es schnell, bei Unterfunktion langsam. Nach hohen Blutverlusten und bei Blutarmut erhöht das Herz zum Ausgleich ebenfalls seine Schlagzahl.

Kinderherzen schlagen schneller
Der Puls verändert sich mit dem Alter. Der durchschnittliche Ruhepuls von Gesunden in Schlägen pro Minute liegt um
- 100 bis 130 bei Säuglingen und Kleinkindern
- 70 bis 80 bei Erwachsenen
- 80 bis 100 bei Senioren.

Ihren Puls können Sie leicht selbst messen: Ertasten Sie mit den Spitzen des Mittel- und Ringfingers der einen Hand den Puls an der Innenseite des anderen Unterarms. Eine gute Stelle liegt auf der Daumenseite wenige Zentimeter unterhalb des Handansatzes in der Senke zwischen Sehne und Knochen. Mit einer Uhr, die einen Sekundenzeiger hat, zählen Sie

den Puls für bestimmte Zeit – etwa 30 Sekunden. Verdoppeln Sie die gezählten Pulsschläge, um die Anzahl pro Minute zu erhalten.

 MENSCHEN SIND HERZSCHLAG-MILLIARDÄRE

Das menschliche Herz schlägt bei Ruhe rund 70 Mal in jeder Minute, tagein, tagaus. Pro Kontraktion pumpt es etwa 70 Milliliter Blut in die Schlagadern. Das sogenannte Herzminutenvolumen liegt dann um fünf Liter Blut. Am Tag kommen so 7 000 bis 8 000 Liter zusammen, im Jahr 260 000 bis 290 000 Liter. Beim Erreichen der durchschnittlichen Lebenserwartung in Deutschland von 79,9 Jahren hat ein normales Herz somit 210 bis 230 Millionen Liter Blut umgewälzt. Dazu hat es circa drei Milliarden Schläge benötigt. Unter großer Belastung kann das Herz mehr als 180 Mal pro Minute pochen. Dadurch steigt das Herzminutenvolumen häufig in den Bereich von 20 Litern selbst bei Untrainierten. Austrainierte Sportlerherzen können es sogar auf 40 Liter pro Minute bringen.

Blut: Der rote Strom des Lebens

Je nach Gewicht und Größe pulsieren vier bis sechs Liter Blut durch die Körper erwachsener Menschen. Etwas mehr als die Hälfte macht das flüssige Blutplasma aus. Es besteht zu über 90 Prozent aus Wasser, in dem Zucker als Energieträger, Hormone als Botenstoffe und weitere Stoffe gelöst sind wie beispielsweise:

- Elektrolyte (z. B. Natrium, Kalium, Kalzium, Magnesium) spielen eine wichtige Rolle bei der Entstehung und Weiterleitung elektrischer Impulse am Herz.
- Bluteiweiße (z. B. Antikörper, Teile des Komplementsystems) nehmen an der Immunabwehr, an Gerinnungsprozessen und an Entzündungen teil.
- Blutfette (z. B. Triglyzeride, Cholesterin, freie Fettsäuren) braucht der Körper für die Energiegewinnung und -speicherung, Herstellung von Hormonen und den Zellwandaufbau. Sie sind auch an der Entstehung von Plaques beteiligt (Seite 14).

Die kleinere Hälfte des Blutes besteht aus zellulären Bestandteilen (Hämatokrit). Sie setzen sich hauptsächlich aus drei Zelltypen zusammen:
- Rote Blutkörperchen (Erythrozyten) transportieren Sauerstoff und Kohlendioxid. Sie enthalten den roten Blutfarbstoff Hämoglobin.
- Weiße Blutkörperchen (Leukozyten) wirken an der Immunabwehr mit und teilen sich noch in weitere Unterformen auf (z. B. Lymphozyten, Monozyten).
- Blutplättchen (Thrombozyten) schließen Verletzungen von Blutgefäßen und geben Stoffe ab, welche die Blutgerinnung antreiben.

Für die Entstehung von Plaques spielen Entzündungs und Gerinnungsprozesse sowie die Blutfette eine wichtige Rolle (Seite 34). Wenn Blut zu langsam fließt, seine Zusammensetzung verändert ist,

sich Wirbel im Blutstrom bilden oder Innenwände von Gefäßen verletzt sind, bilden sich leichter Blutgerinnsel (Blutpfropfen, Thromben).

Thromben können als sogenannte Emboli fortgeschwemmt werden und irgendwo im Körper Blutgefäße verstopfen. Mögliche Folgen sind Lungenembolien (Seite 161), Herzinfarkte (Seite 121) oder Schlaganfälle (Seite 149). Blut hat noch einige weitere Aufgaben: Vom Blutkreislauf hängen maßgeblich die Wärmeregulation des Körpers und die Beseitigung von „Abfällen" über die Nieren und Leber ab.

Ein Straßennetz fürs Blut

Beim Sport kann Blut pro Minute zwei- bis dreimal durch den Körper kreisen. Dafür braucht es breite Autobahnen. Andererseits muss es sämtliche Zellen erreichen. Dazu sind schmale Seitenstraßen nötig: Das gesamte Adernetz Erwachsener ist gigantische 140 000 Kilometer lang! Alle Autobahnen Deutschlands zusammen erreichen diese Länge nicht.

Grundsätzlich gibt es zwei verschiedene Typen von Blutgefäßen.
- **Arterien** führen vom Herz weg und transportieren sauerstoffreiches Blut – mit einer Ausnahme, der Lungenarterie. Sie befördert sauerstoffarmes Blut vom Herz zur Lunge.
- **Venen** laufen zum Herz hin und befördern kohlendioxidreiches, also sauerstoffarmes Blut. Hier bildet die Lungenvene, die sauerstoffreiches Blut von der Lunge zum Herz leitet, die einzige Ausnahme.

BILD Beim Praxisbesuch gehört die Kontrolle des Blutdrucks dazu – manchmal ist er dann vor lauter Aufregung höher als normal.

In den feinsten Blutgefäßen, den hauchdünnen Kapillaren, findet der Austausch von Sauerstoff zu Kohlendioxid statt. Hier geht das arterielle System ins venöse über.

Arterien sind hohle Schläuche

Innen sind Arterien durchgängig frei. Ihre Wand besteht aus drei Schichten. Die innerste Schicht heißt Intima und ist ein glattes, dünnes Häutchen aus weichen Zellen. Nach außen folgt die Media. Sie baut sich aus elastischen Fasern und Muskelzellen auf.

Die Muskelzellen steuern den Blutdruck (Seite 60) und den Temperaturaustausch des Körpers mit der Umgebung. Bei Kälte ziehen sie sich zusammen und verengen die Arterien in der Haut. Nun gibt der Körper weniger Wärme nach außen ab. Wenn es heiß ist, entspannen die Muskelzellen und oberflächliche Gefäße weiten sich. Arterien reagieren ebenfalls auf Stress, Angst, Anspannung und andere Gefühle. Die Signale dafür kommen von Nervenzellen aus der dritten und äußersten Wandschicht, der Adventitia. Sie verbindet die Arterien mit dem umliegenden Gewebe.

Venen haben Klappen im Innern

Die Wand der Venen hat ebenfalls einen dreischichtigen Aufbau. Doch ihre Muskelschicht ist sehr dünn. Außerdem ist der Innenraum von Venen in bestimmten Abständen durch Klappen unterteilt. Die Klappen liegen quer zur Flussrichtung des Blutes. Ähnlich wie Ventilklappen oder die Segelklappen am Herz verhindern Venenklappen, dass Blut in die falsche Richtung strömt.

Engstellen, Vollsperrungen, Haltebuchten: Embolien, Stenosen und Aneurysmen

In gesunden Blutgefäßen fließt der Verkehr wie am Schnürchen – geradeaus, ohne Staus und rote Ampeln. Doch Engstellen, Ausbuchtungen und Vollsperrungen können den Fluss behindern oder zum Erliegen bringen.

■ **Thrombosen** sind vollständige oder teilweise Verschlüsse von Blutgefäßen durch Gerinnsel, die am Ort der Verstopfung entstanden sind.

■ **Embolien** sind teilweise oder vollständige Verstopfungen von Blutgefäßen durch Hindernisse, die das Blut in die betroffenen Gefäße eingeschwemmt hat. Auslöser können Blutgerinnsel (Thromboembolie) sein, aber auch Fetttröpfchen, Luftblasen oder Gewebeklümpchen etwa aus Tumoren. Embolien heißen nach ihrer Ursache (Fettembolie, Luftembolie etc.) oder ihrem Ort (z. B. arterielle Embolie, Lungenembolie).

■ **Stenosen** sind Verengungen von Blutgefäßen oder auch von anderen Hohlorganen wie Darm oder Luftröhre. Ebenso gibt es Stenosen der Herzklappen (Seite 188). Zu Stenosen in Blutgefäßen kommt es meistens durch Ablagerungen, die im Lauf einer Arteriosklerose entstehen (Seite 13). An den Herzkranzgefäßen spricht man dann von koronarer Herzkrankheit

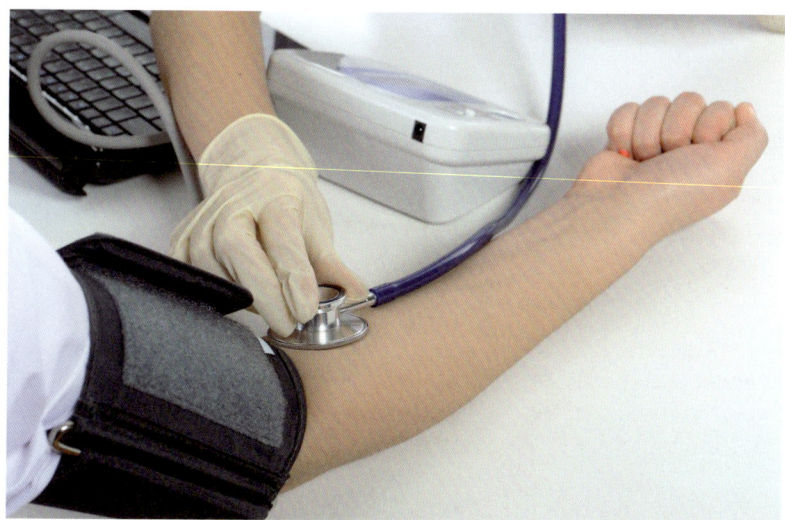

(Seite 107). Sie kann zu typischen Schmerzen in der Brust oder Herzinfarkten führen. Aus Engstellen in Arterien, die das Gehirn versorgen, können sich Demenz oder Schlaganfälle (Seite 149) entwickeln. An anderen Arterien können Engpässe beispielsweise Schaufensterkrankheit (PAVK, Seite 181), Niereninsuffizienz (Seite 183) bis zum Nierenversagen nach sich ziehen.

- Ein Aneurysma ist eine örtliche, dauerhafte Erweiterung oder Aussackung einer Arterie, deren Wand sich – meistens infolge von Arteriosklerose – verändert hat. In Aneurysmen verwirbelt der Blutstrom oft. Deshalb bilden sich hier leicht Blutgerinnsel, die Gefäße verschließen können (Embolie). Ebenso können große Aneurysmen aufreißen und schwere innere Blutungen verursachen. Nach Herzinfarkten kann totes Herzwandgewebe nachgeben und sich ausbeulen (Herzwandaneurysma).

Das Blut steht unter Druck

Das Herz presst mit jedem „Schlag" Blut in die Hauptschlagader. Folglich steht Blut in den Adern unter Druck. Es muss sich, überzogen ausgedrückt, durch die Schläuche mit ihren elastischen Wänden zwängen. So entsteht der Blutdruck. Er bezeichnet die Stärke des Drucks, den das Blut auf die Gefäßwände ausübt.

Der Blutdruck schwankt im Tagesverlauf. Beim Schlafen sinkt er ab, bis er frühmorgens gegen drei Uhr seinen Tiefpunkt erreicht. Danach geht es mit dem Blutdruck langsam wieder aufwärts. Beim Aufstehen schießt er hoch, damit das Gehirn gleich genug Blut abbekommt. Den Vormittag über hält er sich normalerweise in der Höhe, bevor er mittags ein Tal durchläuft – speziell nach dem Essen. Dann zieht die Verdauung Blut aus dem Kreislauf ab. Der Blutdruck sinkt. Er erholt sich rasch wieder, erklimmt spätnachmittags meist einen zweiten Höhepunkt. Schließlich trudelt er zur Einstimmung auf die Nacht abwärts.

Viele Stellschrauben für den Blutdruck

Unser Körper verfügt über mehrere Mechanismen, um den Blutdruck schnell oder langsam zu verändern – vor allem über die Auswurfleistung des Herzens und über die Enge oder die Weite der Blutgefäße:

- Je mehr Blut das Herz in den Kreislauf pumpt, und je schneller es pumpt, desto

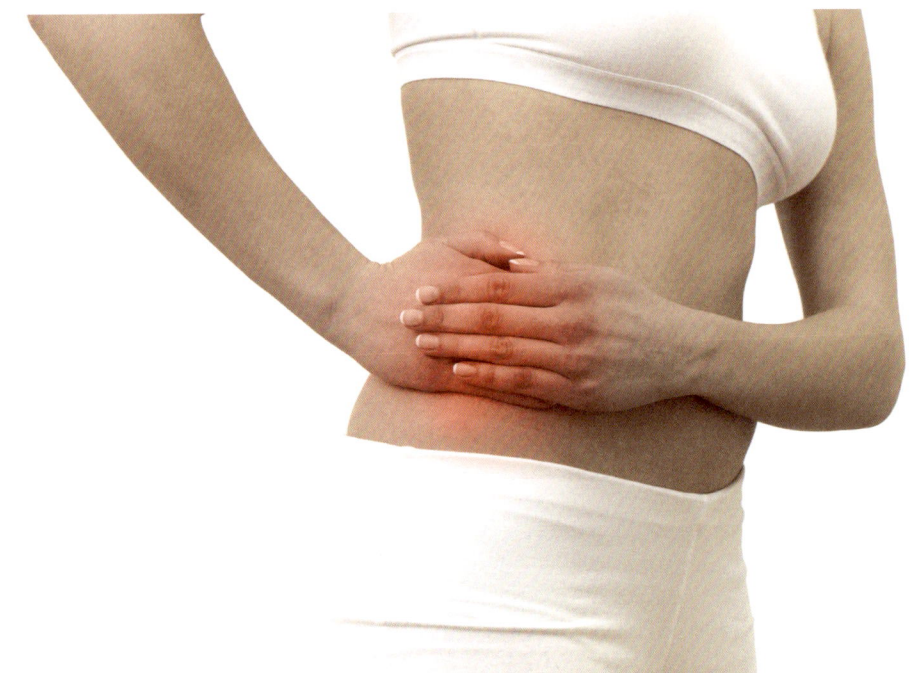

höher steigt der Blutdruck, beispielsweise bei körperlicher Anstrengung.

■ Je enger die Arterien eingestellt sind, desto höher steigt der Blutdruck. Entsprechend fällt er, wenn sich die Gefäße weiten.

■ In ein paar Blutgefäßen (z. B. in Haupt- und Halsschlagader, den Arterien der Nieren) befinden sich Druckfühler. Sie bewirken über das vegetative Nervensystem sehr rasch, dass die Pumpleistung und -frequenz des Herzens zunehmen, wenn der Blutdruck zu weit absinkt. Zusätzlich können die Druckfühler noch veranlassen, dass sich Blutgefäße in Muskulatur und Verdauungsapparat verengen. Steigt der Blutdruck, weiten sich diese Gefäße und das Herz schlägt langsamer.

■ Das vegetative Nervensystem, das etwa auf Anspannung anspricht, kann die Nebennieren dazu veranlassen, mehr Hormone (Adrenalin, Noradrenalin) auszuschütten. Sie steigern ebenfalls die Herztätigkeit und den Blutdruck.

■ Wenn die Durchblutung der Nieren nachlässt, erhöht sich über einen Regelkreis aus Hormonen und Enzymen (Renin-Angiotensin-Aldosteron-System, RAAS) die Konzentration des stark gefäßverengenden Gewebshormons Angiotensin II.

■ Die Nieren können selbst auf hohen oder niedrigen Blutdruck reagieren. Fällt er, scheiden sie weniger Wasser aus, um den Blutdruck konstant zu halten. Wenn sie ihre Leistung steigern, sodass der Körper mehr Flüssigkeit ausscheidet, sinkt der Blutdruck.

■ In den Vorhöfen des Herzens sitzen ebenfalls Fühler für den Blutdruck. An seiner Regulation können sie über das vegetative Nervensystem oder bestimmte Botenstoffe mitwirken.

Zwei Werte für den Blutdruck

Professionell wird der Blutdruck in der Regel mit einer Manschette am Oberarm auf Herzhöhe gemessen. Meistens verwendet man klassische mechanische Geräte mit

BILD Der Körper hat verschiedene Möglichkeiten, den Blutdruck zu beeinflussen. Beispielsweise können die Nieren bei hohem oder niedrigem Blutdruck regulierend eingreifen.

Zeigern in runden Gehäusen an Schläuchen (mechanische Sphygmanometer). Es gibt auch elektronische Druckabnehmer mit digitaler Anzeige. Bei Operationen überwachen Ärzte den Blutdruck teils mit einer Sonde direkt in einer Arterie. In allen Fällen messen sie zwei Werte. Der größte Druck herrscht dann, wenn sich die Herzkammern zusammenziehen und Blut in die Arterien pumpen (Systole, Seite 63). Der höhere Wert gibt also den systolischen Blutdruck an, der niedrigere den diastolischen.

Beide Werte haben die Einheit mmHg. Als günstig gilt ein Blutdruck von 120/80 mmHg in Ruhe. Um Bluthochdruck zu diagnostizieren, sind mehrfache Messungen nötig. Bluthochdruck verursacht normalerweise lange Zeit keine Beschwerden, schädigt währenddessen aber oft schon Organe. Stark erhöhter Blutdruck ist immer gefährlich und muss auf jeden Fall behandelt werden. Weil der Blutdruck meist im Alter zunimmt, sollten Sie ihn spätestens ab dem 50. Geburtstag regelmäßig messen lassen.

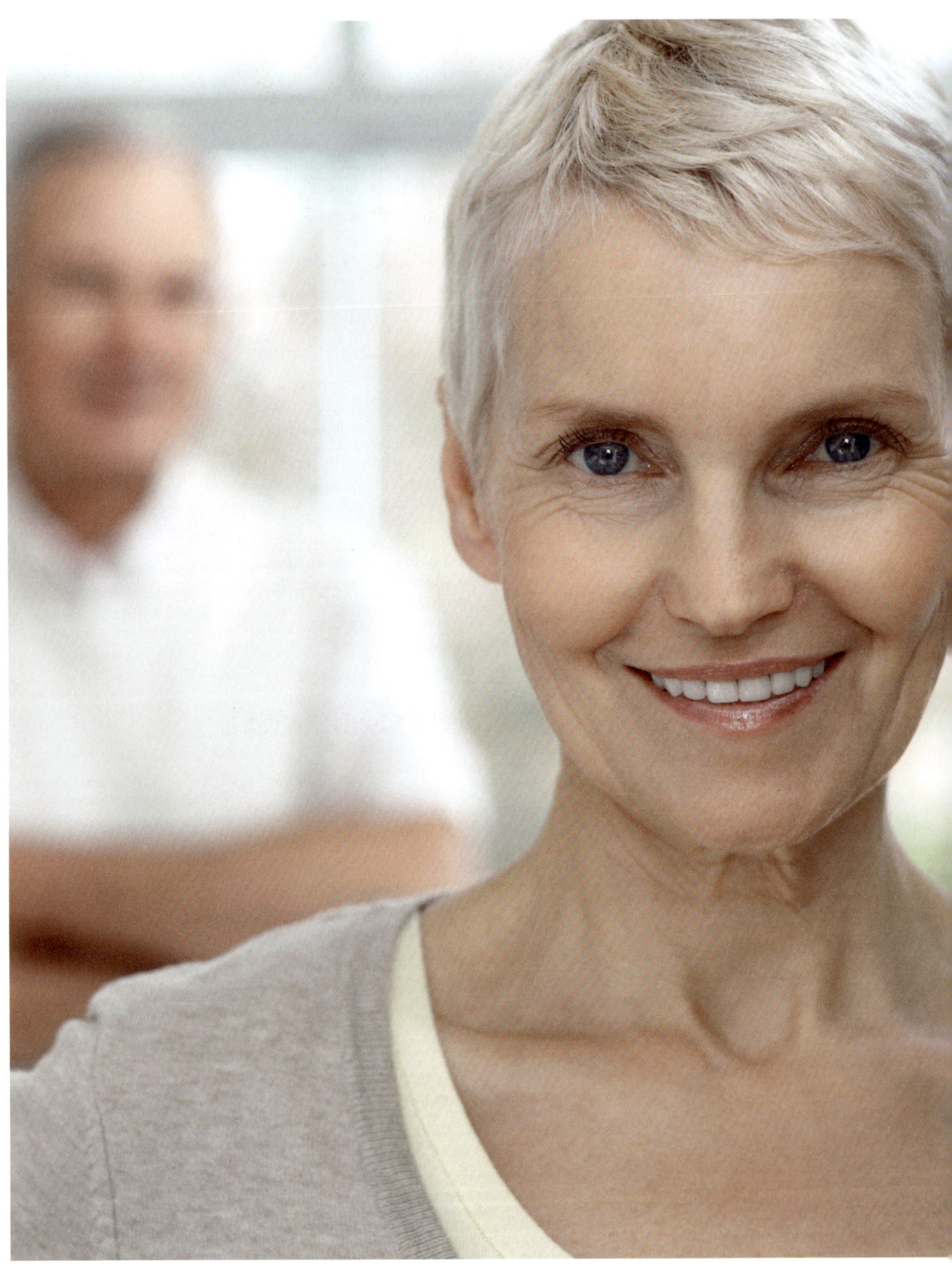

FRAUENHERZEN
LEIDEN ANDERS

Frauen bekommen Herz-Kreislauf-Erkrankungen häufiger als Männer, aber erst später im Leben. Wenn dann Herzinfarkte oder Schlaganfälle eintreten, haben Frauen nicht selten andere, ungewöhnlichere Beschwerden. Diese Ereignisse treffen Frauen deshalb oft völlig überraschend und fordern mehr Todesopfer.

TRUGBILDER, FEHLER UND VERSÄUMNISSE

Ihre weiblichen Hormone schützen die Gefäße der Frauen bis zu den Wechseljahren. Danach schließen die Frauen, was HKL-Erkrankungen angeht, schnell zu den Männern auf und lassen sie bei einigen Krankheiten sogar hinter sich: Frauen sind insgesamt nicht seltener betroffen, sondern älter, wenn sich HKL-Erkrankungen bemerkbar machen. Trotzdem herrschte lange der Irrglaube, KHK, Herzinfarkt und Schlaganfall seien „Männerkrankheiten". Das Trugbild hat sich eingeprägt: Frauen fürchten sich am stärksten vor Brustkrebs. Doch die mit Abstand häufigsten Todesursachen sind bei ihnen HKL-Erkrankungen. Teils erschweren etwas andere Symptome die Diagnose. Therapien beginnen häufig verspätet. Frauen haben nach Herzinfarkten und Schlaganfällen schwerere Symptome und sterben öfter daran. Dass Frauenherzen anders leiden, hat man erst in jüngerer Zeit verstanden. 2009 starb nahezu jede zweite Frau in Deutschland an HKL-Erkrankungen (45,8 von 100). Das sind fast doppelt so viele Frauen wie Krebs zum Opfer fielen. Speziell beim Schlaganfall liegen Frauen weit vorne. Weil sie älter werden als Männer und das Risiko für Schlaganfälle mit dem Alter steigt, wird Frauen in Zukunft rein rechnerisch öfter „der Schlag treffen". Dazu trägt weiter bei, dass bis vor wenigen Jahren zunehmend mehr Frauen zu rauchen begannen. So sinkt der Anteil der Männer, die an HKL-Erkrankungen sterben, stetig. Dagegen nimmt die Rate bei Frauen langsamer ab und erhöht sich aktuell sogar zwischen dem 40. und 55. Lebensjahr!

BILD Bei Frauen hat die Lage der Fettpolster
eine größere Bedeutung als bei Männern.

TODESFÄLLE BEI FRAUEN (UND MÄNNERN) 2009 INSGESAMT	
HKL-Erkrankungen	206 128 (150 334)
davon Koronare Herzkrankheit davon akute Herzinfarkte	67 475 (67 938) 25 292 (30 934)
Gefäßkrankheiten des Gehirns (einschl. Hirnblutungen, Schlaganfälle durch Gefäßverschluss etc.)	38 874 (23 853)
bösartiger Krebs	102 747 (119 406)
davon Brustkrebs	17 066 (131)

Quelle: Statistisches Bundesamt, „Todesursachen in Deutschland", Wiesbaden 2010

GLEICHE RISIKOFAKTOREN, ANDERE BEDEUTUNG

Grundsätzlich gleichen sich die Risikofaktoren beider Geschlechter. Doch bei Frauen wiegt beispielsweise die Verteilung der Fettpolster stärker als das Gewicht.

Ihr HKL-Risiko steigt durch Diabetes (Zuckerkrankheit) und das metabolische Syndrom stärker als bei Männern. Auch psychische Belastungen sollen eine größere Rolle spielen.

Wechseljahre – der Gefäßschutz fällt weg

Bis zu den Wechseljahren haben Frauen einen Vorteil durch die verschiedenen Wirkungen der Östrogene, der weiblichen Hormone:
- Sie stärken die Innenwände der Arterien und halten sie elastisch.

- Sie bremsen die Entstehung von Entzündungen, was Arteriosklerose vorbeugt.
- Sie verbessern die Herzdurchblutung, weil sie auch Herzkranzgefäße erweitern.
- Sie erhöhen das „gute" HDL- und senken das „schlechte" LDL-Cholesterin sowie einige andere Blutwerte, die möglicherweise das Arterioskleroserisiko steigern.
- Sie hemmen das stark gefäßverengende Hormon Angiotensin II, was günstig für den Blutdruck ist.

Ab einem Alter von 40 Jahren können bei der Frau die Wechseljahre einsetzen. Dann fallen die Östrogenspiegel rasch ab. Prompt holen Frauen beim Herzinfarkt zu den Männern auf und ziehen beim Schlaganfall davon – auch was die Sterbe-

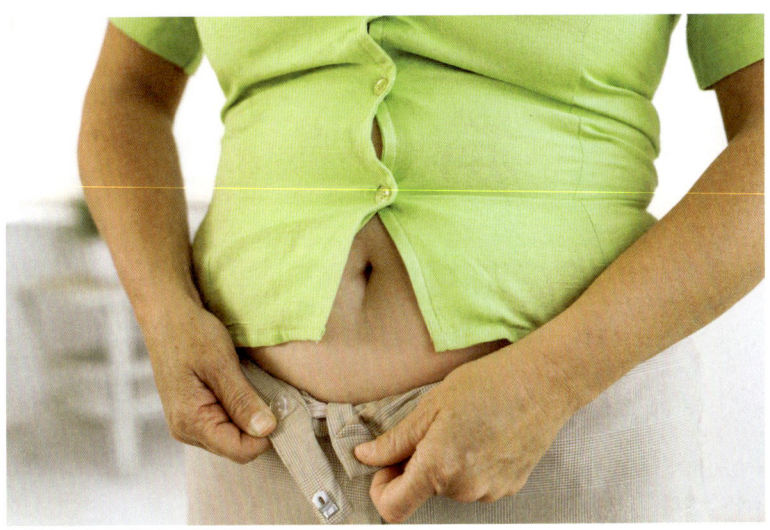

zahlen angeht. Die Östrogene von außen zu ersetzen, schützt Frauen aber leider nicht gegen HKL-Erkrankungen (Seite 75).

Lage ist wichtiger als die Zahl

Übergewicht erhöht das HKL-Risiko für beide Geschlechter. Doch bei Frauen steigt es stärker an als bei Männern, wenn die Polster weniger an Po und Hüfte („Birnentyp") sitzen, sondern eher am Bauch („Apfeltyp"). Bauchspeck ist auch ein Kennzeichen des metabolischen Syndroms und ein Risikofaktor für Diabetes. Die Verteilung des Körpergewichts spielt bei Frauen offenbar eine größere Rolle als die reinen Kilos. Der BMI (Body-Mass-Index, Seite 29), der nur Gewicht und Größe berücksichtigt, kann deshalb täuschen – speziell bei Frauen mit Normalgewicht (BMI < 25). Bei ihnen erhöhten Bauchpolster das HKL-Risiko in Studien mehr als bei Frauen aus anderen Gewichtsklassen. Darum raten Fachleute jüngeren Frauen, den Bauchumfang unter 80 cm zu halten, und ab 50 Jahren unter 88 cm.

Höhere Gefahren durch Zucker

Für Frauen ist Diabetes (Seite 24) gefährlicher als für Männer. Er erhöht das das Risiko, eine KHK zu entwickeln, gegenüber gesunden Frauen um etwa das Vierfache. Bei zuckerkranken Männern steigt es lediglich zweifach. Diabetes trifft besonders häufig übergewichtige Frauen. Allerdings finden Ärzte auch bei einer von fünf normalgewichtigen, gesunden Frauen ein Frühstadium davon – eine Insulinresistenz. Sie lässt sich nur in oralen Glukosetoleranztests (Abk. oGTT) nachweisen. Betroffene können sie noch meist durch mehr Bewegung und eine Umstellung der Ernährung abschwächen. Fachleute empfehlen Frauen unabhängig von Gewicht und Alter einen oGTT, wenn einer oder mehrere dieser Risikofaktoren vorliegen:

- Polster am Bauch (führen ab der Pubertät oft zu erhöhten Insulinspiegeln)
- familiäre Veranlagung für Diabetes
- geringes Geburtsgewicht
- Schwangerschaftsdiabetes der Mutter.
  Ein Schwangerschaftsdiabetes gefährdet nicht nur das werdende Kind, sondern auch die Mutter: Bei einer von sieben Schwangeren steigt der Blutzucker an, was die wenigsten bemerken. Die Zuckerstörung verschwindet nach der Geburt meist rasch wieder. Doch sie kann zu Komplikationen führen, und jede vierte

BILD Frauen, die hormonhaltige Verhütungsmittel einnehmen wollen, sollten mit dem Arzt zusammen genau ihre Risikofaktoren berücksichtigen.

Betroffene entwickelt innerhalb von zehn Jahren nach der Geburt einen Diabetes. Darum sollten zwischen der 24. und 28. Schwangerschaftswoche Blutzuckertests stattfinden. Frauen mit positivem Ergebnis sollten sechs Wochen nach der Entbindung und anschließend jedes Jahr ihren Blutzucker kontrollieren lassen.

Metabolisches Syndrom

Das metabolische Syndrom beinhaltet mehrere Störungen, die gemeinsam das Risiko für HKL-Erkrankungen deutlich erhöhen (Seite 30) – und bei Frauen noch deutlicher. In Untersuchungen nahmen das Ausmaß der Verkalkung von Halsarterien und die Häufigkeit von Schlaganfällen stärker zu als bei Männern. Teils hob ein metabolisches Syndrom das allgemeine HKL-Risiko von Frauen so stark an wie Zigarettenrauchen (Seite 46). Viele Frauen mit metabolischem Syndrom haben normales Gewicht und einen normalen BMI: Für das metabolische Syndrom ist der Bauchspeck entscheidend.

Andere Fette wichtig als beim Mann

Störungen des Fettstoffwechsels erhöhen das Risiko für koronare Herzkrankheit

offenbar unterschiedlich bei beiden Geschlechtern:
- LDL: Hohe Werte sind für Frauen nicht unbedenklich, aber heben die Gefahr für Herzinfarkte schwächer an als bei Männern
- HDL: Bei Frauen wirkt erhöhtes HDL (>50 mg/dl) schützender als bei Männern, erniedrigtes (<45 mg/dl) dafür schädlicher.
- Triglyzeride: Werte über 150 mg/dl erhöhen das Risiko für HKL-Erkrankungen bei Frauen stärker als bei Männern.

Frauenseelen leiden anders

Negativer Stress (Seite 54) schadet auf lange Sicht der Gesundheit. Während gestresste Männer häufiger zu depressiven Verstimmungen neigen, leiden Frauen öfter körperlich – speziell bei sozialem Stress. Belastungen durch Arbeit stecken sie besser weg als Krach mit dem Partner oder in der Familie. Solche Aufregungen fördern bei ihnen, dass sich ein metabolisches Syndrom und HKL-Erkrankungen entwickeln.

Frauen benötigen für ihr Wohlbefinden mehr sozialen Rückhalt, mehr Unterstützung durch Partner, Familie und Freunde. Ihr Herzinfarktrisiko steigt um 40 Prozent, wenn der Partner stirbt.

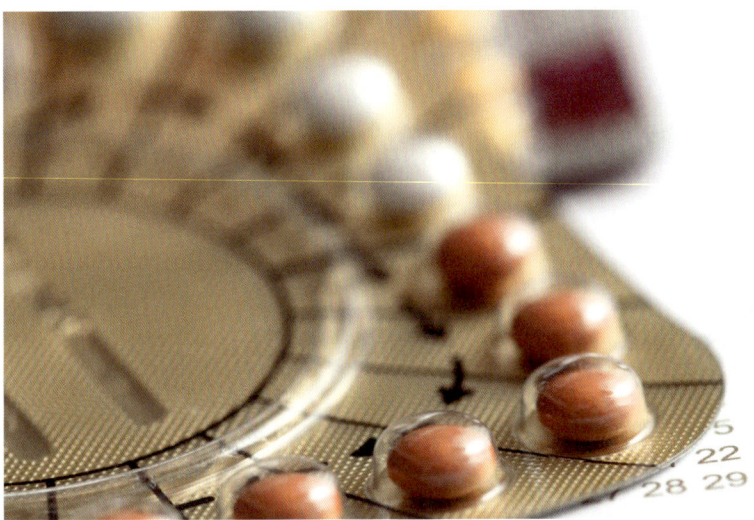

RISIKOFAKTOR HORMONPRÄPARATE

Bereits in jungen Jahren beginnen viele Frauen, Hormone einzunehmen. Bekannt ist, dass Pillen zur Schwangerschaftsverhütung das Thromboserisiko erhöhen. Wenn Frauen, die mit der Pille verhüten, einen Herzinfarkt bekommen, hat meistens ein Gerinnsel ein Herzkranzgefäß blockiert. Ablagerungen sind bei ihnen das kleinere Problem. Neuere Produkte, die ursprünglich als sicherer galten, verstärken diese Gefahr offenbar noch.

Die meisten Verhütungspillen enthalten weibliche Geschlechtshormone – meist je ein Gestagen und ein Östrogen (fast immer Ethinylestradiol). Ältere Mittel arbeiten mit Levonorgestrel, einem Gestagen der 2. Generation. Unter 100 000 Frauen, die damit verhüten, kommt es zu rund 20 Thrombosen. Das ist mindestens doppelt so viel wie bei Frauen, die keine Pille nehmen und nicht schwanger werden.

Mittel mit neueren Gestagenen (Desogestrel, Gestoden) verdoppeln das Risiko fast noch einmal (30 bis 40 Thrombosen unter 100 000 Anwenderinnen).

Eine neue Pille, die Östrogen mit dem Gestagen der 3. Generation Drospirenon kombiniert, erhöhte gegenüber Levonorgestrel in mehreren Studien seit 2009 das Thromboserisiko zwei- bis dreifach. Davor galt sie als sicherer. Zu dem Gestagen Dienogest fehlen noch belastbare Daten. Am risikoärmsten sind derzeit also Standardpräparate mit Levonorgestrel, und sie verhüten wirkungsvoll.

Generell sollten Frauen ihre Verhütungsmittel mit dem Frauenarzt auswählen und individuelle Risikofaktoren berücksichtigen. Die Gefahr macht einen Sprung nach oben, wenn etwa Pille und Bluthochdruck zusammenkommen. Sie ist daher oft ungeeignet für Frauen mit deutlich erhöhtem, schlecht eingestelltem Blutdruck, Fettleibigkeit (BMI > 30), Thromboseneigung, starker Fettstoffwechselstörung, Diabetes mit Gefäßschäden und anderen HKL-Erkrankungen. Alternativen können hormonfreie und hormonhaltige Spiralen sein.

Rauchen schadet mit Pille noch mehr

Rauchen verengt und schadigt die Blutgefäße. Es fördert Arteriosklerose (Seite 13). Die Hormone in der Pille machen Blut

„klebriger". Beide Effekte potenzieren sich – sie machen sich gegenseitig viel schädlicher:

■ Bei Frauen unter 35 Jahren erhöht Rauchen das Risiko für HKL-Erkrankungen drei- bis elffach. Es verdreifacht sich mindestens noch einmal, wenn die Pille dazukommt. Die Gefahr ist noch größer bei Raucherinnen über 35 Jahre. Ihnen legt die Weltgesundheitsorganisation dringend nahe, sich ärztlich beraten zu lassen, bevor sie mit der Pille verhüten.

■ Wer 20 Zigaretten oder mehr pro Tag raucht, sollte ganz auf hormonelle Verhütungsmittel verzichten. Der Großteil aller Frauen, die schon zwischen 35 und 44 Jahren Herzinfarkte erleiden, hat davor geraucht und mit der Pille verhütet.

Die Hormontherapie ist riskant für die Gefäße

Nicht nur der Schutz für die Gefäße endet mit den Wechseljahren. Viele Frauen leiden dann unter Hitzewallungen, Scheidentrockenheit, Schlafstörungen und anderen Beschwerden. Sie schwächen sich oft ab, wenn Frauen Östrogen, meistens in Kombination mit einem Gestagen wie bei der Pille, einnehmen. Daher wurde diese Hormonersatztherapie (HET) zur Standardbehandlung. Doch Anfang des Jahrtausends deckte eine große amerikanische Studie (Women's Health Initiative, WHI) auf:

Die Hormonpräparate erhöhen unter anderem die Risiken für Brustkrebs, Thrombosen und Schlaganfälle. Warum

das so ist, liegt noch weitgehend im Dunkeln. Möglicherweise spielen Wechselwirkungen mit „Hilfsmolekülen" eine Rolle, die sich in den Wechseljahren verändern. Jedenfalls haben WHI und andere Studien ein Umdenken ausgelöst. Aktuell gelten zur HET diese Empfehlungen:

■ Die HET ist keine Standardmethode mehr. Sie soll nur noch durchgeführt werden, wenn Beschwerden die Lebensqualität erheblich mindern.

■ Für jede Betroffene sollen die Ärzte das spezifische, detaillierte Risiko-Nutzen-Verhältnis abwägen.

■ Der Behandlungszeitraum soll möglichst kurz sein.

■ Jede Frau soll die niedrigste Dosis erhalten, die bei ihr zufriedenstellend wirkt.

■ Frauen, die schon lange Hormone gegen Wechseljahresbeschwerden nehmen, sollen mit ihrem Arzt klären, ob es möglich ist, die Behandlung zu beenden, und im Zweifel einen Auslassversuch wagen.

■ Zur Vorbeugung gegen HKL-Erkrankungen ist die Hormonersatztherapie ungeeignet.

Die HET ist generell nicht einsetzbar bei Brustkrebs, Eierstockkrebs, Gefäßerkrankungen (z. B. tiefer Thrombose, Lungenembolie, Angina Pectoris, zurückliegendem Herzinfarkt) und anderen Ausschlusskriterien. Durch örtliche Behandlungen, bei denen der Körper Hormone über die Haut aufnimmt, soll das Thromboserisiko kaum ansteigen. Für eine Empfehlung reichen die Daten derzeit aber noch nicht aus. Pflanzliche Mittel (z.B. aus Soja und Rotklee) und Hormone (Phytoöstrogene) wirkten in Studien schwach oder gar nicht. Wegen der unklaren Risiken sind sie nicht ratsam.

Dagegen kann Sport erstaunlich viele Wechseljahresbeschwerden lindern.

SYMPTOME – HÄUFIGER „UNÜBLICH"

Frauen haben bei HKL-Erkrankungen oft klassische Symptome, aber nicht immer. Daneben leiden sie noch häufig unter Beschwerden, die bei sehr vielen Erkrankungen auftreten können, also auf keine bestimmte Krankheit hinweisen. Diese unklaren Gefahrensignale werden leicht übersehen: In Befragungen geben bis zu zwei von drei Patientinnen an, ihnen seien vor ihrem Infarkt keinerlei Symptome aufgefallen. Eine von drei bemerkt nicht einmal den Infarkt („stillen" oder „stummen" Herzinfarkte, Seite 123).

Anzeichen teils lange vorher

Der „Eva-Infarkt", wie er manchmal heißt, zeigt oft ein spezielles Symptommuster. Nur jede dritte Frau hat vor einem Herzinfarkt Beschwerden in der Brust. Dann spüren sie zudem eher Druck- oder Engegefühle statt der starken Schmerzen, die für Männer typisch sind. Allerdings hat die Mehrheit der Frauen teils bis zu einem Monat vor Infarkten „unmännliche" Symptome wie Müdigkeit, Benommenheit und Schlafstörungen. Eine von drei leidet unter Angstgefühlen (Kurzatmigkeit, Ver-

nichtungsgefühl, Schweißausbrüche), Verdauungsstörungen (Übelkeit, Magenbeschwerden, Erbrechen) und/oder Schmerzen (im Rücken, am linken Schulterblatt, zwischen den Schultern, an Kiefer oder Nacken).

 DIE NAN-REGEL – RICHTIG AUF SYMPTOME REAGIEREN

Wenn im NAN-Bereich, also zwischen Nase, Arm und Nabel, plötzlich Schmerzen oder andere Beschwerden auftreten und länger als 15 Minuten anhalten, sollten sich Frauen sofort ärztlich untersuchen lassen oder den Notarzt (Tel. 112) rufen. Diese Symptome können auf einen Herzinfarkt hinweisen. Dann zählt jede Minute!

Beim Schlaganfall sieht es kaum anders aus. Typische Kennzeichen (plötzliche halbseitige Lähmung, Sprachstörungen, Sehstörungen) gehen oft mit untypischen einher (z.B. Glieder-, Gesichts- und Kopfschmerzen, Herzrhythmusstörungen, Übelkeit und Erbrechen, Verwirrtheit, Fehlempfindungen, Schluckauf, Luftnot und Brustschmerzen).

BILD Belastungs-EKG finden bei Frauen nicht häufig genug statt und liefern seltener klare Resultate als bei Männern.

Unterschätzte Vorboten

So kommt es leicht zu Fehleinschätzungen bei den Betroffenen und ihren Ärzten. Frauen leiden oft stiller als Männer. Sie stellen Pflichten über das eigene Wohlbefinden. Schließlich kümmern sich meist Frauen um die Familie, organisieren den Haushalt und fühlen sich – häufig zu Recht – unabkömmlich. Sie neigen dazu, Beschwerden als unbedeutend und vorübergehend abzutun. Viele ihrer Vorboten von Herzinfarkt und Schlaganfall könnten ja auch von Allerweltsleiden stammen: „Wird schon nichts Schlimmes sein …" Verdächtige Beschwerden werden vielfach nicht erkannt, nicht ernst genommen oder heruntergespielt. Meistens rechnen Frauen ja nicht damit, angebliche „Männerkrankheiten" zu erleiden.

Kaum seltener tappen Ärzte in dieselbe Falle: Vor ihnen sitzen Frauen, deren Symptome schwer einzuordnen sind und die viele Patientinnen selbst für wenig dramatisch halten. Den Ärzten kommen dann eher Überanstrengung, Verspannungen, Wechseljahresbeschwerden oder Reizungen der Magenschleimhaut in den Sinn als Schlaganfälle oder Herzinfarkte.

 ANDERE WORTE FÜR GLEICHE SYMPTOME?

Womöglich gleichen sich die Symptome bei Frauen und Männern doch öfter als angenommen: In einer kanadischen Studie sprachen Frauen lediglich anders über ihre HKL-Beschwerden. Sie gaben indirekte Antworten auf ärztliche Fragen, die mit „ja" oder „nein" zu beantworten waren. Dadurch blieben Krankheitsbilder oft unklar. Geben Sie sich erst zufrieden, wenn Sie das Gefühl haben, dass Ihr Arzt wirklich verstanden hat, was Sie plagt. Haken Sie notfalls selbst nach.

Fehleinschätzungen erhöhen die Gefahr

Die Fehleinschätzungen der Frauen und Ärzte haben heikle Folgen:

- Frauen mit HKL-Erkrankungen gehen später zum Arzt. Oft haben sie dann schon große Schäden.

- Ärzte untersuchen Frauen – besonders jüngere – seltener mit den dafür vorgesehenen Diagnosemethoden, die bei Frauen teils noch weniger aussagekräftige Ergebnisse liefern (siehe unten).

- Frauen werden seltener rechtzeitig angemessen behandelt. HKL-Erkrankungen verlaufen schwerer und öfter tödlich.

- Bei Herzinfarkten und Schlaganfällen warten Frauen länger ab und rufen später den Notarzt. Bis zur Einlieferung in die Klinik vergeht oft über eine Stunde mehr als bei Männern. Eine von drei Frauen über 65 Jahren, die einen Herzinfarkt erleidet, stirbt sogar, bevor sie im Krankenhaus ankommt.

- Je länger diese Verzögerung, desto höher steigt die Gefahr, dass größere Schäden zurückbleiben. Gleichzeitig sinkt die Wahrscheinlichkeit, dass Ärzte das akute Ereignis noch erkennen und diagnostizieren. Die Einlieferung auf die Intensivstation verzögert sich in der Regel.

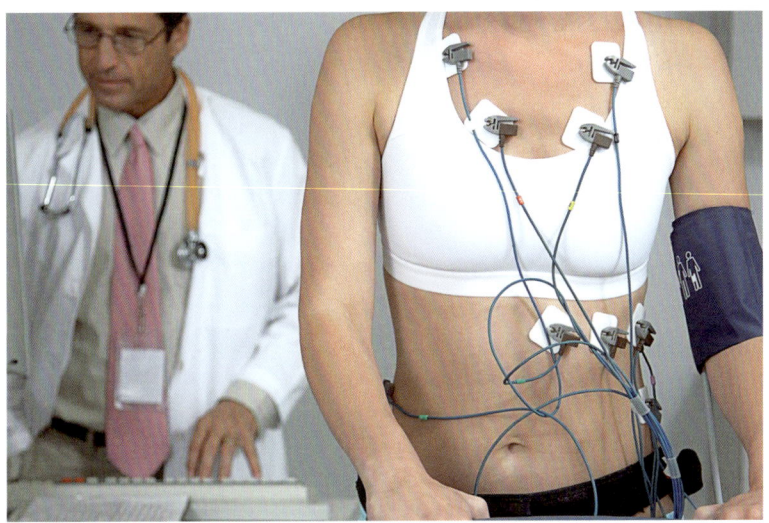

■ Nach Infarkten erhalten Frauen seltener geeignete Therapien wie Herzkatheter-untersuchungen oder medikamentöse Behandlungen.

Nach Herzinfarkten ist die Sterberate beider Geschlechter allerdings fast identisch. Nach Schlaganfällen erholt sich aber nur eine von zwei Frauen innerhalb von drei Monaten völlig, bei Männern mehr als zwei von drei.

Weniger Tests, und mehr unklare Resultate

Untersuchungen auf HKL-Erkrankungen führen bei Frauen oft zu Ergebnissen, die nur unsichere Aussagen zulassen.

Belastungs-EKG (Seite 85) finden nicht häufig genug statt und liefern seltener klare Resultate als bei Männern. Zum Teil liegt es daran, dass einige Frauen zu ängstlich sind und bei den Tests nicht an ihre Leistungsgrenze gehen. Achten Sie auch darauf, dass Ihre Kleidung für diesen Test geeignet ist. Wenn Sie den Test wegen unpassender Kleidung in Unterwäsche machen müssen, sind Sie möglicherweise gehemmt.

Stressechos (Belastungsechokardiographie, Seite 89) ordnen Ärzte zu selten an, obwohl sie bei Frauen oft die nützlichsten Ergebnisse abwerfen.

Die Herzkatheteruntersuchung (Koronarangiographie, Seite 98) ist bei Frauen schwieriger, weil ihre Gefäße feiner und zarter sind. Die Untersuchung erfordert mehr handwerkliches Geschick und Erfahrung, bringt aber oft keine zufriedenstellenden Erkenntnisse: Gefäßablagerungen von Frauen sind häufig sehr klein, verstreut und deshalb nur schwer erkennbar.

Aus diesen Gründen greifen Ärzte heute bei Frauen mit Verdacht auf HKL-Erkrankungen gerne zu bildgebenden Verfahren (z. B. CT oder MRT).

Behandlung – unzureichend und zu spät

Behandlungen gegen HKL-Erkrankungen beginnen bei Frauen später und sind vielfach nicht optimal:

■ Bis zu zehn von hundert Frauen erhalten nach einer KHK-Diagnose oder Herzinfarkten nicht die Medikamente, die männliche Leidensgenossen bekommen.

■ Nach der Diagnose von KHK finden Wiedereröffnungen der verstopften Gefäße bei Frauen seltener statt. Die Gründe liegen wohl darin, dass manche Eingriffe

BILD Alleinsein verführt oft zu einem ungesunden Lebenswandel – erhalten Sie sich ein lebendiges soziales Umfeld.

als komplizierter gelten und Frauen als anfälliger für Komplikationen.

■ Frauen wiegen in der Regel weniger als Männer. Sie sprechen meist empfindlicher auf Medikamente an, bauen viele Wirkstoffe langsamer ab und scheiden sie langsamer aus. Wenn Ärzte versäumen, die Dosen, die üblicherweise aus Studien mit Männern stammen, für Frauen anzupassen, kommt es öfter zu unerwünschten Wirkungen. Das verstärkt die Neigung, medikamentöse Behandlungen abzuändern oder abzubrechen.

■ Medikamente können unterschiedlich wirken bei den Geschlechtern. Studien deuten an, dass Azetylsalizylsäure (ASS, Seite 214) Frauen besser vor Schlaganfällen schützt, aber weniger vor Herzinfarkten. Bei Männern verhält sich das offenbar gerade andersherum.

Vielleicht verkennen Ärzte die Situation der Frauen oder sie bleiben zu gelassen, weil die Patientinnen ihre Beschwerden selbst nicht so ernst nehmen? Oder wagen Ärzte es nicht, zarten Damen „härtere" Therapien anzutun? Erklärungen für die Ungleichbehandlung sind schwer zu finden.

Bessere Behandlung und Prognose in Sicht

In den letzten Jahren bemühen sich medizinische Fachverbände verstärkt darum, Ärzte in Schulungen auf besondere Symptome, spezielle Bedürfnisse und die Ungleichbehandlung von Frauen aufmerk-

sam zu machen. Auch zur optimalen Behandlung von Frauen laufen viel mehr Studien. Trotzdem sollten sich Frauen selbst besonders gut informieren und die Eigenheiten ihres Herz-Kreislauf-Systems im Blick behalten. Wenn Sie auf Unverständnis stoßen, müssen Sie notfalls auf Untersuchungen wie Stressechos drängen. Zur hohen Sterblichkeitsrate bei Frauen mit HKL-Erkrankungen, die jünger sind als 50 Jahre, führen hauptsächlich verspätete Diagnosestellungen und fehlende Konsequenz in der Behandlung. Weiter erhöhen Begleiterkrankungen ihre Sterblichkeit: Frauen, die Herzinfarkte erleiden, haben häufiger als Männer Diabetes, Bluthochdruck und Fettstoffwechselstörungen.

◤ RISIKOFAKTOR: SINGLEDASEIN

Älteren Frauen wird oft Alleinsein zum Verhängnis. Sie bleiben zurück, weil Männer im Schnitt früher sterben. Wenn Männer einen Herzinfarkt erleiden, lebt mehr als die Hälfte von ihnen in Partnerschaften. Bei Frauen ist es gerade noch eine vor vier. Also müssen drei von vier nach dem Notfall selbst auf die Beine kommen, erkennen, wie schlecht es ihnen geht, und den Notarzt rufen. Dadurch verfließt wertvolle Zeit und verschlechtert sich die Prognose. Zusätzlich führt Alleinleben laut Studien oft zu einem ungesunden Lebenswandel. Der schadet Frau wie Mann, Alt wie Jung (Seite 15).

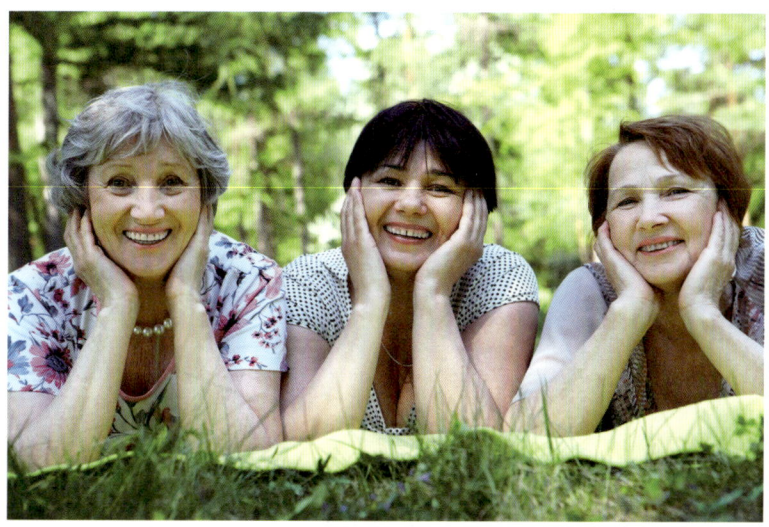

REHA IST PFLICHT, RÜCKZUG BIRGT GEFAHREN

Ist das Schlimmste überstanden, müssen Frauen trotzdem weiter Rücksicht auf ihre Gesundheit nehmen – aber nicht zu viel! Wichtig zum Schutz vor Rückfällen ist, Medikamente vorschriftsmäßig einzunehmen und anderen ärztlichen Anweisungen zu folgen. Häufig können auch Rehabehandlungen nützlich sein (Seite 167). Doch Mütter und Partnerinnen haben dann oft das Gefühl, Kinder, Familie oder Partner im Stich zu lassen. Sie treten keine Reha an oder brechen sie vorzeitig ab, um gleich wieder den Haushalt oder die Partnerschaft zu managen. Diese Selbstüberschätzung kann sich rächen: Frauen, die noch nicht wieder robust genug sind, erleiden dann oft Rückfälle.

Ebenso kann zu viel Vorsicht schaden. Frauen ziehen sich nach Herzinfarkten öfter aus dem Berufsleben zurück als Männer, obwohl es dafür meistens keine gesundheitlichen Gründe gibt. Sie schonen sich zu sehr, bewegen sich zu wenig, gehen seltener aus dem Haus, besuchen kaum noch Freunde oder öffentliche Veranstaltungen: Sie vereinsamen oft. Soziale Isolation kann in Depressionen münden, wodurch sich die Gefahr für einen weiteren Herzinfarkt verdreifacht!

Wie so oft im Leben liegt der Goldweg in der Mitte – darin, sich nicht zu viel zuzumuten, aber auch nicht zu wenig. Das ideale Pensum, das für jede Person anders ist, kommt auch in der Reha zur Sprache.

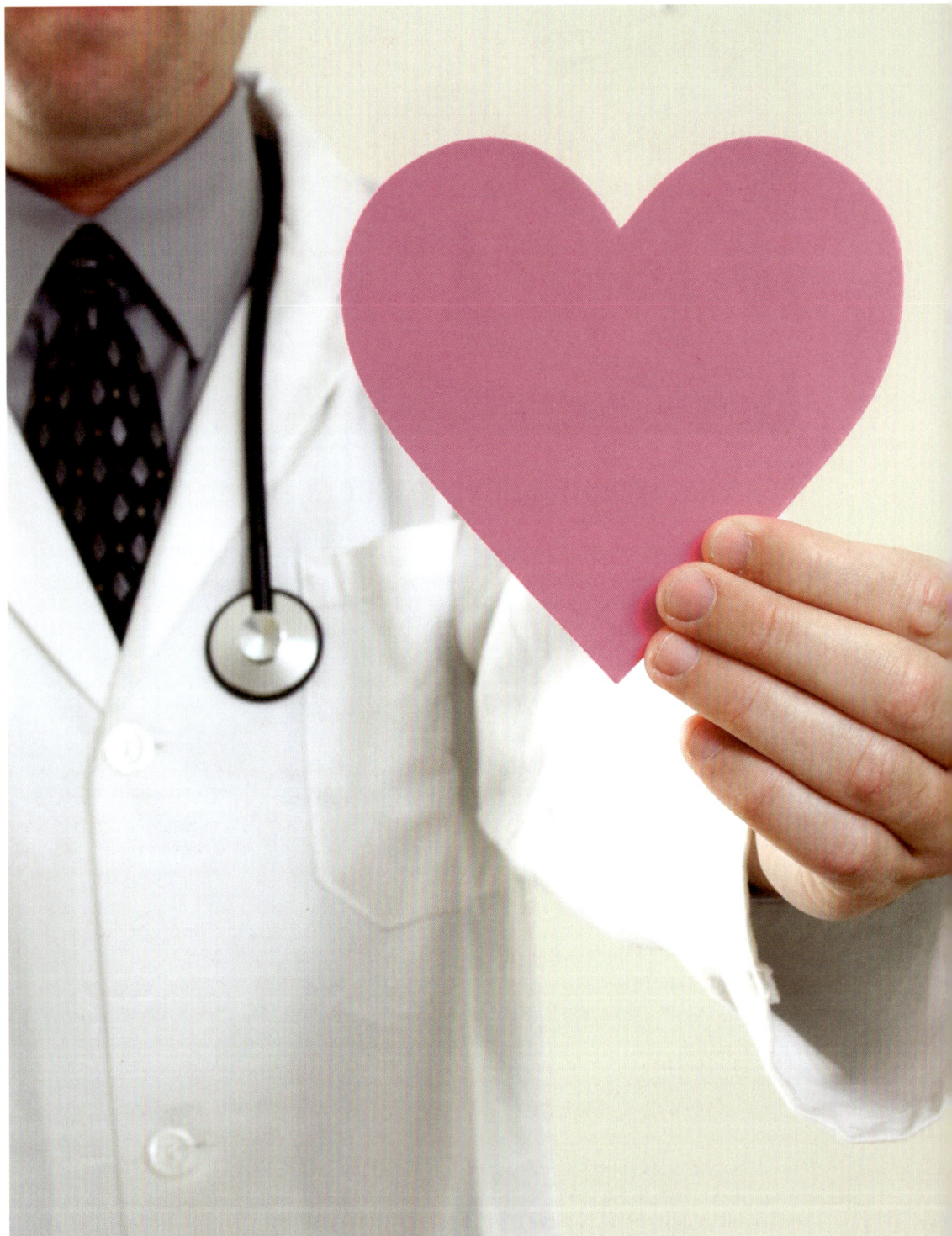

WIE STELLT DER ARZT SCHÄDEN FEST?

Für Diagnosen fragen Ärzte zunächst nach Ihren Beschwerden. Danach finden einfache Untersuchungen statt. Sie bestätigen einen ersten Verdacht oder widerlegen ihn. Entsprechend schlägt die Suche diese oder jene Richtung ein. Häufig folgen speziellere Tests, um eine Erkrankung, ihr Ausmaß und ihre Ursachen möglichst eindeutig festzustellen.

DER DIAGNOSEBAUM HAT VIELE ZWEIGE

Sie können sich die Diagnose bildlich wie einen Baum vorstellen, der sich immer feiner verästelt. Der Stamm besteht aus Ihren Angaben – aus dem, was Sie Ihrem Arzt erzählen. Diese Hinweise und einfache körperliche Untersuchungen lenken seine Suche zum Seitenast der HKL-Erkrankungen. Nach Tests, die Leistung und Funktion von Herz und Kreislauf prüfen, bleibt bestenfalls noch einer seiner Zweige übrig. Dessen kleine Ästchen können oberflächlich leicht zu verwechseln sein. Um ähnliche Krankheiten und ihre verschiedenen Ursachen unterscheiden zu können, sind daher besondere, teils komplizierte und aufwendige Untersuchungen nötig. Sie sollen meist nur letzte Zweifel ausräumen und möglichst noch Informationen zum Ausmaß und der Schwere der Erkrankung abwerfen. Im Lauf der Diagnose werden die Tests also zunehmend gezielter. Hier folgen Beschreibungen der wichtigsten Verfahren bei HKL-Erkrankungen.

GENAU BESCHREIBEN UND UNTERSTÜTZEN

Beobachten Sie sich selbst gut, damit Sie Ihre Beschwerden möglichst gut beschreiben können. Genaue Angaben liefern Ärzten viele wichtige Informationen und können Ihnen unnötige Untersuchungen ersparen. Gehen Sie bei Leistungs- und Belastungstests an Ihre Grenzen. Unterstützen Sie Ihre Ärzte, damit die Aussagekraft Ihrer Testergebnisse möglichst groß ist. Wenn Sie sich sträuben, können Resultate wertlos sein.

BILD Nach dem Gespräch über Ihre Krankengeschichte nimmt der Arzt eine körperliche Untersuchung vor - erst mal mit seinen eigenen „Hilfsmitteln": den Augen, Händen und Ohren.

BEFRAGUNG UND KÖRPERLICHE UNTERSUCHUNG

Jede Diagnose beginnt mit einem Gespräch zu Ihrer Krankengeschichte, der Anamnese. Je detaillierter Sie Ihre Beschwerden schildern, desto mehr wertvolle Hinweise und Anhaltspunkte erhält Ihr Arzt.

Haben Sie Schmerzen? Wenn ja, sind sie

- schwach oder stark, stechend, brennend oder drückend und dumpf?
- auf eine Stelle beschränkt (z. B. linke Brustseite) oder treten sie eher diffus im Brustraum, Unterkiefer, Hals, Oberbauch auf oder strahlen sie auf andere Stellen aus (z. B. Schulter, Arm, Rücken, Hals, Kiefer, Nierengegend)?
- von kurzer oder langer Dauer (Sekunden, Minuten, Stunden)?
- durch Belastungen auslösbar (z. B. körperliche Anstrengung, Aufregung, Kälte) und verschwinden bei Ruhe?

Befällt Sie zeitweise Atemnot? Wann – nur bei körperlicher Belastung, Aufregung und Kälte oder auch in Ruhe und sogar nachts? Wie viele Treppenstufen/Stockwerke können Sie ohne Pause hochsteigen? Können Sie nachts flach liegen oder müssen Sie Ihren Oberkörper höher betten, um Ihre Beschwerden zu bessern?

Welche anderen Probleme sind vorhanden (z. B. Schlafschwierigkeiten, häufiges nächtliches Wasserlassen, angeschwollene Knöchel oder Unterschenkel, zeitweise Schweißausbrüche, Herzrasen, Schwindel oder gar kurzzeitige Bewusstlosigkeit,

Wadenschmerzen beim Gehen, vorübergehende Schwäche in Armen oder Beinen oder Sprachstörungen)? Weiter ist es gut, wenn Sie sind auf folgende, allgemeine Fragen vorbereitet sind, die der Arzt auf jeden Fall stellen sollte:

- Welche Krankheiten haben Sie als Kind oder Erwachsener durchgemacht und welche haben Sie aktuell?
- Nehmen Sie derzeit Medikamente oder machen Sie eine andere Therapie?
- Hatten oder haben andere Mitglieder Ihrer Familie HKL-Leiden, Stoffwechselstörungen oder andere chronische Krankheiten (z. B. Bluthochdruck, Diabetes, erhöhte Blutfette, Gicht)?
- Kam es bei Ihren Eltern oder Geschwistern zu Herzinfarkten oder Schlaganfällen? Wenn ja, in welchem Alter?
- Wie sieht Ihr Lebenswandel aus? Bewegen Sie sich viel? Wie ernähren Sie sich? Rauchen Sie und wenn ja, wie viel? Welche Menge Alkohol trinken Sie gewöhnlich?
- Sind Sie mit Ihren Lebensumständen zufrieden oder unglücklich? Haben Sie Stress?

Körperliche Untersuchung: Anschauen, Abtasten, Abhören

Bei einer körperlichen Untersuchung nehmen Ärzte mit ihren Sinnen (Sehen, Hören, Tasten, Riechen) und einfachen Hilfsmitteln die Patienten medizinisch unter die Lupe. Zuerst stellen Fachkräfte

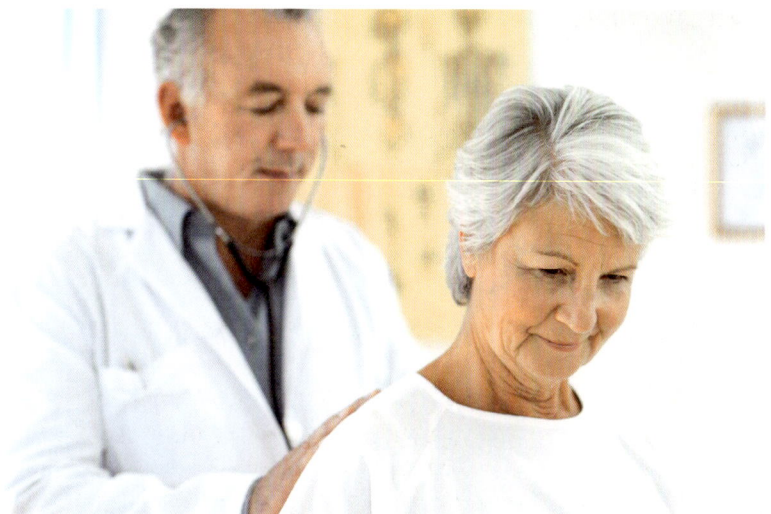

üblicherweise Alter, Körpergröße, Gewicht und Blutdruck fest. Dann hören Ärzte mit dem Stethoskop Herz, Lunge und Schlagadern auf Störungen ab. Sie fühlen, ob der Puls schnell, langsam, regelmäßig oder unregelmäßig schlägt. Herzvergrößerungen lassen sich oft am Brustraum er-

tasten. Bleiben Dellen zurück, nachdem Ärzte die Haut über dem Schienbein eingedrückt haben, lagert der Körper vermehrt Wasser ein. Möglicherweise machen die Ärzte noch weitere Untersuchungen, etwa der Bauchorgane oder des Nervensystems.

TECHNISCHE UNTERSUCHUNGSVERFAHREN

Mit Apparaten können Ärzte noch tiefer in Körper hineinschauen. Indirekt tun sie das mit Laborwerten oder Messkurven aus Blutuntersuchungen oder Elektrokardiogrammen. Direkte Einblicke ermöglichen dagegen bildgebende Verfahren, deren Namen alle auf -graphie (z. B. Echokardio-, Computertomo- und Szintigraphie) enden. Moderne Geräte zeichnen manche Körperfunktionen sogar live auf. So können Ärzte Krankheiten teils schon erkennen, bevor Beschwerden auftreten.

treten am Herzmuskel örtliche Spannungsänderungen auf. Ein EKG zeichnet sie in Form von „Herzstromkurven" für unterschiedliche Herzstellen auf. Für die Ableitung werden Metallplättchen (Elektroden) an mehreren Punkten auf der Haut befestigt. Die Elektroden sind über Kabel mit einem Aufzeichnungsgerät verbunden. Es kann durch spezielle elektrische Schaltungen zwölf verschiedene Ableitungen der Herzströme erfassen. Ein EKG ist einfach und schmerzlos.

EKG (Elektrokardiogramm)

Die elektrischen Signale am Herzen, die jede Pumpbewegung einleiten, breiten sich immer auf gleichem Weg aus. Dabei

Ruhe-EKG

Beim Ruhe-EKG liegen die Patienten. Sie sind inaktiv. Das Ruhe-EKG kann einige Herzrhythmus- und Erregungsleitungs-

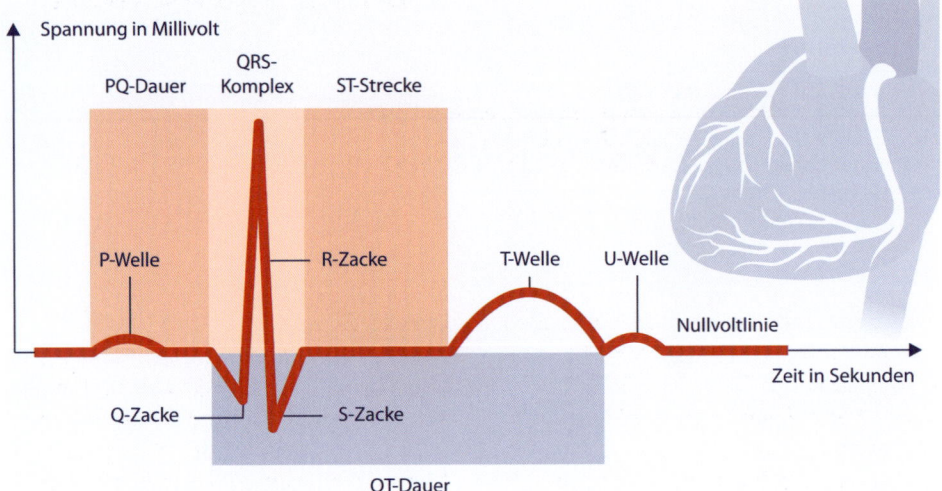

Spannung in Millivolt

PQ-Dauer · QRS-Komplex · ST-Strecke

P-Welle · R-Zacke · T-Welle · U-Welle

Nullvoltlinie

Zeit in Sekunden

Q-Zacke · S-Zacke

QT-Dauer

störungen aufdecken, aber selbst kurz vor einem Herzinfarkt noch komplett unauffällig sein. Auf viele Herz-Kreislauf-Erkrankungen ergeben sich nur schwache oder keine Hinweise.

Belastungs-EKG (Ergometrie)

Leichte Verengungen der Herzkranzgefäße behindern den Blutfluss oft nur so schwach, dass die Sauerstoffversorgung des Herzmuskels erst bei körperlicher Anstrengung knapp wird. Deshalb müssen Sie sich beim Belastungs-EKG ins Zeug legen. Mit Elektroden ausgestattet strampeln Sie auf einem Stehfahrrad (Fahrradergometer) oder laufen auf einem Laufband. Die körperliche Anstrengung ist zunächst leicht, wird aber in bestimmten Abständen erhöht. Für stark eingeschränkte Patienten können die Leistungsstufen anders angelegt sein als bei Gesunden. Das Maximum soll in sechs Minuten erreicht werden. Als ausreichende Belastung für Gesunde gilt eine Pulsfrequenz von mindestens 200 minus des Lebensalters in Jahren (z. B. 145 Schläge pro Minute bei 55-Jährigen). Unterhalb dieser Schwelle sind die Ergebnisse des Tests weniger wert. Also sparen Sie nicht mit

Ihren Kräften! Die Fachkraft, die Sie betreut, sieht am mitlaufenden EKG, wann sie Ihnen nicht mehr zumuten darf. Bei kritischen Anzeichen bricht sie den Test sofort ab.

Bleiben Ihre Kurven bei Höchstbelastung unverändert, sind Ihre Herzkranzgefäße wahrscheinlich gesund. Allerdings fallen verengte Gefäße in dem Test nicht immer auf: Nur jeder zweite Patient mit KHK (Seite 107) erzielt schlechte Ergebnisse. Ihre Aussagekraft ist bei Frauen generell schwächer (Seite 79). Deshalb fließen Begleitumstände in die Bewertung ein. Bei einem 60-jährigen, übergewichtigen Raucher bedeutet ein günstiges Ergebnis somit keine vollständige Entwarnung.

Auch Medikamente (z. B. Betablocker) und Hormone können die Resultate verändern. Doch einige charakteristische Veränderungen der Kurven und gewisse Herzrhythmusstörungen unter Belastung weisen recht gut auf Gefäßverengungen hin. Grundsätzlich erlaubt es ein Belastungs-EKG,

■ die maximale Belastbarkeit in Abhängigkeit vom individuellen Alter, Gewicht und Geschlecht festzustellen

BILD Die elektrischen Signale am Herzen breiten sich immer auf gleichem Weg aus. Ein EKG zeichnet sie in Form von „Herzstromkurven" für unterschiedliche Herzstellen auf.

- das Vorliegen von Gefäßverengungen am Herzen und das Herzinfarktrisiko abzuschätzen
- den Verlauf einer Herzkrankheit zu beurteilen
- das Risiko von Operationen abzuschätzen.

Ernste Probleme treten bei Herzkranken während der Untersuchung nur selten auf. Trotzdem müssen Notfallausrüstungen immer griffbereit sein. Lassen Sie sich im Zweifel zum Facharzt überweisen. Ausgeschlossen sind Belastungs-EKGs bei:
- akutem Herzinfarkt
- instabiler Angina Pectoris (Seite 120)
- schwerem Bluthochdruck in Ruhe
- schweren Herzrhythmusstörungen in Ruhe
- Herzinsuffizienz (Seite 185)
- Entzündungen am Herzen
- sonstigen Entzündungen
- schweren Herzklappenfehlern
- Aortenaneurysma (Seite 67)
Ausnahmen sind Spezialabteilungen von Kliniken möglich.

Spiroergometrie (Ergospirometrie)
Spiroergometrische Untersuchungen sind im Kern Belastungs-EKGs, bei denen Testpersonen zusätzlich Atemmasken tragen. Ein Gerät misst die Atemvolumina, Sauerstoffaufnahme, Kohlendioxidabgabe und Atemfrequenzen. Sie geben Auskunft über die Leistungsfähigkeit der Lunge und zum Stoffwechsel der Muskeln.

Langzeit-EKG
Herzrhythmusstörungen, die nur alle paar Stunden eintreten, zeichnen Langzeit-EKGs auf. Dabei geben Elektroden auf der Brust über 24 Stunden pausenlos Messdaten an ein Aufzeichnungsgerät weiter, das am Körper (z. B. am Gürtel, Hals oder in einer Tasche) getragen wird. Moderne Geräte sind etwa handygroß und halten pro Tag rund 100 000 Herzaktionen fest. Für Herzrhythmusstörungen, die noch seltener sind oder die mit bestimmten Situationen zusammenhängen, gibt es Event-Recorder. Die Kleingeräte halten auf der Haut oder als Hautimplantate über längere Zeit alle Herzaktionen oder nur ungewöhnliche Ereignisse fest. Die aufwendige Untersuchung erfolgt meist nur bei Verdacht auf möglicherweise lebensbedrohliche Herzrhythmusstörungen.

Ultraschalluntersuchungen
Mit Ultraschalluntersuchungen können Ärzte dem Herz bei der Arbeit zuschauen. Die risiko- und schmerzfreien Verfahren gehören zu den wichtigsten in der Routinediagnostik von Herz- und Gefäßkrankheiten. Moderne Geräte liefern sehr genaue Bilder. Sie reichen für viele Diagnosen aus. Die Ultraschallsignale, die ein Schallkopf in den Körper sendet, werden von verschiedenen Geweben unterschiedlich reflektiert. Je stärker die Reflexionen, desto heller erscheint die Struktur auf dem Bildschirm. Muskeln, Bindegewebe und andere, festere Strukturen erscheinen

in verschiedenen Graustufen. Blut reflektiert schlecht. Deshalb werden blutgefüllte Hohlräume wie Herzkammern und Vorhöfe zu schwarzen Flächen. Besondere Ultraschallverfahren (Doppler-, Duplexsonographie, rechts) können den Blutfluss darstellen.

Echokardiographie (Herzultraschall, Herzecho)

Bei der üblichen Echokardiographie durch die Brust (transthorakale Echokardiographie, TTE) liegen Patienten meistens auf der linken Seite. So rückt Ihr Herz näher an den Brustkorb. In der Herzgegend wird ein Gel aufgetragen. Es vermittelt direkten Kontakt zwischen Ultraschallkopf und Haut. Während der Arzt mit dem Schallkopf über die Brust fährt, entstehen laufend Bilder. Durch bestimmte Bewegungen kann er das Herz als Ganzes abbilden oder einzelne Strukturen hervorheben.

So wird etwa sichtbar, ob

- Herzbeutel, Herzmuskel, Scheidewand etc. richtig ausgebildet sind
- sich Vorhöfe und Kammern richtig füllen, zusammenziehen und entleeren
- alle Teile des Herzmuskels an der Kontraktion teilnehmen
- Blutfluss und Blutmenge, die das Herz bewältigt, im normalen Bereich liegen
- sich Herzklappen (auch künstliche) fehlerfrei öffnen und schließen
- Blutgerinnsel in den Vorhöfen oder Kammern vorhanden sind
- Aneurysmen an der Aorta oder Herzwand vorliegen.

INFO   „Stress"-Medikamente

Bei Stressecho, Stress-MR (Seite 93) und Myokardszintigraphie (Seite 101) können Medikamente körperliche Belastung simulieren und das Herz zu erhöhter Leistung antreiben. Meist kommen die Wirkstoffe Dobutamin, Dipyridamol und Adenosin zum Einsatz, teils auch Atropin. Dobutamin und Dipyridamol oder Adenosin haben verschiedene Ausschlusskriterien. Vor der Untersuchung müssen deshalb Herzerkrankungen, Lungenkrankheiten, Blutdruck und aktuelle, medikamentöse Behandlungen abgeklärt werden. Regelmäßige Begleiterscheinungen der „Stress"-Medikamente sind Kopfschmerzen, Schwindel, Herzklopfen, Übelkeit und Hautrötung. Ernste Komplikationen (z. B. lebensbedrohliches Kammerflimmern, Herzinfarkt, Blutdruckabfall) treten nur sehr selten auf – etwa so häufig wie bei körperlichen Belastungstests. Trotzdem sollten die Untersuchenden bei Belastungstests erfahren sein und für Notfälle entsprechende Medikamente und Ausrüstungen einschließlich Defibrillatoren (Seite 147) bereitstehen.

Dopplersonographie und Duplexsonographie

Bei der Dopplersonographie sendet der Schallkopf Wellen aus, die alle die gleiche Frequenz haben. Trifft ein Teil des Wellenbündels auf Strukturen, die sich bewegen, verändert sich seine Frequenz durch den Dopplereffekt. Je schneller die Bewegung, desto stärker die Veränderung. Der Schallkopf nimmt die Tonfrequenzen wieder auf. Aus den Unterschieden zwischen den ursprünglichen und den veränderten Frequenzen entstehen Töne. So kann man belauschen, wie schnell das Blut fließt.

Die Duplexsonographie (Farbdoppler) ordnet den Frequenzunterschieden außer Tönen zusätzlich noch verschiedene Farben im Rot- und Blaubereich zu. Auf den „bunten" Bildern erscheinen Blutgefäße und Herzkammern in unterschiedlichen Farbtönen, je nach der Fließgeschwindigkeit und Fließrichtung des Blutes, das sie durchströmt. So lassen sich Verlangsamungen im Blutfluss, Rückflüsse und Verwirbelungen identifizieren.

Transösophageale Echokardiographie (TEE, Schluckecho)

Bei der TEE (engl. transesophageal echocardiography) wird mit einer Ultraschallsonde in der Speiseröhre gemessen. Dort kommt die Sonde dem Herz sehr nah. Der Arzt kann bestimmte Herzstrukturen besser betrachten als mit dem TTE. TEEs können manchmal sinnvoll sein nach Schlaganfällen oder bei sehr dickleibigen Patienten, wenn von außen keine guten Aufnahmen möglich sind.

Belastungsechokardiographie (Stressecho)

Die Belastungsechokardiographie ist eine TTE oder TEE unter kontrollierter Belastung (Ergometer oder Medikamente). Der Abbruch erfolgt, wenn ein festgelegtes Belastungsziel erreicht ist oder bei Störungen. Der Arzt schaut besonders danach, ob sich Teile des Herzmuskels bei der Kontraktion zu stark, zu schwach oder gar nicht bewegen. Das ist häufig die Folge bei mittel bis stark verengten Herzgefäßen. Ein Stressecho dauert rund eine Stunde. Vereinzelt, wenn die Bildqualität unbefriedigend ist, kommen Kontrastmittel zum Einsatz.

Intravaskulärer Ultraschall (IVUS)

Intravaskulärer Ultraschall (IVUS) liefert detaillierte 360°-Panoramabilder aus dem Inneren von Arterien. Das Verfahren ist eine Kathetertechnik (siehe Kasten) und wird oft mit einer Koronarangiographie (Seite 98) kombiniert. An der Spitze des Katheterschlauchs sitzt bei IVUS ein winziger Ultraschallkopf, der sich dreht oder mit vielen Einzelelementen ausgerüstet ist. Die Untersuchung macht sichtbar,

- wo Plaques zu „wachsen" beginnen
- wo sich Plaques in der Arterienwand „verstecken"
- wie stark Plaques den Hohlraum eines Gefäßes einengen
- woraus sich Plaques zusammensetzen
- ob eine Plaqueentfernung erfolgreich war oder ein Stent (Seite 131) optimal sitzt.

INFO **Stichwort: Katheter**

Katheter sind biegsame Röhrchen oder Schläuche. Damit untersuchen Ärzte Hohlräume des Körpers (z. B. Darm, Blase, Blutgefäße) und behandeln sie teils gleich. Bei HKL-Krankheiten finden Katheter in Untersuchungen von Körperarterien, Herzkranzgefäßen und Herzkammern Verwendung. Häufig sind Koronarangiographien (Seite 98), seltener intravaskulärer Ultraschall (IVUS), digitale Subtraktionsangiographie (DSA, Seite 94) und Rechtsherzkatheter (Seite 98). Alle diese Verfahren sind invasiv: Der Katheter wird über eine Nadel in eine Körperschlagader eingeführt – meistens an der Leiste, seltener an Ellenbeuge oder Handgelenk. Von dort steuert der Arzt den Katheter durch geschicktes Führen unter Bildschirmkontrolle zum Herz.

Vor invasiven Eingriffen klärt Sie der Arzt über mögliche Risiken auf. Danach müssen Sie schriftlich erklären, dass Sie mit dem Eingriff einverstanden sind.

Allgemein gibt es bei Kathetertechniken oft leichte Probleme an der Eintrittsstelle, beispielsweise Nachblutungen oder Fisteln. Ernste Schwierigkeiten sind dort selten.

Moderne Katheter und Kontrastmittel verursachen auch kaum noch innere Verletzungen oder allergische Reaktionen. Gegenüber anderen Methoden haben Kathetertechniken den großen Vorteil, dass Ärzte bei den Untersuchungen oft sofort (be)handeln können (z. B. Ballondilatation/PTCA, Seite 129, Einsetzen von Stents, Seite 131, Implantation von Herzklappen, Seite 189).

MAGNETRESONANZTOMOGRAPHIE

Die Magnetresonanztomographie (MRT, MR oder MRI vom engl. magnetic resonance imaging) ist ein bildgebendes Verfahren. Ihr großer Vorteil besteht darin, ohne Röntgenstrahlen auszukommen. Sie arbeitet mit hochfrequenten Radiowellen und starken Magnetfeldern, die Atomkerne anregen. Wenn die Kerne danach in ihren Normalzustand zurückfallen, geben sie ein Signal ab. Dieses physikalische Prinzip heißt Kernspinresonanz und die MRT deshalb auch Kernspintomographie oder kurz „Kernspin". Weil sich die Atomzusammensetzung der Gewebe unterscheidet, schicken sie nach ihrer Anregung verschiedene Signale zurück. MRT-Geräte fangen sie auf und halten fest, wo die Signale entstanden sind. Aus den

Daten entstehen am Computer viele einzelne Querschnitte, die zusammen dreidimensionale Abbildungen oder bewegte „Filme" ergeben. Die MRT stellt besonders weiche Strukturen wie Nerven-, Fett- oder Muskelgewebe häufig detaillierter dar als Computertomographien oder Ultraschallbilder.

Ablauf und Risiken

MRT-Untersuchungen finden wegen der starken Magnetfelder in abgeschirmten Räumen statt. Bevor Sie eintreten, müssen Sie alle metallischen Gegenstände (Schlüssel, Uhren etc.) ablegen und elektrische Geräte (z. B. Handys) sowie Scheck-, Bank- und Kreditkarten draußen lassen. Anschließend werden Sie auf einem Untersuchungstisch mit dem Oberkörper voran in eine Röhre, den Kernspintomographen, geschoben. MRT-Untersuchungen sind sicher und schmerzfrei. Viele Patienten finden aber die Enge und die Geräusche in der Röhre unangenehm. Darin klopft und wummert es zeitweise laut. Herzpatienten müssen meist auf Kommando mehrfach kurz die Luft anhalten, damit die Aufnahmen scharf werden. Eine MRT des Herzens dauert üblicherweise 20 bis 25 Minuten. Dabei tragen Herzpatienten häufig EKG-Elektroden und haben eine Kanüle für Kontrastmittel oder Medikamente in einer Vene. Mit Medikamenten wird im Stress-MR (siehe unten) körperliche Belastung nachgeahmt. Kontrastmittel machen sichtbar, wie gut ein Bereich des Herzens durchströmt ist (Kontrastmittel-Perfusionsbildgebung). So lässt sich erkennen, ob ein Gefäß fast ganz, teilweise oder kaum verschlossen ist, oder ob ein vernarbter Bereich des Herzmuskels völlig abgestorben ist. MRT-Kontrastmittel können – allerdings seltener als Röntgenkontrastmittel – Allergien auslösen. Bei stark eingeschränkter Nierenfunktion dürfen sie nicht eingesetzt werden.

Was bringt die Herz-MR?

Eine MRT des Herzens (Herz-MR, Kardio-MR, CMR, engl. cardiac MR) stellt das Organ als Ganzes und zusätzlich einzelne Strukturen dar. Sie lassen sich auf drehbaren, dreidimensionalen Abbildungen von allen Seiten betrachten. Mit MRT-„Filmen", die meist noch mit einem parallelen EKG gekoppelt sind, können Ärzte dem Pumpen des Herzens zusehen. Eine Herz-MR kann grundsätzlich also gleichzeitig Größe und Struktur des Herzens, Pumpleistung, Pumpfunktion, Durchblutung des Herzmuskels und bis zu einer Größe von 0,7–1 Millimeter auch Veränderungen der Kranzgefäße abbilden. Derzeit bevorzugte Einsatzgebiete sind:

- Darstellung der Herzfunktion und Herzleistung – besonders bei unklaren Ergebnissen aus Belastungs-EKG, Stress-Echo und Szintigraphie (Seite 101) oder wenn diese Verfahren nicht möglich sind
- Kontrolle der Durchblutung (von Regionen) des Herzmuskels und der Herzmuskelbewegung ohne/unter Belastung
- Untersuchung von Vernarbungen des Herzmuskels nach Infarkten: Ist noch

BILD Ein Röntgenbild zeigt Strukturen innerhalb des Körpers. In hohen Dosen können Röntgenstrahlen der Gesundheit schaden.

lebendes Gewebe vorhanden, das sich durch Eingriffe retten lässt?

- Erkennen von Herzmuskel- und Herzbeutelentzündungen
- Auffinden angeborener Herzfehler
- Überprüfung der Herzklappenfunktion oder der Schwere von Störungen.

Mit MRT können auch andere Blutgefäße, Organe und Schäden an ihnen dargestellt werden wie beispielsweise:

- Risse in der Aortainnenwand, Aneurysmen, Blutgerinnsel und Veränderungen in Gefäßen, die direkt von der Aorta abzweigen
- mögliche Gehirnblutungen nach TIA oder Schlaganfall, Lage und Ausmaß des betroffenen Areals, Veränderungen der hirnversorgenden Gefäße.

Die Grenzen der MRT

Herkömmliche Geräte können Veränderungen kleiner Herzkranzgefäße nicht darstellen. Ihre Auflösungsgrenze liegt bei etwa einem Millimeter. Auch Kalkablagerungen bleiben unsichtbar. Bei der Auswertung von MRT-Bildern ist die Erfahrung des Arztes von großer Bedeutung. MRT-Geräte sind teuer. Sie sind nur in wenigen Kliniken verfügbar. Daher gibt es oft lange Wartelisten. Die Untersuchung kostet 500 bis 1 200 Euro pro Patient. Ambulante MRT am Herzen müssen Kassenpatienten in der Regel selbst bezahlen. Prinzipiell liefern Echokardiographie, Stressecho, Szintigraphie und Katheteruntersuchungen dieselben Erkenntnisse wie MRT-Untersuchun-

gen. Einige Fachleute sehen in ihnen „Luxusverfahren", die meistens verzichtbar sind. Andere halten die MRT für unschlagbar und zukunftsweisend. Oft vertreten Radiologen und Kardiologen unterschiedliche Standpunkte. So kann es vom Arzt abhängen, ob er eine MRT in Betracht zieht. Manchmal hat sie große Vorteile, etwa bei Untersuchungen auf Narben an der Herzhinterwand. Woanders überwiegt der Aufwand den diagnostischen Nutzen. Fragen Sie, weshalb Ihr Arzt bei Ihnen diese oder andere Methoden favorisiert.

Ausschlusskriterien

Unter folgenden Umständen dürfen Sie sich **keiner** MRT unterziehen:

- Wenn Sie metallhaltige Gegenstände oder Implantate am oder im Körper haben (z. B. bestimmte Piercings, großflächige Tätowierungen mit metallhaltigen Pigmenten, magnetische Prothesen, Klammern oder Drähte, Metallsplitter oder Gefäßclips in ungünstiger Lage, Herzschrittmacher, Insulinpumpen, Defibrillatoren, Cochlea-/Hörknochenimplantate). Problemlos sind Zahnfüllungen und -brücken.
- Patienten mit deutlich eingeschränkter Nierenfunktion dürfen keine der Kontrastmittel erhalten, die bei MRT-Untersuchungen häufig verwendet werden.

Im 1. Drittel der Schwangerschaft raten Ärzte von der Untersuchung ab. Dagegen kann eine MRT bei Angst vor Enge (Klaustrophobie, „Platzangst") unter Einwirkung von Beruhigungsmitteln möglich sein.

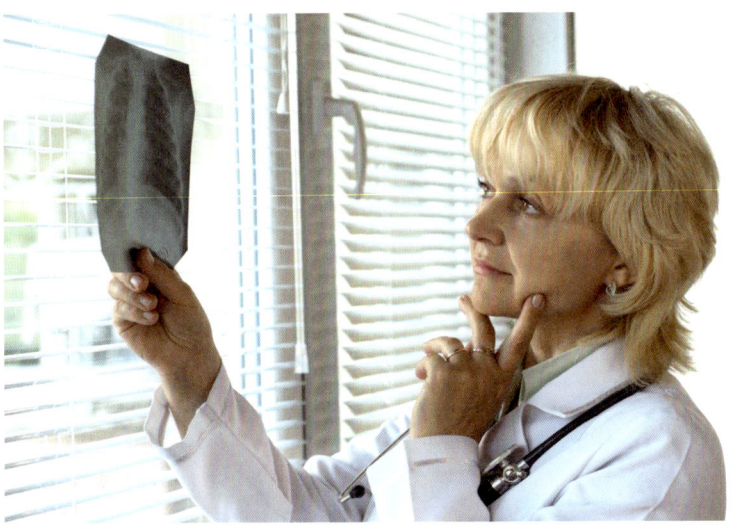

Stress-MR

Die Stress-MR arbeitet mit „Stress-Medikamenten" (Seite 88). Sie zeigt das Ausmaß von Durchblutungs- und Bewegungsstörungen im Herzmuskel unter Belastung und damit die Gefahr, die von Gefäßverengungen ausgeht. Die Untersuchung ist keine übliche Kassenleistung, dauert eine Stunde und findet unter ständiger ärztlicher Überwachung statt. Sie ist ausgeschlossen bei vielen Erkrankungen am Herzen (kürzlich erlittener Herzinfarkt, Angina Pectoris, deutliche Herzklappenverengung, Vorhofflimmern und -flattern etc.) sowie Einschränkungen der Nierenfunktion, Dialysepflichtigkeit, zurückliegenden Lebertransplantationen und Allergien gegen die Medikamente.

RÖNTGEN UND COMPUTERTOMOGRAPHIE

Röntgenaufnahmen und Computertomographien (CT) bilden Strukturen innerhalb des Körpers ab. Beide Verfahren arbeiten mit Röntgenstrahlen. Wie Radioaktivität gehört Röntgenstrahlung zu den ionisierenden Strahlen, die sehr viel Energie enthalten. Die Gefahr für gesundheitliche Schäden bis hin zu Krebs steigt mit der Strahlendosis. Sie unterscheidet sich nach Verfahren und untersuchtem Körperteil. Werden die Untersuchungen sinnvoll eingesetzt, überwiegt ihr Nutzen. Unnötige Aufnahmen erhöhen die Gesundheitsgefahr. Daher sollten die Untersuchungen stets sorgsam abgewogen werden.

Röntgen-Thorax

Eine einfache Röntgenuntersuchung des Brustkorbes (Thorax) besteht meist aus zwei Aufnahmen: eine von vorne oder hinten und eine von der Seite. Diese Untersuchung hat bei HKL-Erkrankungen durch die Echokardiographie an Bedeutung verloren. Sie kann Veränderungen der Lunge und der Herzform gut feststellen. Gegenüber Röntgen-Thorax und einzelnen Röntgenaufnahmen verursachen Thoraxdurchleuchtungen deutlich größere Strahlenbelastungen. Bei HKL-Erkrankungen wird nur noch selten auf sie zurückgegriffen.

INFO　STRAHLENRISIKO DURCH MEDIZINISCHE UNTERSUCHUNGEN

Die Dosis bei einzelnen Röntgenaufnahmen hat sich im letzten Jahrzehnt fast halbiert. Trotzdem steigt die durchschnittliche Strahlenbelastung durch medizinische Untersuchungen stetig an: Ärzte veranlassen immer mehr CT, Koronarangiographien und Myokardszintigraphien, die mit erheblich höheren Strahlendosen arbeiten: Eine einzige CT des Brustkorbs belastet etwa so stark wie 200 vergleichbare Röntgenaufnahmen. Die radioaktive Belastung wird in Millisievert (Abk. mSv) angegeben. Durch natürliche Strahlquellen kommen in Deutschland durchschnittlich 2–3 mSv pro Person und Jahr zusammen. Weitere 2 mSv steuern künstliche Quellen bei – mehr als 90 Prozent davon medizinische Untersuchungen. Andere Quellen wie Kernkraftwerke und Abgase fallen kaum ins Gewicht. Wie stark sich geringe Dosen an Radioaktivität auf Menschen auswirken, ist schwer festzumachen. Doch mehrere große Studien kamen zu dem Ergebnis, dass bereits die durchschnittlichen 2 mSv pro Jahr durch medizinische Diagnoseverfahren theoretisch jährlich für 1,5 bis 2 von 100 neuen Krebserkrankungen verantwortlich sein könnten. Herz-Kreislauf-Patienten haben durch wiederholte Tests oft noch deutlich höhere Strahlenbelastungen. Egal ob die Risikoberechnungen zu hoch oder niedrig angesetzt sind: Verfahren mit Strahlenbelastung können schaden. Sie sollten nur stattfinden, wenn sie wirklich nötig sind. Fragen Sie Ihren Arzt, ob es gleichwertige Alternativen ohne Strahlenbelastung gibt.

Digitale Subtraktionsangiographie (DSA)

Die digitale Subtraktionsangiographie (DSA) ist eine Röntgenuntersuchung der Blutgefäße des Körpers. Zuerst finden normale (native) Aufnahmen des Gefäßes statt. Anschließend kommt ein Kontrastmittel über eine Vene (an Arm oder Hand) oder einen Katheter (Seite 90) direkt in das interessierende Blutgefäß und seine Verästelungen. Dann wird eine Serie von Röntgenaufnahmen geschossen. Ein Computer vergleicht die Bilder mit und ohne Kontrastmittel. Er blendet alles aus, was sich nicht verändert hat. So entsteht eine Aufnahme, auf der nur noch das kontrastierte Blutgefäß und Veränderungen wie die folgenden sehr genau zu sehen sind:

■ Arterienverengungen/-verschlüsse z. B. der Halsschlagadern (nach TIA oder Schlaganfall, Seite 149) oder Beinarterien (Seite 181)

■ Verletzungen von Gefäßen

- Gefäßaussackungen (Aneurysmen)
- Gefäßfehlbildungen.

Mit der DSA lässt sich der beste Ort für einen chirurgischen Eingriff exakt bestimmen. Wenn die DSA mit Kathetern durchgeführt wird, lassen sich manche Verengungen unmittelbar im Anschluss beheben (perkutane transluminale Angioplastie, PTA, vgl. PTCA, Seite 129). Gegenüber der Röntgen-Angiographie (siehe Kasten) liefert die DSA meistens bessere Aufnahmen mit weniger Kontrastmittel. Dennoch gelten für Patienten mit eingeschränkter Nierenfunktion besondere Vorsichtsmaßnahmen. Die durchschnittliche radioaktive Belastung einer DSA am Hals wird mit etwa 5 mSv und am Herz mit 10 mSv angegeben.

Computertomographie

Seit Einführung der Mehrschicht-Computertomographie (MSCT) werden Aufnahmen des Herzens immer genauer. Für Patienten läuft eine CT ähnlich ab wie eine MRT: Sie kommen auf einem Untersuchungstisch in die „Röhre". Darin drehen sich die Quellen, die Röntgenstrahlen aussenden, um die Patienten oder umgeben sie ringsherum. Während sich der Untersuchungstisch langsam durch die Röhre bewegt, tastet das CT-Gerät Körperschicht für Körperschicht ab. Im Anschluss errechnen Computer daraus Bilder, die Querschnitte durch den Körper zeigen. Die Schnittbilder lassen sich auch zu Längsschnitten umrechnen.

Herzpatienten werden vor einer Kardio-CT (CT des Herzens) mit EKG-Elektroden verkabelt. Das EKG läuft bei der Untersuchung mit und gestattet, das Herz immer in der gleichen Phase seiner Bewegungen aufzunehmen. Damit die Bilder nicht verwackeln, müssen die Patienten mehrfach kurz die Luft anhalten. Eine CT ist nach

---

INFO **Stichwort: Angiographie**

Angiographien sind Verfahren zur Abbildung einzelner oder mehrerer Arterien mit ganz verschiedenen bildgebenden Techniken:

- Kontrastverstärkte Magnetresonanz-Angiographie (MRA, eine MRT mit Kontrastmittel, die dreidimensionale, drehbare Bilder liefert)
- Digitale Subtraktionsangiographie (DSA)

- Röntgen-Angiographie/-Arteriographie (Röntgentechnik, üblicherweise mit Katheter zur Kontrastmittelgabe)
- CT-Angiographie (CT mit Kontrastmittel und Bildbearbeitung für dreidimensionale, drehbare Abbildungen)
- Koronarangiographie (Seite 98)

Gefäßuntersuchungen mit Ultraschall (Seite 89) zählen nicht zu den Angiographieverfahren.

weniger als zehn Minuten abgeschlossen. Die CT-Angiographie (siehe Kasten) konzentriert sich auf Blutgefäße. Sie bringt hohe Strahlenbelastung von teils über 10 mSv mit.

CT bei KHK im Vergleich

Über den Stellenwert der CT bei KHK herrscht keine Einigkeit. Meist gilt sie als Methode für unklare Zweifelsfälle: Ohne KHK-Verdacht ist eine Kardio-CT verzichtbar. Mit dem EKG, Belastungs-EKG, Herzecho und Stressecho lassen sich Hinweise auf KHK einfacher, billiger und ohne Strahlenbelastung gewinnen als mit der CT. Für Vorsorgeuntersuchungen ist sie zu teuer und belastet zudem noch mit Radioaktivität. Bei KHK-Verdacht findet die Kardio-CT zwar Verengungen der Herzkranzgefäße bis zu einem gewissen Grad, aber kann sie nicht beseitigen wie die Koronarangiographie (s. Vergleich Seite 98). Der Ausschluss einer KHK ist dagegen meist gut möglich. CT am Herz sind somit in der Diagnose von KHK nie wirklich zwingend. Die Kosten dieser Untersuchung werden von gesetzlichen Kassen normalerweise nicht erstattet.

Welche Bedeutung hat der Kalkscore?

Der Kalkscore (oder Kalziumscore) ist die Menge an Kalk in den Herzgefäßen. Sie lässt sich mit einer Kardio-CT für den abgebildeten Bereich ermitteln. Der Kalkscore hängt mit einer KHK zusammen: Schon ein niederer Wert kennzeichnet frühe Gefäßschäden. Mit der Höhe des Wertes steigt die Wahrscheinlichkeit für mindestens eine bedeutende Verengung an den Herzkranzgefäßen, für einen Herzinfarkt und die Notwendigkeit für einen Eingriff am Herz. Allerdings sammelt sich mit dem Alter ganz natürlich Kalk in Gefäßen an. Ab einem Alter von 70 Jahren finden sich nennenswerte Mengen bei vier von fünf Untersuchten, ab 80 Jahren bei allen. Deshalb haben auch gesunde Senioren, die gar keine Symptome spüren, hohe Werte. Umgekehrt schließen Werte von 0 eine KHK nicht sicher aus. Weiter stimmt der Kalkgehalt nicht immer mit dem Ausmaß vorhandener Plaques überein. Die Score-Untersuchung erlaubt also weder, die Menge an Plaques, noch ihre Gefährlichkeit oder Lage genau zu bestimmen. Bisher brachte die Früherkennung von KHK durch Kalkscoremessung keine Vorteile für die Patienten oder den Verlauf der Erkrankung. Daher ist die Bedeutung der Messung umstritten.

Wann kommt eine CT bei HKL-Erkrankungen infrage?

CT-Apparate sind weit verbreitet und schnell verfügbar. Deshalb findet die Untersuchung fast immer statt, wenn die Zeit drängt wie nach einer TIA oder einem Schlaganfall (Seite 149). Die CT kann Ausmaß und Ort der Schäden sowie weitere wichtige Details aufzeigen – wie auch die langsamere und meist schlechter verfügbare MRT. Sie kann aber sehr frühe Folgen von Durchblutungsstörungen anzeigen, die in der CT nicht sichtbar werden. CT vom Kopf sind etwas preisgünstiger als MRT-Untersuchungen.

Manche Ärzte befürworten eine Risikoabklärung mit CT-Untersuchungen vor Operationen bei mäßig gefährdeten Patienten, andere lehnen sie als überflüssig ab. Weiter kommt das Verfahren unter besonderen Bedingungen – und nach Abwägung aller Vor- und Nachteile sowie alternativer Untersuchungsverfahren – noch für folgende Fälle infrage:

- bei Patienten mit unklaren Beschwerden und mittlerem KHK-Risiko
- wenn Belastungstests (Belastungs-EKG, Stressecho) keine eindeutigen Ergebnisse liefern, kommen CT und Stress-MR in Betracht
- bei gefährdeten Patienten mit Herzmuskelentzündung

- zur Beurteilung von Bypässen nur unter bestimmten Umständen.

Ausschlusskriterien

CT-Untersuchungen sollten nicht stattfinden:

- bei Patienten ohne Beschwerden oder mit niedrigen KHK-Risiko (kein Screening)
- bei Patienten mit hohem Risiko, sodass wahrscheinlich sowieso ein Eingriff nötig ist
- zur Verlaufskontrolle bei KHK
- bei hohen Kalkscore-Werten (> 600)
- zur Kontrolle von Stents
- wenn zu erwarten ist, dass die Bildqualität schlecht ist (z. B. Herzschlag > 80 Schläge pro Minute, Herzrhythmusstörungen, starke Dickleibigkeit)
- Allergie gegen jodhaltige Mittel

INFO **Stichwort Kontrastmittel**

Durch Kontrastmittel zeichnen sich Gefäße auf Bildern deutlicher ab: Verengungen, Verschlüsse, Fehlbildungen, Blutgerinnsel, Aussackungen und andere Veränderungen werden leichter erkennbar.

Bei **Untersuchungen mit Röntgenstrahlen** (kontrastierte Röntgenaufnahmen, DSA, CT und Koronarangiographie) kommen jodhaltige Kontrastmittel zum Einsatz. Sie können unerwünschte Wirkungen haben. Häufig sind Übelkeit, Erbrechen, Schmerz- und Hitze-

gefühle, vorübergehende Atemstörungen, Hautrötungen, Ausschlag, Juckreiz sowie allergische Reaktionen und Überempfindlichkeiten mit Husten, Schnupfen Juckreiz und Hautausschlag. Gelegentlich kommt es zu Schwindel, Unwohlsein, Schüttelfrost oder Geschmacksstörungen. Schwere Störungen wie lebensgefährliche Schockzustände und Todesfälle etwa durch Atemstillstand oder thromboembolitische Ereignisse mit nachfolgendem Herzinfarkt treten selten auf. Der Einsatz jodhaltiger Kontrastmittel ist ausgeschlossen bei Patienten mit starken Formen von Niereninsuffizienz, Schilddrüsenüberfunktion, Allergie oder Überempfindlichkeit gegen die Mittel. Bei leichten Formen können Medikamente ernste Nebenwirkungen verhindern.

Bei **MRT-Untersuchungen** wird mit Mitteln kontrastiert, die kein Jod enthalten. Allergien sind hier viel seltener als bei Röntgenkontrastmitteln. MRT-Kontrastmittel können aber die Nieren schädigen und bei stark eingeschränkter Nierenfunktion in seltenen Fällen zu einer schwerwiegenden Allgemeinerkrankung führen.

Untersuchungen mit Ultraschall (Stress-Echokardiographie) arbeiten mit jodfreien Kontrastmitteln, die aus Mikrobläschen bestehen. Sie können häufig Geschmacksveränderungen, vorübergehende Schmerzen, Kälte- oder Wärmegefühle auslösen. Gelegentlich treten Schwindel, Kopfschmerzen, Übelkeit, Erbrechen und allergische Reaktionen oder Überempfindlichkeiten auf. Andere Nebenwirkungen (z. B. Mundtrockenheit, Speichelfluss, Herzrhythmusstörungen und Blutdruckveränderungen) oder schwere Reaktionen sind selten. In der Schwangerschaft und bei Überempfindlichkeit dürfen die Mittel nicht verwendet werden.

HERZKATHETER

„Herzkatheter" heißen alle Untersuchungen und Eingriffe am Herzen mittels Katheter (S. 90). Sie eignen sich, um den Blutfluss in den Herzkammern und Blutgefäßen, die Sauerstoffsättigung, den Blutdruck, Störungen der Erregungsleitung, die Herzkammern und Herzkranzgefäße (Koronarangiographie) zu prüfen oder abzubilden. Im gleichen Arbeitsgang können Ärzte Eingriffe vornehmen – etwa verengte Gefäße weiten (S. 129), Stents einsetzen (S. 131), Herzklappen implantieren und bestimmte Herzfehler beheben.

Koronarangiographie

Die Koronarangiographie (großer Herzkatheter, Angiokardiographie) macht Herzkranzgefäße deutlicher sichtbar als alle anderen Verfahren. Daher ist die üblicherweise schmerzfreie Methode erste Wahl bei Verdacht auf KHK. Auch ernste Komplikationen sind selten.

Ablauf der Untersuchung
Zuerst sind Formalitäten zu erledigen. In Voruntersuchungen werden Herz und Lunge abgehört, ein EKG geschrieben

und Blut abgenommen. Die letzten sechs Stunden von dem Eingriff dürfen Sie vorsichtshalber nicht essen und trinken. So kann im Notfall problemlos eine Vollnarkose und Bypassoperation stattfinden. Sonst bleiben die Patienten bei vollem Bewusstsein. Wenn Sie aber sehr aufgeregt sind, bekommen Sie ein Beruhigungsmittel. Dann wird die spätere Eintrittsstelle rasiert und örtlich betäubt, damit Sie nichts spüren, wenn der Arzt die Schleuse für den Katheter legt – meist über der Leistenarterie. Nun geht es ins Katheterlabor, wo sich Blutdruck, EKG-Kurven und andere Lebensfunktionen auf Bildschirmen überwachen lassen.

Der Arzt steuert die Katheterspitze mit Feingefühl bis zur Mündung der Herzarterien. Die Position kann er jederzeit über einen Monitor kontrollieren, der ein Röntgendurchleuchtungsbild der Kranzgefäße zeigt. Ist das Ziel erreicht, wird etwas Kontrastmittel eingespitzt. Eine bewegliche Röntgenanlage nimmt nun von mehreren Seiten Ihre Herzkranzgefäße auf. Anschließend schiebt der Arzt die Katheterspitze in die linke Herzkammer, misst dort den Blutdruck und kontrolliert, ob ein Infarkt bereits Narben im Herzmuskel hinterlassen hat. Das erkennt er auf dem Bildschirm und anhand von kontrastierten Aufnahmen der Herzkammer. Auf dem „Rückweg" der Katheterspitze misst der Arzt noch den Blutdruck in der Aorta. Danach entfernt er den Katheter und die Schleuse. Die Einstichstelle wird mit einem Druckverband verschlossen.

Weil das Innere der Arterien schmerzunempfindlich ist, werden Sie von der Untersuchung kaum etwas bemerken. Danach müssen Sie ein paar Stunden ruhen und dürfen das Bein nicht anwinkeln, um das Risiko für Nachblutungen an der Einstichstelle zu verringern. Lassen Sie sich darum auch am besten mit dem Auto abholen. Damit die Wunde nicht wieder aufbricht, sollten Sie Ihre Leiste zudem für eine paar Tage nicht belasten, also nichts Schweres heben oder tragen.

Ergebnisse und Einsatzgebiete
Mit einer Koronarangiographie können Ärzte feststellen,

- ob und wo sich Verengungen und Ablagerungen in den Herzkranzgefäßen befinden, wie dick die Ablagerungen sind und wie stark sie den Blutfluss behindern
- ob sich alle Teile des Muskels der linken Herzkammer zusammenziehen oder Narben im Muskel die Kontraktionen beeinträchtigen
- ob die linke Herzkammer krankhaft erweitert ist
- ob das Blut richtig in den Körper gepumpt wird
- ob sich beide Klappen der linken Herzhälfte richtig schließen oder ob Blut zurückfließt und wenn ja, wie viel
- ob an der Aorta oder der Herzwand Ausbuchtungen entstanden sind.

Entsprechend gilt eine Koronarangiographie nach wie vor als Goldstandard bei Hochrisiko-Patienten und bei:

- drohendem Herzinfarkt/instabiler Angina Pectoris
- akutem Herzinfarkt
- Beschwerden nach Herzinfarkt
- erheblicher Beeinträchtigung der normalen körperlichen Aktivität durch Angina Pectoris
- schweren Beeinträchtigungen in Belastungs-Tests
- erneuten Beschwerden nach einem Eingriff am Herz.

An ihre Grenze stößt die Koronarangiographie bei den gefährlichen, flachen und weichen Ablagerungen. Die Untersuchung kann nicht alle von ihnen aufzeigen. Zudem ist es noch unmöglich, zu beurteilen, ob Plaques stabil sind oder aufzubrechen drohen.

Risiken und Einschränkungen

Insgesamt tritt bei knapp einer von hundert Herzkatheteruntersuchungen eine der

VERGLEICH DER UNTERSUCHUNGSMETHODEN

Zum Vergleich: Die durchschnittliche jährliche Strahlenbelastung durch natürliche Quellen in Deutschland liegt bei 2 mSv.
Ein Hin- und Rückflug nach New York (ca. neun Stunden Flugzeit) belastet mit 0,1 mSv.

	Kardio-CT	Koronarangiographie
Räuml. Auflösung	bis 0,4 mm	0,2 mm
Strahlenbelastung*	7 – 20 mSv (Kalkbestimmung 1 – 3 mSv)	2 – 7 mSv
Invasiv („blutig")	–	+
Möglichkeit zum therapeutischen Eingriff	–	+
Kosten	500 – 700 Euro**	ca. 500 Euro
Kontrastmittelmenge	90 bis 140 ml	30 bis 60 ml
Dauer	~ 10 Minuten	~ 20 Minuten
Schwere Komplikationen	selten***	< 1 Prozent

* Durchschnittswerte, abhängig vom CT-Gerät (z. B. gängige 64-Zeilen-Geräte ca. 12 – 20 mSv, hochmoderne 256-Zeilen-Geräte ca. 1 – 3 mSv), ** keine übliche Kassenleistung, *** nur durch Kontrastmittel

folgenden, mitunter tödlichen Komplikationen auf

- Herzinfarkt
- Schlaganfall
- Kammerflimmern.

Das höchste Risiko tragen Patienten, deren Herzen bereits schwere Schäden haben (z. B. durch zurückliegende Infarkte) oder deren Arterien eine starke Verkalkung aufweisen. Gerade bei ihnen ist eine Behandlung aber am dringendsten nötig und sie profitieren am meisten von ihr. Weiter kann es zu leichteren Schwierigkeiten kommen (z. B. unbedenkliche Herzrhythmusstörungen, Probleme an der Einstichstelle, Nebenwirkungen durch jodhaltige Kontrastmittel). Vorsorge kann viele Schwierigkeiten verhindern. Informieren Sie Ihren Arzt über alle Krankheiten und Allergien.

KHK: Koronarangiographie sinnvoller als CT
Verglichen mit der Koronarangiographie ist die CT schneller, leichter verfügbar und unblutig. Dafür liefern übliche Kardio-CT ungenauere Bilder, benötigen mehr Kontrastmittel und in der Regel auch höhere Strahlendosen (siehe Tabelle). Entscheidend ist jedoch, dass im Lauf einer CT keine Schäden behoben werden können. Findet sich dabei eine gefährliche Verengung der Herzkranzgefäße, ist anschließend eine Koronarangiographie mit PTCA (Seite 129) nötig, um das Gefäß zu weiten. Mit der Koronarangiographie ließe sich dies sofort in Angriff nehmen.

NUKLEARMEDIZINISCHE VERFAHREN

Nuklearmedizinische Verfahren arbeiten mit radioaktiv markierten Substanzen (Tracern). Die funktionell bildgebenden Verfahren zeigen auf, wie gut bestimmte Vorgänge im Stoffwechsel ablaufen – am Herz also speziell, welche Bereiche des Muskels noch ausreichend mit Blut versorgt werden.

Myokardszintigraphie
Bei einer Myokardszintigraphie (Myokard-Perfusions-Szintigraphie, MPS) wird zuerst das Herz belastet (entweder durch Ergometertraining oder Medikamente). An-

schließend bekommen die Patienten in eine Vene einen radioaktiven Tracer gespritzt – meist Technetium-m99, seltener Thallium-201. Die Tracer senden Gammastrahlen aus und gelangen übers Blut ins Herz. Je besser es durchblutet ist, desto mehr Tracer, also Radioaktivität, reichert sich im Muskelgewebe an. Mit Kameras, die Gammastrahlen abbilden, und einer speziellen Technik (SPECT, single photon emission computed tomography) entstehen so Schnittbilder und dreidimensionale Abbildungen. Damit können Ärzte die Durchblutung des Herzens in Ruhe mit

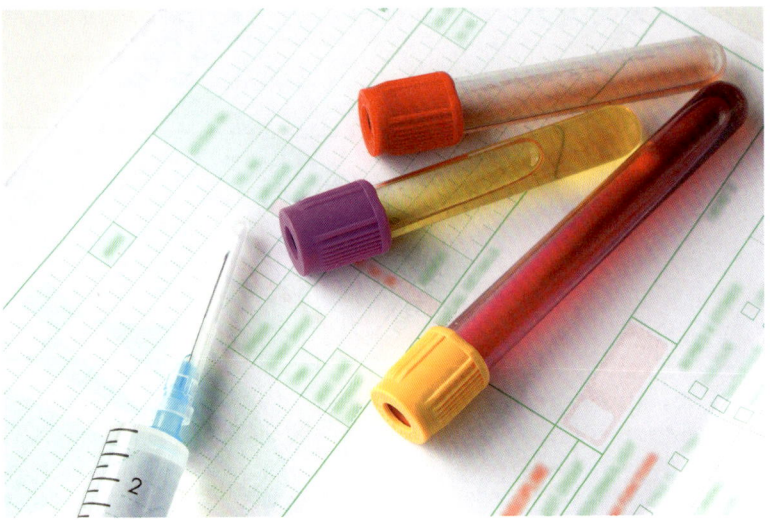

der unter Belastung vergleichen: Gut durchblutete Stellen erscheinen auf den Abbildungen in hellen Farbstufen, schlecht durchblutete dagegen dunkel bis schwarz. An Bereichen des Herzmuskels, die in Ruhe hell, unter Belastung aber dunkel sind, liegen wahrscheinlich Verengungen der Herzkranzgefäße vor. Dagegen können tote Zellen keine Radioaktivität mehr aufnehmen. Daher sehen Infarktnarben schon in Ruhe dunkel aus. Die Myokardszintigraphie eignet sich dazu,

- einen Verdacht auf KHK bei mittlerer Wahrscheinlichkeit zu prüfen
- festzustellen, ob oder wie stark nachgewiesene Verengungen der Herzkranzgefäße die Durchblutung behindern
- totes Narbengewebe zu erkennen und von lebendem zu unterscheiden.

Nutzen und Risiken

Mit der Methode können Ärzte eine KHK bei Verdacht gut ausschließen. Spezielle Varianten erlauben es, auch die Herzfunktion bis zu einem gewissen Grad zu beurteilen. Das Verfahren ist nicht invasiv, weniger belastend als eine Koronarangiographie, gilt aber als ungenauer und unzuverlässiger. Es bildet nur die regionale

Durchblutung einzelner Herzbereiche ab. Eine Myokardszintigraphie dauert vier bis fünf Stunden. Ihr Wert und die radioaktive Belastung werden sehr unterschiedlich eingeschätzt. Die Einzeldosis liegt auf jeden Fall im Bereich einer CT. Untersuchungen mit Technetium-m99 belasten weniger als solche mit Thallium-201. In der Schwangerschaft und Stillzeit sollte keine Myokardszintigraphie stattfinden. Für eine bestimmte Zeit gelangt Radioaktivität in die Muttermilch. Zusätzlich sind die Risiken zu beachten, die mit der körperlichen Belastung (vgl. Belastungs-EKG, Seite 85) beziehungsweise mit der durch Medikamente (vgl. Kasten Seite 88) verbunden sind.

Positronen-Emissions-Tomographie

Die Positronen-Emissions-Tomographie (PET) funktioniert im Kern wie die Szintigraphie mit SPECT. Doch die PET kommt mit weniger Radioaktivität aus, besitzt eine bessere Bildqualität und räumliche Auflösung. Statt Gammastrahlen setzen die eingesetzten radioaktiven Substanzen hier Positronen aus. Das Verfahren ist teuer und aufwendig. Bei Herzuntersuchungen kommt es nur sehr selten zum Einsatz.

BILD Mit Blutuntersuchungen kann man viele Erkrankungen erkennen und oft auch Rückschlüsse auf ihre Ursachen ziehen.

LABORUNTERSUCHUNGEN UND -WERTE

Je nachdem, wie lange Ihre letzte Blutuntersuchung zurückliegt, werden nur fehlende Tests nachgeholt oder ein komplettes Blutbild gemacht. Eine Blutuntersuchung gibt Auskunft über Sauerstofftransport, Immunabwehr und Blutgerinnung und umfasst Werte zu Blutplättchen, roten und weißen Blutkörperchen. Das große Blutbild (Differentialblutbild) unterscheidet zusätzlich, aus welchen Untertypen sich die weißen Blutkörperchen zusammensetzen. Das spielt eine Rolle bei Entzündungen, Infektionen und Blutkrankheiten. Andere Werte zeigen an, ob das Blut zu viel oder zu wenig Fette, Zucker und Mineralien enthält oder ob Leber und Nieren gut arbeiten. Sie können auf Krankheiten wie Diabetes, Blutgerinnungsstörungen oder Nierenfunktion, Entzündungen (z. B. am Herzmuskel) und einen ungesunden Lebenswandel hinweisen. So erhalten Ärzte einen Eindruck davon, wo Ursachen der HKL-Erkrankung eines Patienten liegen könnten, ob Organe geschädigt sind, welche Risikofaktoren die größte Rolle spielen und welche Vorbeugemaßnahmen oder Behandlungen den größten Erfolg versprechen. Labortests können auch spezielle Fragen zu HKL-Erkrankungen beantworten. Wenn Herzzellen akut zugrunde gehen wie bei einem Herzinfarkt, treten einige ihrer Inhaltsstoffe ins Blut über. Dort können Ärzte dann erhöhte Aktivitäten oder Konzentrationen messen. Meistens schauen sie auf diese Moleküle:

- Troponin I und Troponin T (kardiales Troponin): Erhöhte Werten zeigen selbst kleine Herzmuskelschädigungen sicher an. Besonders die Ergebnisse neuerer Tests auf Troponin T gelten als sehr spezifisch. Messungen finden bei Herzinfarkt zur Diagnose, Verlaufs- und Therapiekontrolle, bei Verdacht auf Herzinfarkt oder Herzmuskelentzündung und zur Risikoabschätzung bei instabiler Angina Pectoris statt.
- Kreatinkinase (CK): Eine Form des Enzyms, die CK-MB, kommt nur im Herzmuskel vor. Eine erhöhte Aktivität im Blut weist auf eine Schädigung des Muskels hin. Zur Verlaufskontrolle nach einem Infarkt oder bei Verdacht auf einen Infarkt beobachten Ärzte häufig, wie sich Verhältnis der CK-MB-Aktivität zur Gesamt-CK-Aktivität mit der Zeit ändert.
- Alpha-Hydroxybutyrat-Dehydrogenase (HBDH): Einige Stunden nach Herzinfarkten oder Herzmuskelentzündungen steigt unter den Aktivitäten aller Formen der Laktat-Dehydrogenase besonders die der HBDH im Blut an. Speziell die erhöhte Aktivität einer HBDH-Unterform (LDH-1) lässt sich teils mehrere Wochen nachweisen. Sie dient oft zur Spätdiagnostik kürzlich erlittener Herzinfarkte.
- Myoglobin: Erhöhte Blutwerte dieses Muskelproteins können auf mögliche Herzinfarkte hindeuten, aber genauso auf Schäden an anderen Muskeln oder auf Alkoholvergiftungen. Daher bevorzugen Ärzte heute meist andere Messungen.

■ GOT (Glutamat-Oxalazetat-Transaminase, auch Aspartat-Aminotransferase): Das Enzym GOT kommt zusammen mit der Glutamat-Pyruvat-Transaminase (GPT, auch Alanin-Aminotransferase) hauptsächlich in Leber, Herz und Skelettmuskeln vor. Bei Herzinfarkten und Herzmuskelentzündungen steigt der GOT-Wert deutlich stärker an als der von GPT, bei Lebererkrankungen erhöhen sich beide Werte gleich.

■ GPBB (Glykogenphosphorylase BB): Das Enzym, das nur in Herz und Gehirn vorkommt, gelangt sehr schnell ins Blut, wenn Zellen im Herzmuskel absterben. GPBB-Werte sollen frühe Marker für Herzinfarkte sein. Allerdings müssen Studien die Bedeutung und Zuverlässigkeit der recht jungen Tests noch untermauern. Sie könnten auch zur Diagnose einer instabilen Angina Pectoris dienen. GPBB aus dem Gehirn erreicht wegen der Blut-Hirn-Schranke das Körperblut nicht.

■ NT-proBNP (N-Terminal pro-Brain Natriuretic Peptide): Der Wert dieses Fragments des Hormons BNP (Brain Natriuretic Peptide) steigt schon im frühen Stadium der Herzinsuffizienz an und weist sie unabhängig von der Ursache nach.

■ C-reaktives Protein (CRP): Der CRP-Wert kann durch viele Umstände ansteigen, z. B. bei Entzündungen, Infektionen, akuten Verletzungen, Erkältungen, leichten Wunden, Rheuma, Einnahme bestimmter Medikamente, Rauchern, Übergewicht und Ausdauersport. Fehlen solche Auslöser, können erhöhte CRP-Werte aber auch ein erhöhtes Herzinfarktrisiko bedeuten.

■ Lipoprotein a [LP(a)]: Die Substanz ist verwandt mit den LDL-Lipoproteinen und bildet eine Art Bindeglied zwischen Blutfetten und Blutgerinnung. Erhöhte Werte, die häufig genetisch bedingt sind, bedeuten eine erhöhte Anfälligkeit für Gefäßerkrankungen. Sie lassen sich nicht durch die Ernährung beeinflussen und nur schwer mit Medikamenten oder aufwendigen Blutreinigungsverfahren senken.

■ MMX (Multimarkerindex): Der MMX setzt sich aus Werten für vier Eiweiße zusammen (Brain Natriuretic Peptide, Matrix-Metallo-Proteinase 9, Gliazelleiweiß S100 und D-Dimer). Mit dem MMX lassen sich manchmal Hinweise auf einen Schlaganfall gewinnen.

■ Homozystein (Hcy): Die Aminosäure kommt als Stoffwechselprodukt im Körper vor. Genetische Faktoren, Medikamente, Mangel an B-Vitaminen, Schilddrüsenunterfunktion und andere Umstände können überhöhte Hcy-Werte verursachen. Sie zeigen bei Menschen mit bekannter KHK erhöhte Risiken für Gefäßverengungen, Thrombosen in Arterien, Herzinfarkte und Schlaganfälle an. Vermutlich steigt Homocystein aber infolge von HKL-Erkrankungen. Hohe Spiegel führen also nicht zu einem höheren Risiko, sondern zeigen wohl nur das vorhandene an. Der Test ist keine Routineuntersuchung.

INFO   Werte der wichtigsten Blutfette

Fette im Blut sind lebenswichtig. Aber zu viel davon kann Ihre Arterien gefährden. Der Wert eines einzelnen Fettes im Blut erlaubt keine gründliche Risikobewertung für HKL-Erkrankungen. Die Ärzte müssen Fettwerte im Zusammenhang mit anderen HKL-Risikofaktoren betrachten. Je mehr davon vorhanden sind, desto tiefer sinken die empfohlenen Werte nach unten. Wenn Sie sich verschiedene Quellen ansehen, werden Sie auf unterschiedliche Angaben stoßen. Die Studien zum Zusammenhang zwischen Blutfetten und HKL-Erkrankungen lassen einen gewissen Spielraum offen. Auch die Normalwerte der verschiedenen Fette (Seite 34) können voneinander und für beide Geschlechter abweichen. Alle Blutfettbestimmungen sollten nach zwölfstündiger Nüchternheit stattfinden. Bei erhöhten Werten sind Kontrollen ratsam.

- **Triglyzeride**: Erhöhte Werte können auf Diabetes, starkem Übergewicht, zu fett- und zuckerreicher Nahrung, Alkoholmissbrauch, Gicht, Nierenfunktionsstörungen, Medikamenten oder anderen Störungen beruhen.
- **Cholesterin**: Für Erwachsene über 30 Jahre ohne Risikofaktoren (z. B. Nikotin, Diabetes, Bluthochdruck) beginnt die Gefahrenzone ab 250 mg/dl.
- **LDL**: Erhöhte Werte treten in der Schwangerschaft auf, können aber auch auf ungesunden Lebenswandel mit Bewegungsmangel und zu reichlicher Nahrung hindeuten. Ebenso kommen chronische Nierenschwäche, chronische Lebererkrankungen, ein schlecht eingestellter Diabetes oder andere Erkrankungen als Ursachen infrage. Überschüssiges, „schlechtes" LDL-Cholesterin kann sich an Arterienwänden ablagern (Seite 21).
- **HDL**: Von den genannten Blutfetten unterscheidet sich der HDL-Wert am stärksten bei Frauen und Männer. Grundsätzlich gilt, je mehr HDL, desto besser. Zu niedrige Werte können von Diabetes, Übergewicht, Bewegungsmangel oder Rauchen herrühren.
- **LDL/HDL-Quotient**: Beim Verhältnis dieser Werte (LDL geteilt durch HDL) gelten Quotienten unter 4 als unbedenklich, falls keine weiteren Risikofaktoren vorliegen. Für viele Ärzte sagt der Quotient am meisten über das Arterioskleroserisiko aus.
- **Richtwerte nach arteriosklerotischen Komplikationen wie Herzinfarkt, Schlaganfall etc.***
- (Gesamt-)Cholesterin unter 180 mg/dl
- LDL unter 100 mg/dl
- HDL über 40 mg/dl
- LDL/HDL-Quotient unter 2

*nach Empfehlungen der Deutschen Gefäßliga e. V.

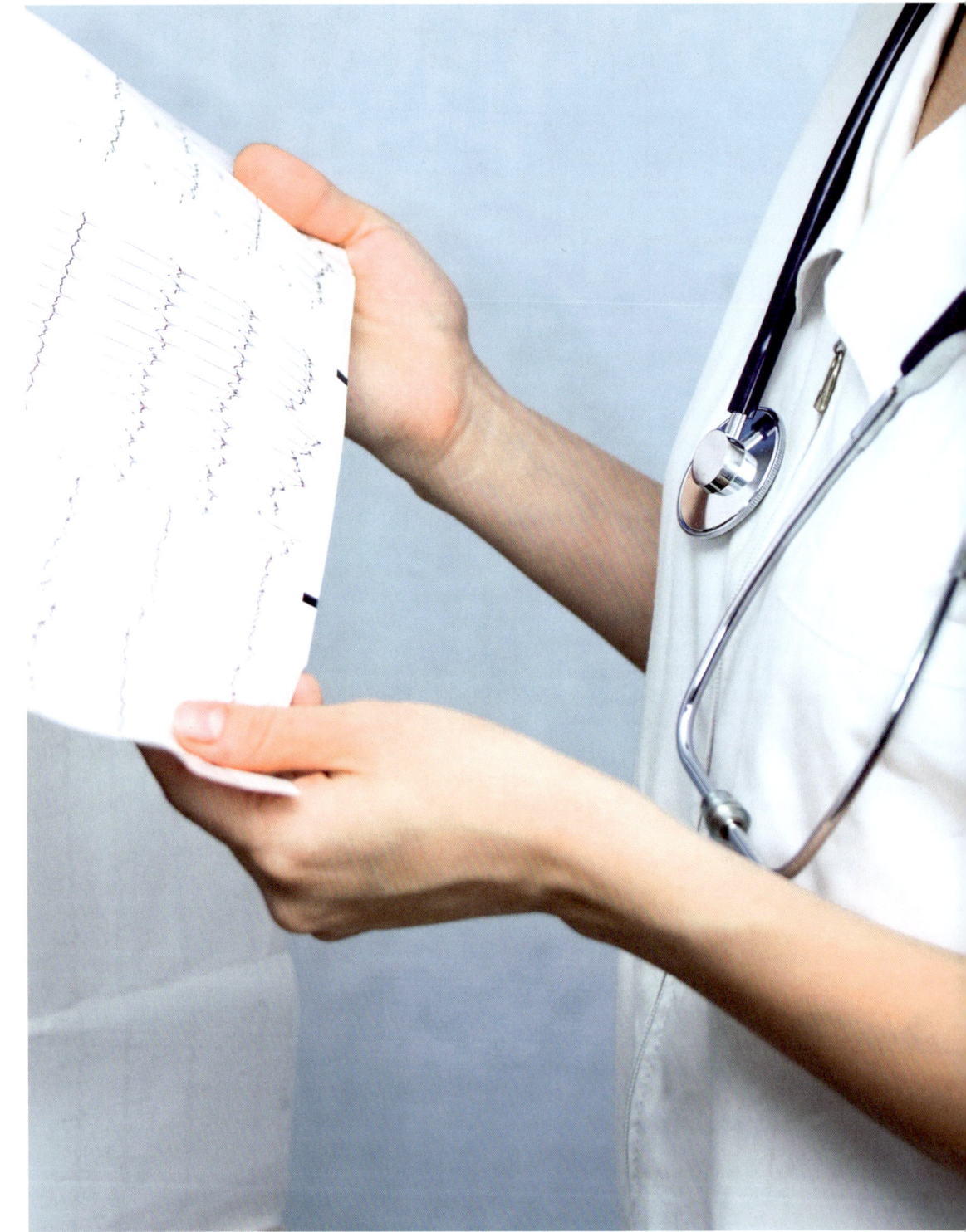

SAUERSTOFF**NOT** IM **HERZ**MUSKEL

Dicke Ablagerungen in den Koronararterien können Sauerstoffmangel im Herzmuskel verursachen. Wenn im Brustkorb dann Schmerzen auftreten spricht man von Angina Pectoris. Sie kann sich lange Zeit kaum verändern, aber sich ebenso schnell verschlechtern und zu lebensbedrohlichen Ereignissen wie Herzinfarkten führen. Je nach Stärke und Dringlichkeit erfolgt die Behandlung mit Medikamenten oder invasiven Eingriffen.

KORONARE HERZKRANKHEIT UND IHRE FOLGEN

Bei der Koronaren Herzkrankheit (Abk. KHK) sind Herzkranzgefäße durch Ablagerungen verengt. Sobald der Gefäßinnenraum um mehr als 70 Prozent verkleinert ist, wird die Sauerstoffversorgung der Herzmuskelzellen knapp und Brustschmerzen treten auf. Dann sprechen Ärzte von Angina Pectoris (vom Lat. angina = Engegefühl, pectus = Brust). Bei der stabilen Form erscheinen Engegefühle und Schmerzen in der Brust nur unter körperlicher Belastung. Der Zustand bleibt erst über lange Zeit gleich. Die Fachleute unterscheiden die stabile Angina Pectoris von jenen Folgen der KHK, die das Leben unmittelbar bedrohen können – vom akuten Koronarsyndrom. Es umfasst die instabile Angina Pectoris (Seite 120), Herzinfarkt (Seite 121) und plötzlichen Herztod

(Seite 146). An Erkrankungen mit Durchblutungsstörungen am Herz stirbt in Deutschland jeder Sechste unabhängig vom Geschlecht.

Stabil oder instabil?

Die Durchblutungsstörungen am Herzmuskel führen zu den typischen Angina-Pectoris-Symptomen:

- Schmerzen und Engegefühl im Brustbereich, meist hinter dem Brustbein oder im linken Brustkorb. Die Schmerzen können auch in Kopf, Unterkiefer, Hals, Genick, den linken Arm, den Rücken und in den Oberbauch ausstrahlen. Viele Betroffene empfinden sie als Brennen, andere als dumpf, stechend, schneidend, drückend oder ziehend. Das Engegefühl kann sich wie ein Band um die Brust legen, Beklemmungen auslösen und den Hals einschnüren.

- Vernichtungsgefühle, nicht genauer lokalisierbare Angst oder Todesangst.
- Luftnot als Folge des beklemmenden Engegefühls, aber teils auch unabhängig davon.
- Schweißausbrüche, Übelkeit

Seltener, aber nicht selten, treten weniger eindeutige Beschwerden auf wie Schwindel, allgemeines Unwohlsein, Magenbeschwerden, Übelkeit, Erbrechen und Verdauungsstörungen.

Frauen leiden etwas häufiger als Männer unter solchen „untypischen" Symptomen (Seite 77) – wie auch ältere Menschen und Diabetiker. Bei ihnen können Symptome sogar gänzlich fehlen (stumme Angina Pectoris, unten). Die wichtigsten Formen sind die stabile und die instabile Angina Pectoris.

Stabile Angina Pectoris – selten unmittelbar gefährlich

Bei stabiler Angina besteht nur selten eine unmittelbare Gefahr für Herzinfarkte. Hier sind die Plaques meist stabil – alt, dick und durch Kalkeinlagerungen verhärtet (Seite 14). Sie reißen nicht so leicht ein, was sonst überraschende Gefäßverschlüsse, also Herzinfarkte, nach sich ziehen kann. Normalerweise lässt sich die Behandlung der stabilen Angina Pectoris also in Ruhe planen und durchführen. Allerdings können auch bei ihr unerwartet Infarkte durch Gefäßverschlüsse auftreten, wenn Blutgerinnsel eingeschwemmt wer-

den oder sich Blutbestandteile an Plaqueoberflächen anhaften. Weiter kann stabile Angina Pectoris gefährlich werden, wenn sie lange unerkannt und unbehandelt bleibt oder wenn sie in die instabile Form übergeht. Die wichtigsten Kennzeichen stabiler Angina Pectoris (oder chronischer KHK) sind:

- Beschwerden treten nur unter körperlicher Belastung oder Stress auf – zumindest zu Anfang der Erkrankung.
- Die Stärke der Beschwerden und der Belastungen, die Beschwerden auslösen, verändert sich über längere Zeit nicht.
- Die Schmerzen und das Engegefühl dauern meist nur Sekunden bis wenige Minuten an.
- Die Beschwerden verschwinden schnell wieder, wenn sich Betroffene ausruhen oder ein Mittel gegen akute Anfälle verwenden (Nitrate, Seite 218).

Instabile Angina Pectoris – hohes Infarktrisiko

Im Vergleich zur stabilen Form der Angina Pectoris ist bei der instabilen Angina Pectoris (IAP) das Herzinfarktrisiko erheblich höher. Sie beruht auf instabilen Plaques, die leicht einreißen (Seite 14). An Einrissen bilden sich Blutgerinnsel, die häufig vollständige Verschlüsse von Koronargefäßen nach sich ziehen: Es kommt zum Herzinfarkt. Typisch für instabile Angina Pectoris (IAP) sind Schmerzen, die lange anhalten, oft stärker werden, gehäuft und oft ohne Anlass auftreten, also auch in Ruhe oder bei geringen Belastungen. Manchmal ähneln die Symptome einem beginnenden Herzinfarkt. Betroffene sollten bei ersten Anzeichen einen Notarzt rufen (siehe unten). IAP kann aus stabiler Angina Pectoris hervorgehen, aber genauso unvermittelt einsetzen. Teils macht sie sich nachts bemerkbar (Liegeangina oder nächtliche Angina). IAP bildet gemeinsam mit Herzinfarkt und plötzlichem Herztod das akute Koronarsyndrom. Die wichtigsten Gefahrensignale sind:

■ Wenn Angina-Pectoris-Beschwerden in Ruhe zum Vorschein kommen und über 20 Minuten anhalten.

■ Wenn Angina-Pectoris-Beschwerden neu, aber gleich sehr stark auftreten und schon durch Bewegungen, die nicht anstrengen, ausgelöst werden (wie bei Schweregrad 3 der stabilen Angina Pectoris).

■ Wenn sich eine stabile Angina Pectoris so verschlechtert, dass sie seit Kurzem zu starken Beschwerden führt (siehe unten).

■ Wenn nach einem überstandenen Herzinfarkt wieder Angina-Pectoris-Beschwerden zurückkehren.

◧ SOFORT DEN NOTARZT (TELEFON 112) RUFEN!

Starke Schmerzen im Brustbereich mit Enge- und Vernichtungsgefühlen, Schweißausbrüchen und Übelkeit zeigen akute, gefährliche Phasen der KHK an. Sie, Ihr Partner, Ihre Freunde oder Kollegen sollten sofort einen Notarzt rufen, wenn solche Beschwerden oder andere Anzeichen erhöhter Gefahr auftreten – also, wenn

■ Sie zum ersten Mal im Brustkorb Schmerzen mit Engegefühl, Todesangst, Schweißausbrüchen oder anderen genannten Symptomen spüren und diese länger anhalten

■ bei Ihnen eine KHK diagnostiziert wurde, aber die Beschwerden, die Sie kennen, nicht innerhalb von 20 Minuten verschwinden, obwohl Sie sich ausruhen, also nicht anstrengen

■ bei Ihnen Angina Pectoris diagnostiziert wurde, aber Schmerzattacken immer häufiger wiederkehren

■ die typischen Beschwerden plötzlich auch bei sehr geringen Belastungen, in Ruhe oder nachts auftreten

■ Sie zur Besserung akuter Anfälle immer mehr Ihres Mittels (Nitrate, Seite 218) benötigen oder das Mittel die Beschwerden nicht innerhalb von fünf Minuten deutlich lindert.

Andere Formen der Angina
Gelegentlich heißt Angina Pectoris auch nach Situationen, in denen Beschwerden auftreten – also etwa Belastungs-Angina, Kälte-Angina oder Ruhe-Angina. Eine weitere Unterform ist Stumme Angina Pectoris (stumme Durchblutungsstörung, auch asymptomatische KHK). Sie ruft keine Symptome hervor oder höchstens geringere Leistungsfähigkeit. Sie ist selten außer bei älteren Menschen und Diabetikern, die wegen Nervenschäden oft weniger oder keine Schmerzen empfinden. Manchmal bezeichnen Ärzte eine IAS im Vorfeld eines Herzinfarkts als Präinfarkt-

BILD Beim Abhorchen können Ärzte ungewöhnliche Herz- und Lungengeräusche feststellen.

angina. Bei einer Postinfarktangina haben Patienten nach Herzinfarkten noch Angina-Beschwerden.

Risikofaktoren und Vorbeugung

Die Risikofaktoren für KHK und sind alte Bekannte. Abgesehen von männlichem Geschlecht und Alter sind die bedeutendsten: Rauchen, falsche Ernährung, Diabetes, Bluthochdruck, Bewegungsmangel, starkes Übergewicht, Fettleibigkeit, Fettstoffwechselstörungen (Hyperlipidämie), familiäre Veranlagung und psychosoziale Belastungen (z. B. Stress).

STABILE ANGINA PECTORIS

Stabile Angina Pectoris ist vielfach das erste Symptom einer KHK. Im Lauf der Jahre wachsen Herzkranzgefäße ganz langsam durch Ablagerungen zu. Wenn eine, zwei oder alle drei Herzkranzarterien (Ein-, Zwei-, Dreigefäßkrankheit) zu mindestens 70 Prozent verengt sind, verursachen Durchblutungsstörungen bei Belastung Sauerstoffmangel im Herzmuskel. Das Blut kann dann nicht mehr alle Abfälle der Muskelzellen abtransportieren. Sie bleiben liegen und das Muskelgewebe übersäuert. Es beginnt in typischer Weise zu schmerzen. Später führen immer geringere Belastungen zu Beschwerden. Weil sich stabile Angina Pectoris meist über Jahre entwickelt, bleibt dem Körper oft genug Zeit, um Kollaterale auszubauen oder anzulegen. Er bewahrt damit die Blutversorgung des Herzmuskels zumindest teilweise.

Stadien der stabilen Angina Pectoris

Nach der Höhe und Dauer der Belastungen, die Schmerzen in der Brust hervorrufen, unterteilt sich stabile Angina Pectoris in vier Schweregrade:

- 1: Alltägliche Tätigkeiten wie Laufen oder Treppensteigen rufen keine Beschwerden hervor. Sie erscheinen nur bei plötzlichen, extremen (z. B. Klettern, schweres Heben, Rennen) oder sehr langen Belastungen.
- 2: Schmerzen stellen sich bei alltäglichen Tätigkeiten mittlerer Anstrengung ein (z. B. schnelles Laufen, Bergaufgehen, körperliche Aktivitäten nach dem Essen oder in Kälte) oder in Situationen, die emotional belasten.
- 3: Bewegungen, die kaum oder nicht anstrengen, lösen in diesem Stadium Schmerzen aus (z. B. normales Gehen, Ankleiden, Treppensteigen). Alltägliche und berufliche Tätigkeiten sind nur stark eingeschränkt möglich.
- 4: Selbst in Ruhe und bei geringsten körperlichen Belastungen machen sich Schmerzen breit. Alltägliche Aktivitäten sind nicht mehr möglich.

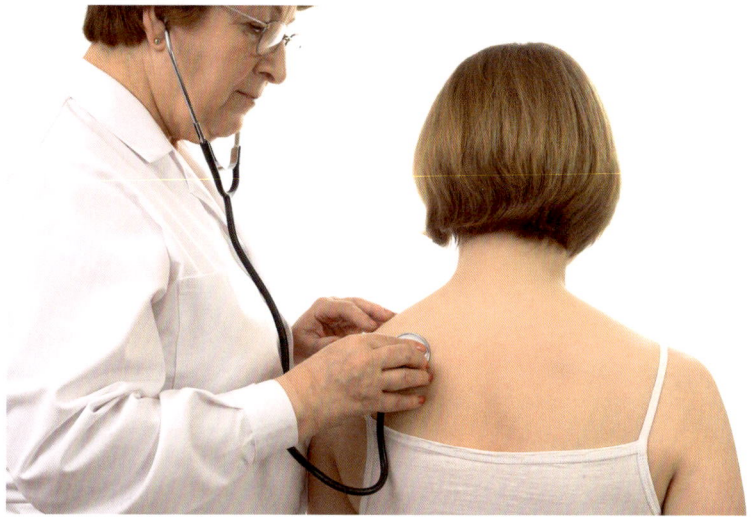

Lebensqualität und Verlauf bei stabiler Angina Pectoris

Bewegungsfreiheit und Lebensqualität können durch Angina Pectoris gehörig abnehmen. Das Herzinfarktrisiko ist individuell verschieden. Durch Herzschwäche (Seite 185) und mit zunehmender Stärke der Schmerzen steigt das Risiko am stärksten.

Großen Einfluss haben auch Alter, Geschlecht und Lebensstil. Zusätzliche Gefäßerkrankungen im Gehirn, den Beinen oder Nieren, Erkrankungen der Lunge, chronische, entzündliche Krankheiten, Diabetes und bestimmte Auffälligkeiten im Ruhe-EKG (Seite 85) erhöhen das Risiko ebenfalls.

Diagnose der stabilen Angina Pectoris

Die typischen Anzeichen bringen Ärzte normalerweise sofort auf die richtige Spur. Sie sollten im Eingangsgespräch möglichst genaue Angaben machen können über

- Art, Dauer, Stärke und Häufigkeit Ihrer Beschwerden
- Situationen, in denen Ihre Beschwerden auftreten
- Ihren Lebensstil und Ihr Lebensgefühl: Treiben Sie Sport? Rauchen Sie? Stehen Sie im Moment unter Stress oder belasten Sie irgendwelche Sorgen?
- nahe Verwandte, die KHK oder andere HKL-Erkrankungen haben
- Heilmittel, die Sie häufig nehmen; akute und chronische Erkrankungen.

Sprechen Sie beim Arzt auch an, wenn Ihnen die Schmerzen oder Untersuchungen Angst machen. Er kann Ihnen einige Sorgen abnehmen, indem er Sie ausführlich aufklärt und vorbereitet.

Grundlegende Untersuchungen: körperlich, labormedizinisch und technisch

Bei der körperlichen Untersuchung hören Ärzte Herz und Lunge auf ungewöhnliche Geräusche ab. Sie halten Gewicht und Größe fest, tasten Organe auf ihre Größe ab, messen Blutdruck und lassen ein paar Blutwerte ermitteln, um Risikofaktoren abzuklären. Bei allen unklaren Beschwerden in der Brust sollte ein Ruhe-EKG mit 12 Ableitungen stattfinden. Hilft das Ergebnis nicht weiter, steht als Nächstes meist ein Belastungs-EKG (Seite 86) an, falls möglich. Es liefert oft gute Hinweise bei Sauerstoffmangel im Herzmuskel. Um die Herz-

BILD Die verschiedenen bildgebenden Verfahren leisten bei der Diagnose einer Angina Pectoris gute Dienste.

funktion zu beurteilen, findet häufig noch eine Echokardiographie (Seite 88) statt. Wenn klare Zeichen für Engstellen in Herzkranzgefäßen sprechen, müssen diese nun lokalisiert werden (unten). Besteht dagegen ein Verdacht, dass Herzgefäße akut durch Blutgerinnsel blockiert sind, ordnen Ärzte meist sofort Herzkatheteruntersuchungen an. Damit lassen sich Blockaden und Engstellen erkennen und gleich anschließend beseitigen (Seite 98).

Doch die Reihenfolge der Untersuchungen ändert sich, wenn Patienten nicht belastbar sind – also Belastungs-EKGs unmöglich sind, sie nur unklare Befunde abwerfen oder andere Untersuchungen (z. B. Ruhe-EKG) Auffälligkeiten ergeben, die besondere Abklärung erfordern. Dann richtet sich die weitere Diagnostik nach den Besonderheiten der einzelnen Patienten.

Spezielle Untersuchungen

Um Engstellen zu finden, Schweregrad, Lage, Herzdurchblutung und Herzarbeit zu untersuchen und ältere Infarktnarben am Herzmuskel zu erkennen, stehen einige bildgebende Verfahren zur Verfügung. Die Auswahl der besten Methode hängt von mehreren Kriterien ab:

■ Was soll es zeigen? Die einzelnen Verfahren stellen verschiedene Körperstrukturen (z. B. Muskeln, Gefäße) und Vorgänge (z. B. den Blutfluss im Herzen) unterschiedlich detailliert dar.

■ Soll im Lauf der Untersuchung die Möglichkeit für einen Eingriff bestehen?

Dann greifen Ärzte meist zu Katheterverfahren.

■ Ist das Verfahren gut in einer Klinik verfügbar und sind die Ärzte dort geübt mit ihm? Von ihrer Erfahrung – davon, was sie auf den Aufnahmen erkennen können, hängt auch die Aussagekraft ab.

■ Welchen Aufwand, welche Belastungen und welche Komplikationsrisiken bringt es für Patienten mit?

Bereden Sie mit Ihrem Arzt, was die Untersuchung zeigen soll und welche Gefahren sie birgt. Speziell invasive Verfahren sollten gründlich abgesprochen werden.

Nichtinvasive bildgebende Verfahren

Vor invasiven, bildgebenden Verfahren setzen Ärzte eher nichtinvasive ein. Davon bieten sich je nach Anforderung zur Diagnose der stabilen Angina Pectoris oft diese an:

■ Stress-Echokardiographie (Seite 89) mit körperlicher oder medikamentöser Belastung

■ Myokardszintigraphie (Seite 101) mit/ohne körperliche oder medikamentöse Belastung

■ Magnetresonanztomografie des Herzens (Herz-MR oder CMR, Seite 90) mit/ohne medikamentöse Belastung (Stress-MR, Seite 93)

■ Myokard-Perfusions-MR mit medikamentöser Belastung (spezielle nichtradioaktive Herz-MR zur Untersuchung der Durchblutung der Herzhohlräume, ähnlich der radioaktiven Myokard-Perfusions-Szintigraphie, Seite 101)

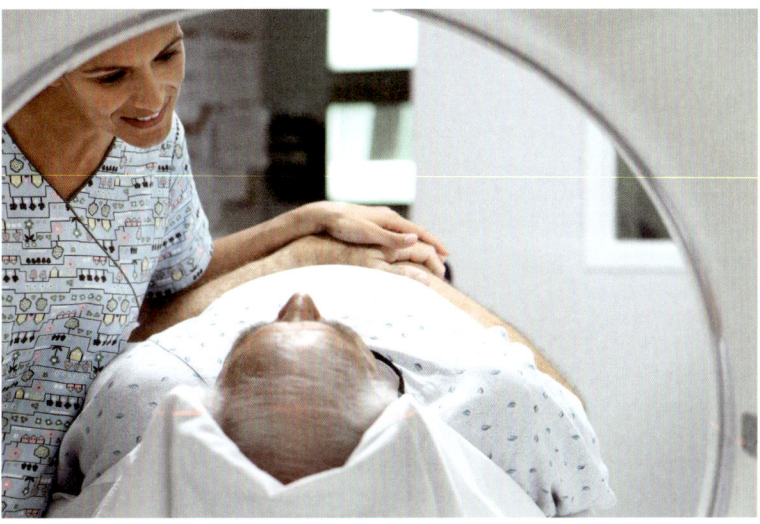

Invasive bildgebende Verfahren

Als invasive bildgebende Methode kommt mit Abstand am häufigsten das Katheterverfahren der Koronarangiographie (Seite 98) zum Einsatz.

Die medizinischen Fachgesellschaften empfehlen es, wenn

- Patienten trotz korrekter medikamentöser Therapie weiterhin unter starker Angina Pectoris (Schweregrade 3 und 4) leiden
- nichtinvasive Untersuchungen unabhängig von der Schwere der Angina Pectoris darauf hinweisen, dass am Herz krankhafte Veränderungen vorhanden sind
- ein akutes Koronarsyndrom (Seite 117) oder Herzinsuffizienz (Seite 185) vorliegen oder Patienten einen plötzlichen Herzstillstand (Seite 146) oder Vorhofflimmern (Seite 187) überstanden haben.

Dagegen lehnen die Fachleute eine diagnostische Koronarangiographie ab, wenn

- das voraussichtliche Risiko höher ist als der Nutzen
- nichtinvasive Verfahren nur eine geringe KHK-Wahrscheinlichkeit ergeben
- stabile Angina Pectoris gut auf Medikamente anspricht und kein klarer Nachweis von Durchblutungsstörungen vorliegt

- nach Eingriffen (Seite 129 ff.) die Symptome weg sind und nichtinvasive Verfahren keine Durchblutungsstörungen aufzeigen
- Patienten weiterführende Behandlungen, also Eingriffe, ablehnen.

Behandlung stabiler Angina Pectoris

KHK ist nicht heilbar. Wenn Medikamente oder Eingriffe die Beschwerden abgestellt haben, sind die Herzkranzgefäße trotzdem weiterhin verkalkt. Doch die richtige Therapie schwächt Symptome ab, steigert oder erhält die körperliche Belastbarkeit, lindert psychische Begleiterscheinungen und verhindert Komplikationen: Lebensqualität und Lebenserwartung von Patienten können sich denen von Gesunden annähern. Die Schwere der Symptome entscheidet über die Art der Behandlung. Sie steht bei stabiler Angina Pectoris auf drei Säulen:

- Vorbeugung und Risiko-Minimierung (Risiko-Management): Patienten sollen Risikofaktoren (z. B. Übergewicht, Bluthochdruck) durch Umstellungen im Lebensstil und Medikamente ausschalten. Damit beugen sie dagegen vor, dass die Erkrankung sich verschlechtert, trotz geeigneter Medikamente zurückkehrt oder zu Herzinfarkten, anderen Komplikationen und Todesfällen führt.

- **Medikamente:** Die Mittel sollen akute Beschwerden bessern, ihr Auftreten und Komplikationen verhindern, das Herz entlasten und Arteriosklerose abbremsen.
- **Eingriffe:** Aufdehnen und Abstützen von Engstellen oder Bypassoperationen sollen Schäden an Herzgefäßen mildern, die Durchblutung des Herzmuskels verbessern und die Gefahr für lebensbedrohliche Ereignisse verringern.

Vorbeugung und Risiko-Management

Um gefährlichen Folgen der stabilen Angina Pectoris vorzubeugen, ist es unverzichtbar, dass Patienten ihren Lebenswandel ändern. Ausführliche Informationen dazu finden Sie in Kapitel 1 und im Abschnitt „Wie geht es weiter: Das Leben danach" (Seite 142). Auch ärztliche Beratungen und Schulungen können Wissen vertiefen und Anregungen liefern, wie sich der Lebensstil im Alltag verbessern lässt. Wer alle Möglichkeiten konsequent nutzt, erhöht seine Leistungsfähigkeit und die Chancen, nicht an KHK zu sterben.

- **Übergewicht:** Patienten mit BMI (Seite 29) von 27 bis 35 sollten ihr Gewicht innerhalb der nächsten sechs Monate um 5–10 Prozent senken, solche mit BMI über 35 um mehr als 10 Prozent.
- **Bewegung:** Regelmäßiges Ausdauertraining von je 15 bis 60 Minuten 3- bis 7-mal wöchentlich ist empfohlen, wobei

40 bis 60 Prozent der Leistungsfähigkeit erreicht werden sollten, ohne dass Durchblutungsprobleme am Herz auftreten.

- **Rauchen:** Sollte vollständig beendet werden (Seite 46).
- **Ernährung:** Sie sollte vernünftig umgestellt werden (Seite 32).
- **Alkohol:** Darf in kleinen Mengen (Frauen < 20 Gramm/Tag, Männer <30 Gramm/Tag) genossen werden, wenn keine medizinischen Gründe dagegen sprechen. Ärzte sollten über den Alkoholkonsum Bescheid wissen.
- **Stress, emotionale Belastung:** Seelische Belastungen können eine KHK verschlechtern. Betroffene sollten mit ihren Ärzten darüber reden. Psychotherapeutische Gespräche können hilfreich sein. Manchmal sind Medikamente nötig.
- **Fettstoffwechselstörung:** Bei klar erhöhten LDL-Cholesterinwerten sollten Statine (Seite 204) zur Fettsenkung eingenommen werden.
- **Bluthochdruck:** Blutdruckwerte über 140/90 mmHg sollten mit wirksamen Medikamenten auf Werte zwischen 120–140/70–90 mmHg gesenkt werden. Niedrigere Werte haben sich als ungünstig erwiesen.
- **Diabetes:** Patienten mit Diabetes sollten ihren Blutzucker möglichst normalisieren. Für sie ist weiter besonders wichtig, Übergewicht abbauen und überhöhte Blutfettwerte senken.

Behandlung mit Medikamenten: Nitrate

Nitrate (auch Nitropräparate, Seite 218) besitzen eine Sonderstellung: Sie helfen gegen akute Schmerzen bei stabiler Angina Pectoris und beugen Schmerzattacken vor. Nitrate verbessern die Durchblutung, die Sauerstoffversorgung des Herzmuskels und entlasten das Herz. Zwei Nitrate, Glyzeroltrinitrat (Nitroglyzerin) und Isosorbiddinitrat (Abk. ISDN), kommen als Sprays oder Flüssigkeitskapseln zum Zerbeißen bei akuten Anfällen zum Einsatz. Sie wirken sehr rasch über die Mundschleimhaut, so dass die Schmerzen und das Engegefühl üblicherweise in weniger als drei Minuten verschwinden.

■ Patienten mit stabiler Angina Pectoris sollten jederzeit ein Nitro-Präparat griffbereit haben! Nachts sollte es auf dem Nachttisch stehen und bei Unternehmungen in der Tasche mit dabei sein.

■ Nitrate wirken am besten, wenn Sie die Mittel gleich am Anfang eines Anfalls einsetzen. Lieber einmal zu viel als einmal zu wenig.

■ Der Inhalt zerbissener Kapseln sollte unter der Zunge oder in der Backentasche einwirken. Die Hülle spucken Sie aus. Während Sprühstößen mit dem Spray sollten Sie nicht einatmen.

■ Bei starken Anfällen können Sie diese Mittel mehrfach im Abstand von etwa fünf Minuten anwenden. Tritt nach drei aufeinander folgenden Behandlungen innerhalb von 15 Minuten keine Besserung ein, sollten Sie sofort einen Notarzt rufen (Telefon 112), weil möglicherweise ein Herzinfarkt eingetreten ist.

■ Um möglichen Anfällen kurzfristig vorzubeugen, können Sie Sprays und Zerbeißkapseln auch 5 bis 10 Minuten vor belastenden Situationen anwenden.

Andere Nitrate (Isosorbidmononitrat, Abk. ISMN, und Pentaerythrityltetranitrat) wirken langsamer. Sie dienen der langfristigen Vorbeugung.

Behandlung mit Medikamenten: Weitere

Andere Medikamente beugen hauptsächlich dagegen vor, dass stabile Angina Pectoris zu schweren oder sogar tödlichen zu Folgen führt (Akutes Koronarsyndrom, unten). Weil die Patienten aber nicht dauernd Schmerzen haben, vergessen sie oft, diese Mittel einzunehmen. Manche setzen sie ganz ab. Das ist riskant: Zahlreiche Studien haben bewiesen, dass eine regelmäßige Einnahme die Lebenszeit verlängert und Herzinfarkte verhindert. Wer lax mit seinen Mitteln umgeht, setzt einiges aufs Spiel.

 Nach den Empfehlungen der medizinischen Fachgesellschaften sollten alle Patienten mit stabiler Angina Pectoris Thrombozytenaggregationshemmer, Betablocker und Statine erhalten. Wenn die Mittel bei Ihnen Nebenwirkungen auslösen, sollten Sie darüber mit Ihrem Arzt sprechen. Meist bieten sich Alternativen an. Angaben zu Wirksamkeit, Einnahme und Risiken finden Sie ab Seite 203.

■ Thrombozytenaggregationshemmer verhindern, dass Blutplättchen sich zusammenlagern, etwa in geschädigten Herzkranzgefäßen, die dadurch verstopfen können. Als erste Wahl gilt Acetylsalicylsäure (ASS) vor Clopidogrel.

■ Betablocker entlasten das Herz, indem sie den Blutdruck senken und den Herzschlag verlangsamen. Sie verringern wahrscheinlich die Risiken der stabilen Angina Pectoris und gelten hier als erste Wahl zur Blutdrucksenkung. Der Sauerstoffbedarf des Herzens nimmt ab, seine Belastbarkeit nimmt zu.

■ Statine (HMG CoA Reduktasehemmer) sind erste Wahl unter Medikamenten, die Cholesterin senken. Sie sollen bei allen Patienten mit stabiler Angina Pectoris – also auch bei jenen ohne erhöhte Cholesterinwerte – die Zahl der Herzinfarkte und das Schlaganfallrisiko verringern. Die Lebenserwartung steigt.

■ ACE-Hemmer und Kalziumkanalblocker (Kalziumantagonisten) erweitern die Adern, senken den Blutdruck und entlasten das Herz. Bei Angina Pectoris mit normaler Herzleistung gelten ACE-Hemmer und langwirkende Kalziumkanalblocker nur als Mittel der zweiten Wahl. Dagegen sollten alle Patienten mit Herzinsuffizienz oder nach überstandenem Herzinfarkt ACE-Hemmer nehmen. Kurzwirkende Kalziumkanalblocker können Angina-Symptome auslösen.

■ Sartane (auch AT1-Antagonisten oder Angiotensin-Rezeptorblocker) senken den Blutdruck und kommen als Alternative infrage, wenn Patienten ACE-Hemmer nicht vertragen.

Die medizinischen Fachgesellschaften empfehlen jährliche Grippeimpfungen, weil diese in jüngeren Studien die Lebenserwartung bei stabiler Angina Pectoris erhöhten. Dagegen raten sie wegen fehlender Wirksamkeitsnachweise von Behandlungen ab wie Chelattherapie, Homöopathie, pflanzlichen Heilmitteln (Phytotherapie), peri- und postmenopausaler Hormontherapie, Nahrungsergänzung mit Vitaminen (Vitaminsupplementierung) und Sauerstofftherapie.

Invasive Behandlung: Katheter oder Operation
Grundsätzlich kommen bei stabiler Angina Pectoris zwei invasive Verfahren infrage. Davor findet jeweils eine Koronarangiographie (Seite 98) statt, um die Lage, Größe und Beschaffenheit der Engstellen oder Blockaden festzustellen. Vom Ergebnis hängt ab, welches Verfahren möglich ist und als besser geeignet erscheint (Seite 143):

■ Ballondilatation (Seite 129) mit Stenting: Mit einem Katheter dringen Ärzte zur Engstelle im Gefäß vor, weiten sie mit einem aufblasbaren Ballon und stützen die geweiteten Stellen mit Implantaten (Stents) ab.

■ Bypassoperation (Seite 134): Die Ärzte öffnen hierbei den Brustkorb, um verengte oder verstopfte Gefäßstücke am Herz mit durchlässigen Gefäßstücken zu umgehen.

AKUTES KORONARSYNDROM

Typischer, lang anhaltender Brustschmerz kennzeichnet das akute Koronarsyndrom (Abk. ACS, engl. acute coronary syndrome). Häufig erscheinen noch weitere Symptome. Der Puls kann kaum mehr fühlbar sein, der Kreislauf zusammenbrechen. Todesangst, Schweißausbrüche, Luftnot, Übelkeit und Erbrechen können auftreten.

Diagnose des akuten Koronarsyndroms

Das ACS kann sich vielfältig äußern und die Patienten bringen unterschiedliche Sterberisiken mit. Allein anhand der Beschwerden, die sie beschreiben, ist es oft kaum möglich, zwischen instabiler Angina Pectoris (IAP) und einem Herzinfarkt zu unterscheiden. Daher müssen Ärzte zuallererst klären, ob ein gefährlicher Infarkt oder eine weniger gefährliche IAP vorliegt. Dabei gehen sie üblicherweise so vor:

- Körperliche Untersuchung und Befragung (z.B. Alter, Risikofaktoren, frühere Infarkte oder KHK-Symptome) zur Abschätzung der KHK-Wahrscheinlichkeit.
- Ein EKG mit mindestens zwölf Ableitungen findet unverzüglich statt. Es liefert die schnellsten Hinweise auf Herzinfarkte. Denn ein Teil von ihnen (STEMI, Seite 118) verursacht eine charakteristische Veranderung der EKG-Kurve, eine ST-Hebung. Ist sie vorhanden, wird wenn möglich sofort eine Koronarangiographie mit anschließender PTCA (Seite 129) einge-

leitet. Es gibt jedoch auch Herzinfarkte ohne ST-Hebung (NSTEMI). Deshalb müssen Laboruntersuchungen von Blutproben stattfinden.

- Eine Blutabnahme geschieht ebenfalls sofort. Doch die Marker, die Infarkte am sichersten anzeigen (Troponin T und I, Seite 103), sind im Blut erst nach etwa drei bis vier Stunden nachweisbar. Die Messung wird daher nach sechs bis zwölf Stunden wiederholt. Sind beide Male keine Infarkt-Marker nachweisbar, spricht alles für eine IAP. Ein positives Ergebnis deutet auf Herzinfarkt (NSTEMI) hin. Es werden noch andere Werte gemessen (z. B. CK-MB, Serumkreatinin, Hämoglobin, Leukozytenzahl, D-Dimere, BNP/NT-proBNP).

Diese Untersuchungen sollten innerhalb von zehn Minuten abgeschlossen sein, nachdem der Arzt den Patienten zum ersten Mal gesehen hat. Nun ist es möglich, drei Gruppen zu unterscheiden:

- **Patienten mit STEMI** – die Behandlung erfolgt sofort und wie üblich beim akuten Herzinfarkt (Seite 121)
- **Patienten ohne ST-Hebung** – um beurteilen zu können, ob ein Eingriff umgehend, weniger dringend oder gar nicht nötig ist, müssen die Ärzte das Risiko der Patienten bestimmen.
- **Patienten, bei denen mit hoher Wahrscheinlichkeit kein ACS vorliegt** – hier finden weitere Untersuchungen statt, um die Herkunft der Beschwerden aufzuklären.

Individuelle Risikobewertung und Behandlung

Die Risikobewertung der Patienten ohne Hebung der ST-Strecke im EKG, also mit IAP oder NSTEMI, erfolgt nach bestimmten Regeln (meist dem Grace-Risiko-Score) aufgrund von Alter, Herzfrequenz, Blutdruck, Auffälligkeiten in wiederholten EKG, Ergebnissen wiederholter Laboruntersuchungen und weiteren individuellen Kriterien. Zusätzlich finden oft bildgebende Verfahren statt, bevorzugt zuerst eine Echokardiographie. Ebenso kommen Computer-, Magnetresonanztomographien oder nuklearmedizinische Verfahren (z.B. Myokardszintigraphie) in Betracht, um weitere Anhaltspunkte zur Risikobewertung zu finden.

- Patienten mit geringem Risiko: Ihre Symptome sprechen gut auf Medikamente an und die Schmerzen kehren anschließend nicht mehr zurück. Sie weisen keine Anzeichen von Herzschwäche auf. EKG und Laboruntersuchungen zeigen weder anfangs noch nach 6 bis 12 Stunden Auffälligkeiten in den Kurven oder ansteigende Troponin-Werte. Diese Patienten erhalten nur Medikamente, die das Herz entlasten, seine Durchblutung verbessern, die Symptome lindern und das Risiko für Herzinfarkte verringern. Einen Teil davon müssen sie dauerhaft einnehmen. Ärzte untersuchen die Patienten regelmäßig, um zu schauen, ob sich der Gesundheitszustand doch verschlechtert, was einen Eingriff erforderlich machen könnte.

INFO **Hebung der ST-Strecke im EKG**

Herzinfarkte, die Zellen in allen Schichten der Herzwand töten, führen dazu, dass sich die ST-Strecke in der EKG-Kurve erhöht. Diese Infarkte heißen ST-Hebungsinfarkt oder abgekürzt STEMI (vom Engl. ST-elevation myocardial infarction). Bei ihnen hat sich ein Herzkranzgefäß komplett verschlossen. Die anderen Formen des akuten Koronarsyndroms verursachen keine Hebung der ST-Strecke (= akutes Koronarsyndrom ohne ST-Hebung, Abk. NSTE-ACS, von non ST-elevation acute coronary syndrome). Koronargefäße sind verengt, aber nicht völlig verschlossen, so dass die Durchblutung nur stark eingeschränkt ist. Lassen sich dann keine Infarkt-Marker im Blut nachweisen, liegt eine instabile Angina Pectoris vor. Sind Infarkt-Marker dagegen vorhanden, hat sich ein NSTEMI ereignet (Abk. vom Engl. non ST-elevation myocardial infarction). Bei diesen Herzinfarkten sind Zellen nur in einer oder mehreren Herzwandschichten abgestorben, jedoch nicht in allen. Das EKG bleibt unverändert oder die ST-Strecke sinkt. Von der Gefährlichkeit her unterscheiden sich STEMI und NSTEMI kaum.

- **Patienten mit mittlerem Risiko:** Ihre Symptome sprechen auf Medikamente an. Doch Blutuntersuchungen weisen erhöhtes Troponin nach. Diese Patienten haben einen NSTEMI, also einen Infarkt ohne ST-Strecken-Hebungen. Sie haben Diabetes, Niereninsuffizienz oder Störungen der Herzfunktion, mussten vielleicht bereits eine PTCA oder Bypassoperation machen lassen. Die EKG-Kurve verändert sich dynamisch. Diese und andere Umstände führen bei ihnen zu einem mittleren bis hohen Risikowert. Sie erhalten vorläufig Medikamente, sollten aber unbedingt innerhalb von 72 Stunden mit einer Koronarangiographie untersucht werden. Falls nötig, erfolgt anschließend ein Eingriff.

- **Patienten mit hohem Risiko:** Ihre Schmerzen verändern sich durch Medikamente nicht und kommen immer wieder. Das EKG zeigt gefährliche Auffälligkeiten (z.B. starke ST-Senkung), die Patienten selbst Schockanzeichen. Möglicherweise haben sie noch lebensbedrohliche Herzrhythmusstörungen. Ein akuter Herzinfarkt (NSTEMI) liegt nahe. Dann warten die Ärzte nicht ab, bis nach Stunden die Troponin-Werte da sind. Hier muss dringend, also möglichst sofort zur Abklärung eine Herzkatheteruntersuchung stattfinden, an die sich meist eine PTCA anschließt – wie beim STEMI. Im Gegensatz dazu erfolgt beim NSTEMI keine Lysetherapie (Seite 127). Alle Hochrisikopatienten erhalten außerdem Medikamente.

DIAGNOSE UND BEHANDLUNG BEIM AKUTEN KORONARSYNDROM (ACS)

Stationäre Aufnahme	➜	Brustschmerz		
Arbeitsdiagnose	➜	Verdacht: Akutes Koronarsyndrom		
EKG	➜	anhaltende ST-Hebung	ST/T-Veränderungen	normales oder unspezifisches EKG
			↓ ↘	↙ ↓
Labor	➜		Troponin positiv	Troponin 2x negativ
Risikostratifizierung	➜		Hohes Risiko	Niedriges Risiko
Diagnose	➜	STEMI	NSTEMI	Instabile Angina
Therapie	➜	Wiedereröffnung (Stent/Lyse)	Invasiv	Nichtinvasiv

INSTABILE ANGINA PECTORIS

Wenn alle Untersuchungsergebnisse für eine instabile Angina Pectoris (IAP) sprechen, setzt die medikamentöse Therapie unter stationärer Überwachung ein. Die Patienten nehmen einige Mittel nur bis zum Verlassen der Klinik ein, andere können lebenslange Begleiter werden. Für die Auswahl der besten Wirkstoffe spielen Verträglichkeit und Begleiterkrankungen (z. B. Bluthochdruck, Herzinsuffizienz) eine Rolle. Patienten sollten jede Behandlung durch sinnvolle Umstellungen im Lebensstil unterstützen (Seite 15).

Medikamente für die Therapie

Die Therapie arbeitet in der Regel mit Mitteln aus folgenden Gruppen:

■ Antiischämische Substanzen zur Verbesserung der Durchblutung des Herzens und zur Senkung seines Sauerstoffverbrauchs: Nitrate für akute Anfälle, Betablocker (Seite 223) besonders für Patienten mit Bluthochdruck oder bestimmten Herzrhythmusstörungen (Tachykardie). Kalziumantagonisten (Seite 225) verbessern die Symptome bei Patienten, die schon Betablocker und Nitrate verwenden.

■ Antikoagulanzien zur Hemmung der Blutgerinnung: Alle IAP-Patienten sollten solche Substanzen zusätzlich zu Thrombozytenaggregationshemmern bis zur Entlassung aus der Klinik erhalten. Als Mittel mit gutem Nutzen-Risiko-Verhältnis gilt Fondaparinux (Seite 213).

■ Thrombozytenaggregationshemmer zur Hemmung der Blutplättchenzusammenlagerung: Die Patienten erhalten eine duale Plättchenhemmung – täglich eine Kombination der beiden Wirkstoffe Acetylsalicylsäure (ASS, Seite 214) und Clopidogrel (Seite 216).

Eine Stentimplantation kann die Dauer und Dosis verändern. Sonst ist die duale Plättchenhemmung für einen Monat erforderlich und für mindestens ein Jahr dringend ratsam. Auch danach sollten Therapiepausen nur aus medizinischen Gründen stattfinden.

Ein kompletter Abbruch kann gefährlich sein und sollte gründlich mit den Ärzten abgesprochen werden. Zuerst erhalten die Patienten beide Wirkstoffe in höherer Dosis, dann dauerhaft 75 bis 100 Milligramm ASS und für 12 Monate noch 75 Milligramm Clopidogrel. Wenn ASS nicht möglich ist, kann Clopidogrel allein verwendet werden.

■ GP IIb/IIIa-Inhibitoren (Glykoprotein-2b/3a-Hemmer) zur Blockierung der Blutplättchenzusammenlagerung: Sie wirken stärker als Thrombozytenaggregationshemmer und senken auch das Risiko für Tod und Herzinfarkte mehr. Ärzte verordnen sie Patienten mit erhöhtem Risiko. GP IIb/IIIa-Inhibitoren (z. B. Tirofiban, Eptifibatide) werden mit Antikoagulanzien kombiniert und zu Beginn der Behandlung oft noch mit Azetylsalizylsäure und/oder Clopidogrel.

Langzeitbehandlung bei instabiler Angina Pectoris

Auch nach der akuten Phase tragen IAP-Patienten noch ein deutlich erhöhtes Risiko für Herzinfarkte und andere bedrohliche Ereignisse. Dagegen sollten sie unbedingt durch sinnvolle Veränderungen im Lebensstil (Seite 15) vorbeugen. Alle Patienten profitieren laut den Leitlinien der Medizinischen Fachgesellschaften zudem von einer Senkung des LDL-Cholesterins unter 70 mg/ml unabhängig vom Ausgangswert. Sie sollten versuchen, zumindest auf Werte um 100 mg/ml zu kommen. Nach überstandenem Herzinfarkt, wenn Komplikationen auftreten und bei einigen Erkrankungen (z.B. der Nieren) sind meist weitere Medikamente notwendig. Alle Patienten sollten ihre Herzdurchblutung und Leistungsfähigkeit vier bis sieben Wochen nach der Klinikentlassung testen lassen. Das Ergebnis und andere, vorhandene Risikofaktoren entscheiden darüber, wie schnell sie sich wieder Anstrengungen aussetzen dürfen, also beruflichen, freizeitlichen und sexuellen Aktivitäten.

Die Behandlung sieht zunächst keine invasiven Eingriffe (Seite 129 ff.) vor. Sie können sich jedoch anbieten oder notwendig werden, wenn am Herzen erneut schmerzhafte Durchblutungsstörungen auftreten, obwohl Patienten ihre Mittel vorschriftsmäßig einnehmen, bei Komplikationen oder wenn neue Erkrankungen erscheinen.

DER AKUTE HERZINFARKT

Akuter Herzinfarkt zählt in Deutschland zu den häufigsten Todesursachen. Fast jeder zweite Betroffene stirbt daran unabhängig vom Geschlecht. Im Jahr 2009 waren es 25 292 Frauen und 30 934 Männer. Zwei Drittel dieser Todesfälle ereignen sich, bevor die Patienten in die Klinik kommen. Richtiges, schnelles Handeln im Notfall (Seite 124) verringert die Sterbegefahr.

Die weitaus meisten Herzinfarkte gehen auf eine KHK zurück. Trotzdem bedeutet KHK nicht, dass Herzinfarkte unausweichlich sind: Betroffene können ihr Risiko durch einen vernünftigen Lebenswandel und Medikamente sehr niedrig halten.

Blockade durch Blutgerinnsel

Kommt es zum Herzinfarkt, blockieren meist Blutgerinnsel plötzlich Herzkranzgefäße. Die Blutpfropfen bilden sich überwiegend an Einrissen von instabilen Plaques (Seite 14). Diese schränken die Durchblutung vorher oft nur unmerklich ein, sodass sich viele Herzinfarkte ohne Vorankündigung aus heiterem Himmel ereignen. Sie kündigen sich aber häufig an, wenn Blutgerinnsel durch Material entstehen, das sich aus stabilen Plaques (Seite 14) löst. In beiden Fällen schnüren die Gerinnsel das Gewebe im Versorgungsbereich der Koronararterie weitgehend oder vollständig von der Blutversorgung ab. Dann führt Sauerstoffmangel schnell dazu, dass Zellen absterben.

Lage und Zeit bestimmen den Schaden

Das Ausmaß des Schadens hängt von der Lage der Blockade ab – von der Größe des betroffenen Versorgungsbereichs. Er ist weiträumig, wenn große Herzkranzgefäße nahe bei ihrem Ursprung an der Aorta verstopfen. Diese Infarkte verlaufen oft tödlich. Blockaden im vorderen Ast der linken Koronararterie oder in ihren Seitenästen führen zu Vorderwandinfarkten, solche im hinteren Ast oder in der rechten Herzkranzarterie zu Hinterwandinfarkten. Ebenso spielt die Dauer des Sauerstoffmangels eine maßgebliche Rolle: Mit jeder Minute gehen weitere Zellen zugrunde. Nach 4 – 6 Stunden ist der größte Teil des abgeschnürten Areals abgestorben. Je schneller ein Gerinnsel entfernt oder aufgelöst wird, desto eher lassen sich unterversorgte Zellen noch retten.

Herzinfarkt ist ein medizinischer Notfall!

Nach Herzinfarkten zählt jeder Augenblick: Tote Herzmuskelzellen sind für immer verloren. Sie werden durch Bindegewebszellen ersetzt, die im Herzmuskel eine Narbe bilden. Bei kleinen Narben kann der Herzmuskel weiterhin funktionieren und genug Kraft aufbringen, um Blut in den Körper zu pumpen. Bei großen Narben kann die Herzfunktion zusammenbrechen, besonders durch Herzrhythmusstörungen. In der ersten Zeit nach Infarkten geraten Herzen leicht aus dem Takt. Unabhängig von der Infarktschwere tritt oft lebensbedrohliches Kammerflimmern (Seite 187) auf: Der Kreislauf bricht zusammen. Unbehandelt führt Kammerflimmern oft zum plötzlichen Herztod (Seite 146). Zuhause sind Sie dagegen hilflos. Doch Rettungswagen und Kliniken verfügen über Defibrillatoren (Seite 147), mit denen sich das Flimmern rasch abstellen lässt.

Anzeichen des akuten Herzinfarkts

Als typische Anzeichen eines Herzinfarkts gelten:

■ Plötzlich auftretende, heftige Schmerzen in der Brust, oft hinter dem Brustbein, die ausstrahlen können in die Arme (häufiger der linke), hoch in Schultern, Hals, Nacken, Unterkiefer und hinab bis in den Oberbauch. Die Art der Schmerzempfindung unterscheidet sich. Bei manchen Betroffenen fühlt er sich wie ein Brennen an, bei anderen wie Ziehen, Reißen, wie Messerstiche oder ein Schnitt. Der Schmerz ist so stark, dass viele ihn als „vernichtend" wahrnehmen.

■ Vielfach wird auch Druck oder Beklemmung in der Brust beschrieben – als ob ein Stahlband um den Brustkorb liegt oder jemand auf ihm sitzt.

■ Extreme Angstgefühle (Todesangst), Schweißausbrüche

- Übelkeit, teils mit Brechreiz und Erbrechen
- Fahle, kreidebleiche Gesichtsfarbe
- Schwächegefühl, Kreislaufzusammenbruch, möglicherweise Ohnmacht
- Atemnot
- Herzstolpern, Herzrasen.

Wenn bei Ihnen solche Beschwerden zum ersten Mal erscheinen, zum ersten Mal so heftig sind oder sich verstärken und nicht nach 15 Minuten wieder verschwinden, sollten Sie sofort einen Notarzt rufen (Telefon 112) und ein paar weitere Dinge beachten (Seite 124).

Bei Frauen und älteren Menschen kündigt sich ein Herzinfarkt manchmal nur durch weniger typische Zeichen wie Müdigkeit, Schwindel oder Schmerzen im Oberbauch an. Sie sollten sich an die NAN-Regel (Seite 77) halten.

 VERZÖGERUNGEN ERHÖHEN DAS STERBERISIKO!

Die Genesungschancen bestehen, wenn Betroffene nach Infarkten in zwei bis höchstens vier Stunden zur Klinik kommen. Patienten, die später dort eintreffen, sterben viermal häufiger!

Stille oder stumme Infarkte

„Stumme" oder „stille" Herzinfarkte verursachen gar keine oder nur schwache, ungewöhnliche Symptome. Sie kommen erst in späteren Untersuchungen ans Licht. Wahrscheinlich bleibt bis zu einer von drei Infarkten ohne nennenswerte Symptome

– überdurchschnittlich oft bei Frauen, älteren Menschen und besonders Diabetikern. An stillen Infarkten sterben Betroffene häufiger als an typischen. Überlebende haben am Herz einen bleibenden Schaden erlitten, der es schwächt. Weil anschließend meist keinerlei Maßnahmen gegen die Erkrankung oder Risikofaktoren erfolgen, steigt die Gefahr für weitere Herzinfarkte. Sie fallen oft schlimmer, lebensbedrohlicher aus.

Wen trifft es – die Koronarpersönlichkeit

Fachleute suchen schon lange nach Persönlichkeitsmerkmalen, die Menschen besonders anfällig für KHK und Herzinfarkt machen.

Stärker als andere sollen Menschen gefährdet sein,

- die ständig unter Leistungsdruck stehen, zuhause, bei der Arbeit, im Verein
- die sich ständig selbst unter Druck setzen, immer mehr Aufgaben übernehmen und diese immer perfekter erledigen wollen
- die selbst wenig (mit)entscheiden können, sich äußern, belastenden Umständen machtlos ausgeliefert fühlen
- die ablehnend an Dinge herangehen, Veränderungen und neue Aufgaben als erdrückende Last und nicht als motivierende Herausforderung auffassen.

Die Datenlage ist jedoch recht schwach. Generell bleibt umstritten, ob solche Merkmale überhaupt Risikovorhersagen erlauben.

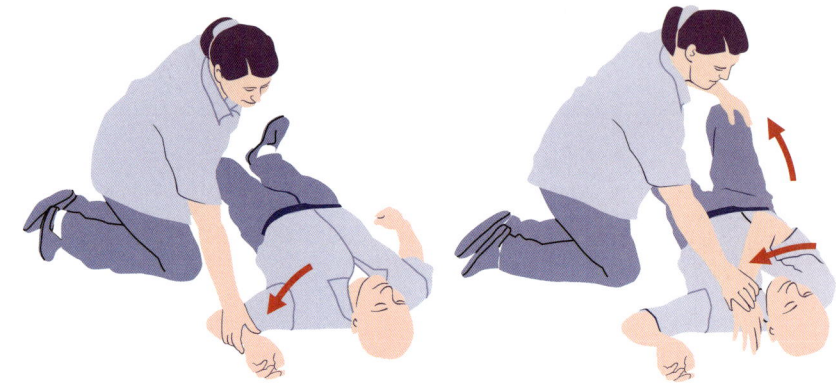

BILDER Bewusstlose Patienten liegen am sichersten in der stabilen Seitenlage. Besser man hat die Griffe vorher einmal geübt.

Schnell und richtig handeln

Notfälle sind immer mit Ängsten und Zeitdruck verbunden. Viele Menschen handeln kopflos, übersehen oder vergessen Wichtiges. Neben der Zeit, die bis zur Behandlung vergeht, entscheiden über die Genesungs- und Überlebensaussichten von Herzinfarkt-Patienten noch weitere Dinge, die Sie beachten sollten.

 NOTFALL – DAS MÜSSEN SIE ZUERST TUN!

- Keine Panik! Versuchen Sie einen einigermaßen kühlen Kopf zu bewahren, was bei Notfällen und unter Zeitdruck sicher nicht leicht ist.
- Zögern Sie keinen Moment, sondern rufen Sie sofort den Notarzt (Telefon 112)! Er ist für Notfälle zuständig. Diese sind seine normale Arbeit. Sie fallen also niemandem zur Last und halten jemand von Wichtigerem ab, auch nicht nachts, an Sonn- oder Feiertagen! Es gibt keinen Grund, abzuwarten oder sich zu zieren und vielleicht lebenswichtige Minuten zu vergeuden.
- Sagen Sie gleich, dass Sie von einem Herzinfarkt ausgehen – dass ein Notfall vorliegt.
- Brechen Sie das Gespräch nicht ab. Möglicherweise hat die Leitstelle noch Fragen.
- Geben Sie auf jeden Fall Namen, Adresse und Telefonnummer an.
- Rufen Sie nicht zuerst bei Freunden, Verwandten oder dem Hausarzt an, um sich abzusichern. Gerade der Weg über Hausärzte, die ja mit ihrem Praxisalltag schon ausgelastet sind, verlängert die Dauer bis zum Erreichen der Klinik erfahrungsgemäß enorm.
- Rufen Sie die 112, aber nicht ärztliche Notfall- oder Bereitschaftsdienste! Diese sind keine Rettungsdienste.
- Lassen Sie sich in die nächstliegende, geeignete Klinik bringen und nicht in eine weiter entfernte Ihrer Wahl.

Notfall – weitere hilfreiche Maßnahmen

Auch wenn Sie dabei sind, wie Freunde, Bekannte oder andere Personen einen Herzinfarkt erleiden, können Sie helfen. Ein paar der folgenden Empfehlungen erweisen sich auch als nützlich, wenn Sie selbst betroffen und noch handlungsfähig sind:

- Betroffene sollten nie selbst fahren oder sich von Freunden zur Klinik fahren lassen. Häufig leitet der Notarzt schon im Rettungswagen therapeutische Schritte ein (z. B. Lysetherapie, Seite 127, Defibrillation, Seite 147).
- Falls eine Außenbeleuchtung vorhanden ist, sollten Sie diese einschalten, damit der Notarzt die Adresse gut findet. Bei versteckten Hintergebäuden etc. können

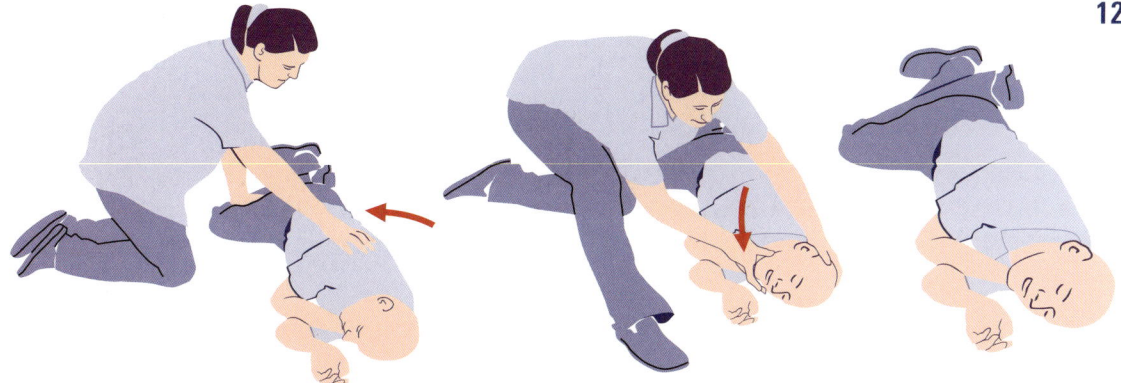

nicht Betroffene den Rettungswagen an der Straße empfangen und einweisen.

- Fragen/schauen Sie, ob geeignete Medikamente im Haus sind: Patienten können zwei bis drei Sprühstöße oder ein bis zwei Zerbeißkapseln mit Nitraten erhalten oder eine Tablette mit Acetylsalicylsäure (ASS), falls sie nicht erbrechen müssen.
- Vermeiden Sie Aufregung für Betroffene. Versuchen Sie die Patienten zu beruhigen. Sagen Sie ihnen, dass der Rettungsdienst schon auf dem Weg ist.
- Lassen Sie Betroffene nie in ihrer Verzweiflung und Angst allein.
- Lockern Sie alle Kleidungsstücke, die Betroffene beengen könnten, also enge Hemden, Blusen, BHs, Krawatten, Röcke, Gürtel und Hosen.
- Öffnen Sie ein Fenster, um für frische Luft zu sorgen, und decken Sie Betroffene zu, damit sie nicht frieren.
- Bringen Sie Patienten, die bei Bewusstsein sind, in eine Lage mit erhöhtem Oberkörper. Betroffene können sich bequem auf Stühle, Sessel oder Sofas setzen oder sich hinlegen, wenn der Oberkörper durch Kissen erhöht wird.
- Bringen Sie bewusstlose Patienten in die stabile Seitenlage (siehe Abbildung). Wichtig ist dabei, dass der Kopf leicht im Nacken liegt, damit die Atemwege geöffnet sind, und, dass der Mund der tiefste Punkt des Kopfes ist. So kann die Zunge

nicht in den Rachen fallen, wodurch Patienten ersticken würden.

- Bei Atemstillstand können erfahrene Helfer Herzmassagen machen. Diese sollten Unerfahrene höchstens unter Anleitung der Rettungsleitstelle durchführen.

Akute Behandlung in der Klinik

Nach der Ankunft im Krankenhaus werden die Ärzte zuerst den Verdacht auf Herzinfarkt prüfen. Das läuft ab, wie die Untersuchungen bei der instabilen Angina Pectoris (Seite 120): Im Fall von unklaren Befunden sind oft spezielle Tests zur Risikobewertung nötig und, um die richtige Vorgehensweise festlegen zu können. Koronarangiographien finden bei allen Patienten mit akutem Herzinfarkt (STEMI und NSTEMI) statt – gegebenenfalls mit anschließender Ballondilatation oder Bypassoperation. Andere bildgebende Verfahren (z.B. Magnetresonanz- oder Computertomographien) finden in der Regel nur statt, um weitere Erkenntnisse zur Risikobewertung, Begleiterkrankungen (z.B. Herzinsuffizienz, Aneurysma) oder möglichen anderen Ursachen zu gewinnen.

Ablauf der Behandlung

Die Behandlung nach der Diagnose „akuter Herzinfarkt" hängt hauptsächlich von der Frage ab: Ist innerhalb von zwei Stunden nach dem ersten medizinischen Kontakt (EMK) – also üblicherweise mit dem Notarzt – eine Klinik oder Praxis mit einem erfahrenen Team erreichbar, das Koronarangiographie und Ballondilatation jederzeit rasch durchführen kann? Wenn ja, sollten alle Patienten baldmöglichst eine Katheterbehandlung mit Ballondilatation (PTCA) erhalten. Bei Patienten, die früh nach Symptombeginn eingeliefert werden, große Infarkte und ein niedriges Blutungsrisiko haben, sollte das Zeitfenster zwischen EMK und PTCA kleiner als 90 Minuten sein. Danach werden die Patienten auf der Intensivstation an Monitore angeschlossen, über die sich laufend wichtige Körperfunktionen wie Puls, Herzrhythmus und Blutdruck überwachen lassen.

Leider ist es gerade in ländlichen Gebieten und nachts oft unmöglich, entsprechend ausgestattete Kliniken oder solche mit 24-Stunden-Bereitschaft in zwei Stunden zu erreichen. Wenn sicher ein Herzinfarkt vorliegt, kann dann schon der Notarzt eine eine Lysetherapie (Seite 127) einleiten. Hat sie Erfolg, findet nach frühestens 3 und spätestens 20 Stunden eine Koronarangiographie statt und – falls noch nötig – eine PTCA. Beide sollten sofort erfolgen, wenn die Lysetherapie nur mäßig erfolgreich war oder sich das verstopfte Gefäß wieder verschließt. Manche Patienten kommen erst nach über 24 Stunden und ohne vorherige Lysetherapie in die Klinik. Ist ihr Zustand stabil, genügt zur Kontrolle eine Koronarangiographie vor der Entlassung. Die Untersuchung sollte sofort geschehen, wenn der Zustand instabil, also gefährlich ist.

Medikamente in der akuten Phase

Herzinfarkt-Patienten erhalten in der akuten Phase gegen Schmerzen anfangs oft starke Mittel wie Opiate. Bei Atemnot und Hinweisen auf Herzinsuffizienz kann eine Beatmung mit Sauerstoff erleichternd sein. Ängstliche Patienten bekommen häufig Beruhigungsmittel. Lysetherapie, Koronarangiographie und PTCA benötigen eine Begleittherapie (Seite 209). Hier kommen gerinnungs- und entzündungshemmende Medikamente zum Einsatz wie ASS, Clopidogrel, GP IIb/IIIa-Antagonisten und Heparin oder Ähnliche. In der akuten Phase nehmen die Patienten ASS, Clopidogrel, Betablocker und besonders Hochrisiko-Patienten noch ACE-Hemmer ein. Vereinzelt sind weitere Mittel nötig wie beispielsweise Nitrate, Cox-2-Hemmer, lokale Betäubungsmittel, Kalziumantagonisten, Magnesium, Glukose-Insulin-Kalium-Infusionen.

Langzeit-Medikamente

Nach überstandenem Herzinfarkt und der Wiedereröffnung verstopfter Gefäße ist eine KHK trotzdem nicht weg. Noch immer besteht ein erhöhtes Risiko für Infarkte. Ihm sollten Patienten begegnen durch sinnvolle Lebensstiländerungen und die nachhaltige Behandlung von Erkrankungen. Zudem haben Studien gezeigt, dass Medikamente das Risiko für Herzinfarkte und Todesfälle stark verringern können.

Sofern keine medizinischen Gründe dagegen sprechen, wird allen Patienten empfohlen, folgende Mittel auf ärztliche Anordnung dauerhaft einzunehmen:

- ASS (75 bis 100 Milligram/Tag) oder Clopidogrel (75 Milligramm/Tag) und ASS oder nur Clopidogrel bei Ausschlusskriterien für ASS
- Betablocker
- ACE-Hemmer (bei Unverträglichkeit Angiotensin-Rezeptor-Blocker)
- Statine (Cholesterinsenker)
- Grippeimpfung, jährlich
  Alternativ kommen Antikoagulantien infrage für Patienten, die weder ASS noch Clopidogrel vertragen, oder wenn medizinische Gründe (z.B. mechanische Herzklappen, Vorhofflimmern) ihren Einsatz nahelegen.

Lysetherapie

Die Lysetherapie heißt auch Thrombolyse, fibrinolytische Therapie oder Fibrinolyse. Die Behandlung löst Blutgerinnsel auf, beziehungsweise Fibrin, ein Stoff, der Blutpfropfen zusammenhält. Dadurch kommt die Durchblutung nach einem STEMI wieder in Gang. Die Lysetherapie wirkt am besten, wenn sie innerhalb der ersten 90 Minuten einsetzt. Nach 3 Stunden verringert sich ihr Effekt stark, aber die Therapie kann selbst noch nach mehr als 12 Stunden sinnvoll sein. Sie ist nicht empfohlen, wenn der Infarkt 24 Stunden oder länger zurückliegt und keine Schmerzen mehr da sind. Dagegen sollte eine Lysetherapie stattfinden, wenn bei akutem Herzinfarkt

innerhalb der empfohlenen Zeitfenster die erfolgreichere Koronarangiographie mit anschließender PTCA nicht verfügbar ist. Notärzte können die Behandlung schon im Rettungswagen beginnen – aber nur, wenn die Diagnose akuter Herzinfarkt/ STEMI sicher steht.

Plasminogenaktivatoren – die Werkzeuge der Lysetherapie

Im Blut besteht ein Gleichgewicht zwischen Gerinnen und Auflösen. Laufend entstehen kleine Blutklümpchen. Sie müssen etwa winzige Risse abdichten, die immer wieder spontan in Adern auftreten, oder auch äußere Verletzungen schließen. Wenn Gerinnsel zu groß werden, könnten sie aber Gefäße verstopfen. Deshalb löst der Stoff Plasmin laufend Blutpfropfen auf. Dazu muss der Körper den inaktiven Vorläufer Plasminogen in Plasmin umwandeln. Dafür benötigt er den Plasminogenaktivator, der den englischen Namen Tissue Plasminogen Activator trägt und abgekürzt t-PA heißt. Die Lysetherapie arbeitet ebenfalls mit Plasminogenaktivatoren (PA). Die vier zur Verfügung stehenden PA unterscheiden sich in ihrer Wirkung kaum. Die Alteplase (t-PA oder rt-PA für recombinant tissue plasminogen activator) ist die gentechnologisch hergestellte Form des körpereigenen t-PA. Reteplase (r-PA) und Tenecteplase (TNK-tPA) sind gentechnische Varianten von t-PA. Dagegen stammt die Streptokinase aus bestimmten Bakterien, den Streptokokken. Die vier Substanzen kommen in unterschiedlichen Dosie-

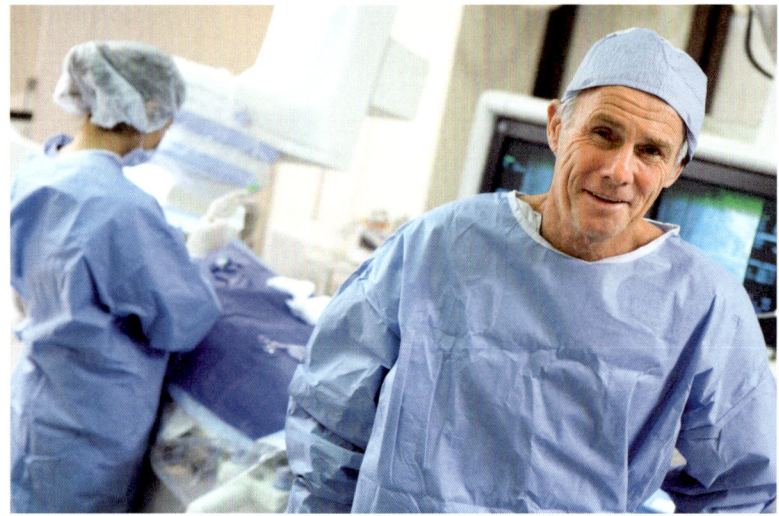

rungen und mit teils unterschiedlichen Begleitmedikamenten zum Einsatz – meist Heparine oder gerinnungshemmende Mittel wie Fondaparinux, ASS, Clopidogrel.

Unerwünschte Wirkungen und Ausschlusskriterien

Die größte Gefahr der Lysetherapie ist eine erhöhte Blutungsneigung. Selbst durch Minirisse etwa im Darm oder auch an Gefäßen im Gehirn sickert nun viel mehr Blut in umliegende Gewebe ein. Gerade Hirnblutungen können lebensbedrohlich werden (Seite 172). Weit weniger gefährlich sind die Blutergüsse, die sich meistens an der Einstichstelle für die PA-Infusion bilden. Wenn bei Patienten bereits eine erhöhte Blutungsneigung besteht, ist die Lysetherapie ausgeschlossen, wie auch nach NSTEMI. Hier hat die Behandlung in Studien zu mehr Hirnblutungen und tödlichen wie nichttödlichen Herzinfarkten geführt. Weiter darf keine Lysetherapie erfolgen,

- nach Hirnblutung (hämorrhagischer Schlaganfall, Seite 172) oder Schlaganfall unklarer Herkunft
- wenn innerhalb der letzten sechs Monate ein Schlaganfall mit Durchblutungsstörungen (ischämischer Schlaganfall) auftrat
- bei Verletzungen des Gehirns und Hirntumoren
- in den ersten drei Wochen nach Operationen und größeren Verletzungen
- bei Blutungen im Magen-Darm-Trakt innerhalb des letzten Monats
- bei Aufspaltung der Wandschichten in der Schlagader (Aortendissektion)
- nach bestimmten Punktionen (z. B. Gewebsentnahmen aus der Leber, Lumbalpunktion).

Mit Einschränkungen kommt eine Lysetherapie unter Abwägung der höheren Risiken in Betracht, wenn Patienten innerhalb des letzten halben Jahres eine TIA (Seite 153) hatten, aktuell Antikoagulantien (Seite 120) einnehmen, unbehandelbaren Bluthochdruck mit systolischen Werten > 180 mmHg und/oder diastolischen > 110 mmHg haben und bei Frauen, die schwanger sind. Auch bei bestimmten Erkrankungen (fortgeschrittene Lebererkrankungen, Infektionen der Herzinnenhaut/Endokarditis, aktives Magengeschwür) ist die Behandlung kritisch.

BILD Eine Operation am Herz, beispielsweise um einen Bypass zu legen, ist eine große Belastung für Patienten.

BALLONDILATATION

Um die Durchblutung abgeschnittener Herzmuskelbereiche wiederherzustellen, bieten sich zwei grundlegend verschiedene, invasive Eingriffe an: die Bypassoperation (Seite 134) und die Kathetertechnik der Ballondilatation (perkutane transluminale coronare Angioplastie, PTCA) an. Bei ihr müssen Ärzte nur eine kleine künstliche Körperöffnung schaffen, die Eintrittsstelle für den Katheterschlauch. Lediglich dort erfolgt eine örtliche Betäubung. In gut vier von fünf Fällen erhalten die Patienten unmittelbar im Anschluss einen Stent (Seite 131).

Hemmung der Blutgerinnung vor PTCA

Die PTCA schließt sich immer an eine Koronarangiographie an (Seite 98). Dann erhalten PTCA-Patienten – außer möglichen Mitteln zur Beruhigung und Gefäßerweiterung – nur ein paar andere Medikamente. Diese hemmen hauptsächlich die Blutgerinnung, damit sich während oder kurz nach dem Eingriff keine Blutgerinnsel bilden. Zu diesem Zweck erfolgen vorher Injektionen oder Infusionen mit Antikoagulantien (z.B. unfraktioniertes Heparin). Diese Mittel werden am ersten Tag nach dem Eingriff abgesetzt. Hinzu kommen ASS und Clopidogrel sowie häufig noch die stärkeren GP IIb/IIIa-Inhibitoren (Glykoprotein-2b/3a-Hemmer), weil sie das Herzinfarkt- und Sterberisiko weiter verringern.

Ablagerungen an die Gefäßwand gepresst

Für die Koronarangiographie hat der Arzt die Spitze des Katheters bereits zum Herz manövriert. Ob die Position stimmt, sieht er live auf Röntgendurchleuchtungsbildern. Damit liegt der Katheterschlauch als „Führungsschiene" für den Eingriff. Durch ihn schiebt der Arzt den Ballonkatheter genau bis zur Engstelle. Noch ist der Ballon zusammengefaltet. Ihn pumpt der Arzt erst an der Verengung von außen auf. Der Druck im Ballon erreicht mehr als 8 Bar, vereinzelt sogar bis zu 20 Bar. Herkömmliche Autoreifen haben aufgepumpt um 2,5 Bar. Meist müssen die Ärzte den Ballon mehrfach aufblasen. Dabei steigern sie den Druck. Bevor sie die Luft wieder ablassen, halten sie den Ballon für ein paar Sekunden voll aufgepumpt. In diesem Moment verschließt er das Blutgefäß komplett und stoppt die Durchblutung. Kurzzeitig kann die Brust wie bei Angina Pectoris schmerzen, was aber rasch wieder vergeht.

Letztlich sollte der Ballon selbst härteste Ablagerungen an die Wand der Arterie gequetscht haben: Das Blut kann wieder frei fließen. Zur Erfolgskontrolle spritzen Ärzte ein Kontrastmittel in die Herzkranzgefäße und machen einen Vorher-nach-her-Vergleich. Meistens setzen sie noch Stents ein, bevor sie den Katheter herausziehen und den Eingriff beenden.

Die PTCA einer Koronararterie dauert etwa eine halben Stunde. Eine Behandlung mehrerer Gefäße kann die Dauer auf über eine Stunde verlängern.

Nach wenigen Tagen wieder zuhause

Nach der PTCA stehen die Patienten einige Stunden unter ständiger Überwachung. Wenn keine Komplikationen auftreten und der Gesundheitszustand stabil ist, können sie die Klinik manchmal schon am Tag nach dem Eingriff verlassen. Sie sollten sich und ihre Leistenregion, an der Katheter meist eingeführt werden, für etwa eine Woche schonen. Vielfach können sie aber schon in dieser Zeit wieder ihren Beruf aufnehmen, falls er nur mit leichter körperlicher Anstrengung verbunden ist. Ein Belastungs-EKG in den ersten Tagen – nach Herzinfarkten auch später – kann sinnvoll sein, um zu sehen, ob das Herz wieder volle Leistung bringt. In diesem Fall sollten sich die Patienten auch sportlich betätigen (Seite 42). Für jene mit höherem Risiko gibt es Rehabilitationsprogramme, die Training unter medizinischer Überwachung beinhalten.

Weitere Nachkontrollen mit Belastungs-EKGs empfehlen sich einen Monat und ein halbes Jahr nach der PTCA. Denn ein Teil der erweiterten Gefäße verengt sich erneut. Alle Patienten erhalten weiterhin Medikamente (ab Seite 203, Langzeit-Medikamente), einige vorübergehend, andere auf Dauer wie ASS oder Clopidogrel. Ratsam sind zudem vor allem Statine und Betablocker.

Nachteile und Risiken der Ballondilatation

Die Kurzzeit-Erfolgsrate der PTCA liegt über 90 Prozent. Doch bei etwa 30 von hundert Behandelten verschließen sich erweiterte Gefäße ohne Stents in den nächsten Wochen oder Monaten erneut. Dann hat eine weitere PTCA oft Erfolg. Verengen sich aufgedehnte Arterien mehrfach wieder, kann eine Bypassoperation (Seite 134) nötig werden. Katheterverfahren am Herzen – wie die PTCA – und die Kontrastmittel bringen ein paar grundsätzliche Risiken mit (Seiten 98 und 97). Als problematischer gelten gefährliche Herzrhythmusstörungen und die zwei folgenden Komplikationen, für die das Risiko bei der PTCA gegenüber der Koronarangiographie erhöht ist:

● Wenn der Arzt den Katheter durch die Adern bewegt oder den Ballon aufpumpt, können sich „Krümel" aus Ablagerungen lösen und Gefäße verstopfen. Herzinfarkte sind möglich und, wenn die Teilchen vom Blut weggeschwemmt werden, ebenso Schlaganfälle.

● Bei der Aufdehnung reißt die Innenwand der Arterien immer leicht ein. Vereinzelt entstehen auch große Risse, die den Blutfluss stören.

In beiden Fällen versuchen Ärzte zunächst, verschlossene Blutgefäße durch eine erneute Dilatation zu öffnen oder Risse mit Stents zu „kleben". Gelingt das nicht, kann eine Notoperation (Bypass-Operation, Seite 134) erforderlich werden, was bei weniger als drei von hundert Patienten der Fall ist. Insgesamt wird das

Risiko, im Lauf einer PTCA zu sterben, mit etwa einem Prozent angegeben. Die größte Gefahr besteht, wenn Herzen stark geschädigt sind (z.B. durch zurückliegende Herzinfarkte, Herzinsuffizienz, stark verkalkte Koronararterien, verstreute und schlecht abzugrenzende Ablagerungen).

GUTE PTCA-TEAMS ERKENNEN

Die besten Ergebnisse erzielt eine PTCA, die ein qualifiziertes, erfahrenes und eingespieltes Team durchführt. Kriterien dafür sind:

- Der durchführende Arzt sollte über mehrere Jahre Erfahrung mit dem Verfahren verfügen.
- Er und jeder andere Arzt im Team sollten mindestens 300 dieser Eingriffe pro Jahr vornehmen, das Team insgesamt mindestens 1000.
- Ihre Erfolgsrate sollte über 95 Prozent liegen.
- Die Häufigkeit schwerer Komplikationen sollte weniger als 1,5 Prozent betragen.
- Die Ärzte sollten an einer unabhängigen, zentralen Qualitätskontrolle teilnehmen.

Diese Angaben können Sie bei der Anmeldung oder möglicherweise schon vorher telefonisch in Erfahrung bringen. Dabei können Sie zudem fragen, ob dort noch weitere Verfahren möglich sind – etwa mit Kathetern, die Laser, Diamantfräsen, Klingen oder rotierende Messer tragen. Diese sind selten nötig, aber es ist auch kein Nachteil, wenn sie zur Verfügung stehen.

Medikamentbeschichtete Ballonkatheter

Manche Ballonkatheter geben ein Medikament (z. B. Paclitaxel) ab. Es hemmt das Wachstum der Zellen in der Arterienwand. So sollen die Narben, die an den kleinen Einrissen der Arterienwand entstehen, möglichst klein bleiben. Medikamentbeschichtete Ballonkatheter (Abk. DCB, v. engl. drug coated balloon) könnten günstig sein, wenn sich etwa unbeschichtete Stents (unten) verschließen. Zu möglichen Vorteilen und Einsatzgebieten stehen größere Studien noch aus.

Stents – implantierbare Gefäßstützen

Stents sind Röhrchen aus Metall- oder Kunststoffgittern, die Ärzte einpflanzen, um Hohlorgane offen zu halten. Am Herz verwenden sie Stents aus Metall, die teils noch spezielle Beschichtungen und Eigenschaften besitzen (Seite 132). Bei einer Ballondilatation mit Stentimplantation (auch „Stenting") schieben Ärzte zusammengefaltete Gitteröhrchen zur Engstelle vor. Meistens weiten und pressen sie Stents mit dem Ballon dicht an die Arterienwand. Andere Stents entfalten sich von selbst. Stents stützen geweitete Bereiche ab und verhindern, dass die elastischen Arterienwände diese Stellen gleich wieder verengen. Zudem drücken sie die Innenhaut der Arterien, die bei Ballondilatationen immer etwas einreißt, fest an die Wand. So kommt kein Blut zwischen die Innenhaut und andere Wandschichten, was rasch zur Bildung von Blutgerinnseln führen würde. Innerhalb von zwei bis vier Monaten überwächst die Innenhaut den Stent. Er wird Teil der Arterienwand. Bis dahin entstehen noch leicht Blutgerinnsel am Stent, weil er Blutplättchen dazu anregt, sich zusammenzulagern. Deshalb müssen Patienten nach der Implantation unbeschichteter Stents noch Medikamente einnehmen – Patienten mit stabiler Angina Pectoris für 4 Wochen zur dualen Plättchenhemmung (Seite 216) eine Kombination aus Azetylsalizylsäure (ASS) und Clopidogrel, anschießend dauerhaft ASS. Patienten mit akutem Koronarsyndrom machen diese Doppeltherapie ein Jahr lang.

Vor- und Nachteile der Stents

Mit Stents bleiben geweitete Engstellen auf Dauer häufiger offen als ohne. Doch etwa eine von vier Verengungen verschließt sich trotzdem wieder. Dabei wachsen Zellen aus der Arterienwand in das Stentgitter hinein, sodass sich sein Hohlraum verengt (In-Stent-Restenose). Besonders gefährdet sind Diabetiker. Ärzte können solche Stellen erneut aufdehnen, aber sie wachsen auch öfter wieder zu. Um das zu verhindern, können Ärzte eine Brachytherapie durchführen. Das Verfahren ist aufwendig, sodass sich manchmal eine Bypass-Operation als Alternative anbietet.

Beschichtete Stents, die Medikamente freisetzen

Beschichtete Stens geben über kürzere oder längere Zeiträume Medikamente ab (Medikament-freisetzende Stents, Abk. DES, engl. drug eluting stents), die das Wachstum der Zellen aus der Arterienwand hemmen. Verfügbar sind derzeit DES mit je einem der Wirkstoffe Sirolimus, Paclitaxel, Everolimus, Zotarolimus oder Biolimus A9. Mit DES abgestützte Aufdehnungen verengen sich seltener: Sie müssen weniger oft wieder eröffnet werden. Doch das Risiko für Herzinfarkte

---

INFO **Radioaktive Bestrahlung in der Arterie (Brachytherapie)**

Bei der Brachytherapie bestrahlen Ärzte die Arterienwand radioaktiv. Dazu verwenden sie einen kurzen Draht aus radioaktivem Material, der in einem speziellen Katheter zur Behandlungsstelle gelangt. Die Strahlen reichen nur wenige Millimeter. Sie schädigen benachbartes Gewebe nicht, hemmen aber das Wachstum der Wandzellen, sodass diese nicht in den Hohlraum hineinwuchern. Für das Verfahren sind ein Herzspezialist, ein Strahlenmediziner und ein Medizinphysiker erforderlich. Wegen des Aufwands und weil beschichtete Stents wahrscheinlich genauso gut sind, wird die Brachytherapie am Herz nur noch selten durchgeführt. Ihre Risiken gelten als gering.

und Todesfälle sinkt dadurch nicht. Wahrscheinlich können sich in DES selbst nach längerer Zeit noch Thrombosen bilden. An solchen Stentthrombosen stirbt jeder dritte Betroffene. Auch nach DES-Implantation müssen Patienten lange Medikamente einnehmen (ASS und Clopidogrel für 6 bis 12 Monate). Zu vielen möglichen Einsatzgebieten liegen nur wenig aussagekräftige Ergebnisse vor. Derzeit empfehlen sich DES für

- stabile Angina Pectoris und akutes Koronarsyndrom mit Durchblutungsstörungen in kleinen Gefäßen
- Verengungen von mehr als 1,5 Zentimeter Länge
- chronisch geschlossene Koronargefäße, die erfolgreich geöffnet wurden
- Behandlungen nach Verengung unbeschichteter Stents
- Verengungen eines Hauptstamms der Koronararterien.

DES sollten eher nicht zum Einsatz kommen, wenn

- unsicher ist, ob Patienten ihre Medikamente nach der Implantation wirklich regelmäßig einnehmen
- Patienten schon viele Krankheiten haben und daher bereits viele Medikamente einnehmen müssen
- Operationen geplant sind, auch solche abseits vom Herz

- erhöhtes Blutungsrisiko besteht, das nicht therapierbar ist
- Patienten ASS oder Clopidogrel nicht vertragen.

Bei Patienten, die dauerhaft Antikoagulanzien nehmen, müssen die Ärzte von Fall zu Fall entscheiden, ob ein DES infrage kommt. Kritisch ist ihr Einsatz, wenn das Risiko erhöht ist, dass im Stent ein Blutgerinnsel entsteht, also bei älteren Patienten, bei Eingriffen in mehreren Gefäßen mit verstreuten, schlecht abgrenzbaren Ablagerungen, bei deutlich eingeschränkter Nierenfunktion, deutlicher Herzinsuffizienz und bei unkomplizierten Eingriffen an Gabelungen von Herzkranzgefäßen.

Weitere Stents

Bioresorbierbare Stents lösen sich mit der Zeit im Körper auf. So soll die Arterienwand ihre natürliche Elastizität zurückerhalten und sich wieder weiten oder zusammenziehen können. Bioresorbierbare Stents sind aktuell nur sehr eingeschränkt verfügbar. Zu ihnen liegen noch kaum Studienergebnisse vor, ebenso wie zu Stents mit nichtmedikamentöser Beschichtung. Sie tragen beispielsweise Antikörper oder spezielle Metallverbindungen, wodurch sie besser ein- und seltener zuwachsen sollen.

BYPASS – UMGEHUNG VERENGTER GEFÄSSE

Bypass bedeutet auf Deutsch „Umgehung": In Bypass-Operationen legen Ärzte Verbindungen an, die Verengungen umgehen. Die Überbrückungen stammen aus dem Körper der Patienten. Klassisch findet die Bypass-Operation unter Vollnarkose am offenen Herzen statt und mit Anschluss an die Herz-Lungen-Maschine. Sie kann auch ohne Maschine am schlagenden Herz stattfinden (Seite 136). Für beide Eingriffe müssen Chirurgen das Brustbein der Länge nach aufsägen, um ans Herz zu kommen. Dagegen kommt die jüngere minimalinvasive direkte Koronar-Bypass-Operation (Seite 137) mit einem kleinen Schnitt in der Brust aus.

Bypass-Operation mit Herz-Lungen-Maschine

Die klassische Variante heißt abgekürzt CABG (engl. coronary artery bypass graft). Kurz vor der Operation erhalten Patienten ein starkes Beruhigungsmittel, sodass sie vom Treiben im OP-Saal kaum etwas mitbekommen. Vielleicht spüren sie noch, wie ihnen EKG-Elektroden auf die Brust geklebt und eine Venenkanüle an Hand oder Arm angelegt werden. Darüber leitet der Anästhesist die Narkose ein. Danach werden weitere Zugänge gelegt wie etwa diese:

- Verweilkanülen in Venen zur Gabe von Medikamenten
- Zentrale Venen-Katheter, um Medikamente oder Flüssigkeit zu verabreichen

und die Pumpleistung des Herzens und andere Kreislaufwerte zu überwachen
- Ein arterieller Zugang zur Messung des Blutdrucks und der Sauerstoffsättigung des Blutes, also zur Kontrolle der Herz- und Lungenfunktion
- Magensonde zur Ableitung des Magensafts
- Blasenkatheter zur Ableitung des Urins.

Die Vorbereitungen im OP-Saal können bis zu einer Stunde dauern. In dieser Zeit erhalten Patienten noch muskelentspannende Mittel, damit Narkoseärzte problemlos einen Beatmungsschlauch in die Luftröhre einführen können. Am Ende der Vorarbeiten erscheinen Messwerte der EKG-Elektroden und der Sensoren in den Blutgefäßen auf Monitoren. Dort können die Chirurgen und Anästhesisten während der Operation ständig alle Körperfunktionen kontrollieren und eingreifen, falls Schwierigkeiten auftreten.

Mit der Säge am Brustbein

Um ans Herz zu gelangen, öffnen Chirurgen den Brustkorb. Vorher wird die Brust desinfiziert und das OP-Feld mit sterilen Tüchern bedeckt. Dann sägen die Chirurgen das Brustbein in der Mitte der Länge nach durch und dehnen den Brustkorb auf, bis das Herz offen vor ihnen liegt. Nun legen sie eine oder beide Brustwandarterien frei. Das tun Assistenten gleichzeitig möglicherweise mit Venen an den Unterschenkeln oder Armen. Ob nur eine

Brustwandarterie, beide oder noch Venen benötigt werden, hängt von der Zahl der Engstellen und ihrer Lage ab.

Anschluss an die Herz-Lungen-Maschine

Herzkranzgefäße sind klein und pulsieren, wenn das Herz pumpt – zu viel Unruhe, um millimetergenaue Handarbeiten durchführen zu können. Deshalb schließen Ärzte ihre Patienten über die Hohlvene und Aorta an eine Herz-Lungen-Maschine (Abk. HL-Maschine) an. Durch einen Schlauch gelangt sauerstoffarmes Blut in die Maschine. Sie entzieht ihm Kohlendioxid, setzt ihm Sauerstoff zu und pumpt es über einen zweiten Schlauch zurück in den Körper. Jetzt klemmen die Ärzte die Aorta ab. Das Herz erhält kein Blut mehr. Eine Kardioplegie-Lösung legt das Herz still und kühlt es auf weniger als 15° Celsius herunter. So überstehen Zellen die Blutleere besser und das Herz steckt die Operation, die Stunden dauern kann, üblicherweise ohne Mühe weg.

Legen und Verbinden eines Bypasses

Aus Voruntersuchungen weiß der Herzchirurg genau, wo die Verengung liegt. Mit den Augen sucht und mit den Fingern ertastet er eine geeignete Stelle, um den Bypass anzuschließen: Das Koronargefäß muss hier dick genug sein, kalkfrei und gut zugänglich. Damit unterversorgte Gebiete wieder durchblutet werden, muss die Anschlussstelle hinter der Verengung liegen. Für die kurze „Sackgasse" davor reicht die Blutversorgung durch den By-

pass ebenfalls aus. Der Chirurg öffnet die Herzkranzarterie an der Anschlussstelle mit einem kleinen Schnitt. Er näht den Bypass mit einem Kunststofffaden an, der so dünn ist wie ein menschliches Haar. Er prüft, ob der Bypass voll durchlässig ist und ob die Naht absolut dicht schließt. Dabei bleibt es, wenn der Bypass eine Brustwandarterie ist und nur eine Engstelle beseitigt wird. Die Brustwandarterie erhält über die Schlüsselbeinarterie aus dem arteriellen Gefäßsystem sauerstoffreiches Blut. Dieses gibt sie als Bypass nun an die Koronararterie weiter.

Mehrfach-Bypasse und venöser Bypass

Herzchirurgen können eine Brustwandarterie als Mehrfach-Bypasse für Engstellen in mehreren Koronararterien verwenden. Dazu öffnen sie die Herzgefäße und vernähen die Öffnungen mit verschiedenen Stellen der Brustwandarterie. Jedes Vernähen dauert 10 bis 20 Minuten. Weil die Brustwandarterie nun quasi von einer Koronararterie zur nächsten springt, heißt diese Methode auch „Jump"-Verfahren (v. engl. to jump = springen). Die ehemalige Brustwandarterie gibt nun mehreren Herzkranzgefäßen Blut.

Herzchirurgen können auch Venenstücke als Material für einen Bypass nehmen. Ein Ende wird, wie oben, unterhalb der Engstelle angenäht. Damit der venöse Bypass den Herzkranzgefäßen sauerstoffreiches Blut zuführen kann, müssen die Chirurgen ihn aber noch ans arterielle System anschließen: Sie vernähen das andere

Ende des Venenstücks mit der Aorta, in die vorher eine kleine Öffnung gestanzt wurde. In gleicher Weise gehen Ärzte vor, wenn sie nur ein Stück einer Arterie als Bypass verwenden.

Abschluss der Operation

Bei normalem Verlauf wird nun die Klemme an der Aorta geöffnet. Blut strömt ins Herz. Es fängt wieder an zu schlagen. Falls Rhythmusstörungen auftreten, sorgt meist ein kleiner Stromstoß für Regelmäßigkeit. Die HL-Maschine hat ihren Dienst getan und wird abgehängt. Zur Sicherheit werden noch Schrittmacherdrähte auf Vorhof und Herzkammer gesetzt. Sie lassen sich eine Woche später von außen entfernen. Als Nächstes „klappt" der Chirurg die Brust zu, verdrahtet sie mit Edelstahldrähten, schließt die Wunde und legt Drainagen – kleine Schläuche, die das Wundwasser ableiten. Zur Überwachung kommen die Patienten zunächst auf die Intensivstation. Bei guter Gesundheit können sie nach frühestens sieben Tagen die Klinik verlassen.

Nachteile der Herz-Lungen-Maschine

HL-Maschinen haben es ermöglicht, Patienten in großer Zahl erfolgreich am Herz operieren zu können. Durch den Anschluss des Apparats an die Aorta können sich aber Ablagerungsteilchen lösen und Schlaganfälle verursachen. Zudem strapaziert die Umleitung des Blutes den Organismus. Nach dem Eingriff bekommen manche Patienten für kurze Zeit Halluzinationen oder verrückte Fantasien. Weiter reagiert und verändert sich das Blut, wenn es in Kontakt zu den künstlichen Oberflächen in den Schläuchen und der Maschine kommt:

■ Das Gerinnungssystem wird aktiviert, sodass zur Verhinderung von Blutgerinnseln hohe Dosen an Gerinnungshemmern – meist Heparin – nötig sind. Darauf reagieren manche Patienten allergisch, was gefährliche Komplikationen verursachen kann.

■ Eine Entzündungsreaktion tritt ein, die Trennflächen im Körper durchlässiger macht. Daher sammelt sich Flüssigkeit in Geweben und Organen wie Lunge und Nieren an, was ihre Funktionstüchtigkeit für einige Tage mindern kann.

■ Die Mehrzahl der Blutplättchen geht kaputt oder funktioniert nur noch schwach, wodurch die Blutungsgefahr steigt.

■ Wichtige Immunzellen gehen zugrunde, was die Infektionsgefahr erhöht. Dagegen erhalten Patienten Antibiotika.

Trotz dieser Nachteile findet die große Mehrzahl der Bypass-Operationen mit HL-Maschine statt.

Bypass-Operation am schlagenden Herz

Die Belastungen durch die HL-Maschine soll das „Off pump"-Verfahren (OPCAB, engl. off pump coronary artery bypass) vermeiden: Statt das ganze Herz vom Blutstrom abzukoppeln, klemmen Chirurgen dabei nur die verengten Arterien kurzzeitig ab und fixieren sie an den vorgesehenen Nahtstellen mit besonderen Haltern (Herzpositioner und Gewebestabilisatoren). So erhalten sie ein ruhiges Operationsfeld auf dem schlagenden Herzen. Die örtliche, kurzzeitige Blutarmut erträgt der Herzmuskel normalerweise gut. Falls nicht, lässt sich die abgeklemmte Strecke mit einem Kunststofffröhrchen überbrücken. So fallen einige Nachteile der HL-Maschine weg. Allerdings treten auch bei „off pump" teils Halluzinationen und absurde Fantasien auf.

Bypass durchs „Schlüsselloch"

Minimalinvasive Verfahren heißen auch „Schlüsselloch"-Verfahren, weil sie mit sehr kleinen künstlichen Körperöffnungen auskommen. Bei minimalinvasiven Bypass-Operationen ist keine HL-Maschine notwendig. Für die MIDCAB (engl. minimally invasive direct coronary artery by-

pass) genügt ein Schnitt von 5 bis 8 Zentimetern zwischen den Rippen. Durch diese Öffnung präpariert der Chirurg die Brustwandarterie direkt oder per Videoüberwachung, stabilisiert die Herzoberfläche und näht den Bypass an. Wenn mehrere Koronargefäße verengt sind, kombinieren Herzspezialisten manchmal MIDCAB und PTCA. Mit MIDCAB lässt sich lediglich die Herzvorderseite erreichen. Das Verfahren ist nur begrenzt in Kliniken verfügbar. Eine Roboterunterstützte Weiterentwicklung davon (totally endoscopic coronary artery bypass, Abk. TECAB) gilt als noch nicht voll ausgereift.

Richtig vorbereiten und Ängste aussprechen

Für viele Patienten sind die Wochen zwischen der Entscheidung für einen Eingriff und dem OP-Termin eine Zeit des Bangens und der Unsicherheit: „Was passiert da

INFO **Besser mit oder ohne Maschine?**

Gegenüber Operationen mit HL-Maschine galt das technisch anspruchsvolle „Off pump"-Verfahren lange als schonender und komplikationsärmer. Inzwischen haben aber mehrere Studien Nachteile von „off pump" aufgezeigt:
Hier verzichten Ärzte öfter darauf, Bypässe zu setzen, die geplant waren. Patienten werden tendenziell länger beatmet und liegen länger in der Klinik.

Bypässe sind ein Jahr nach „Off pump"-Eingriffen öfter wieder verschlossen.
„Off pump" ist der HL-Maschine nicht grundsätzlich überlegen. Nach beiden Verfahren sind Zahl und Zeitpunkte von Todesfällen und Herzinfarkten etwa gleich. Möglicherweise hat „off pump" aber Vorteile für bestimmte Patientengruppen, etwa altere Menschen. Genaueres müssen Studien noch klären.

mit mir?", „Das ist doch sicher gefährlich?", „Ist mein Herz wirklich so krank?",
„Wie geht es nach der OP weiter?" Manche ziehen sich mit ihren Fragen und Sorgen zurück. Andere lenken sich ab oder
schwanken in ihren Gefühlen, werden
vielleicht launisch und reizbar. Ihre Ängste
und Befürchtungen können auch Familie,
Freunde und Kollegen belasten. Wichtig
ist, dass die Patienten mit Vertrauten und
den Ärzten über ihre Situation und ihre
Besorgnis reden. Nur so erhalten sie Beistand und werden hoffentlich etwas ruhi-
ger.

Die Wartezeit sinnvoll nutzen

Studien zeigen, dass Patienten, die gut
vorbereitet sind, Operationen entspannter
antreten und sie besser überstehen. Nehmen Sie sich vorher ein paar Tage frei und
gehen Sie nicht direkt vom Arbeitsplatz in
die Klinik. Reden Sie mit anderen über Ihre Ängste und wappnen Sie sich körperlich für den Eingriff:

■ Informieren Sie sich genau über die
Abläufe vor, während und nach der Operation. Das kann Ihnen Befürchtungen
abnehmen und etwas Sicherheit geben.
Setzen Sie nach, wenn Fragen offen-
bleiben.

■ Bauen Sie Übergewicht ab, weil es die
Gefahr für Komplikationen (z. B. Wundinfektionen, Lungenentzündung) erhöht.

■ Hören Sie auf zu rauchen, am besten
gleich, aber spätestens zwei Wochen vor
der Operation. Damit sinkt Ihr Risiko für
Atem- und Lungenkomplikationen.

■ Entspannungstechniken können Ihnen
helfen, leichter und schneller zur Ruhe zu
kommen, und Atemtechniken fördern die
Beweglichkeit des Brustkorbes und das
Atmen nach der OP.

Wichtige Punkte mit den Ärzten klären

Weiter ist es erforderlich oder sehr nützlich, ein paar Sachen mit Ihren Ärzten zu
besprechen, um möglichen Schwierigkeiten auszuweichen:

■ Sie sollten alle Medikamente angeben,
die Sie aktuell einnehmen. Die meisten
können Sie wahrscheinlich weiter verwenden. Unbedingt mit den Ärzten abspre-
chen müssen Sie aber Mittel zur Blutver-
dünnung wie Vitamin-K-Antagonisten
(z. B. Marcumar®), Acetylsalicylsäure
(ASS) oder Clopidogrel.

■ Die Ärzte sollten Ihren Alkoholkonsum
kennen. Regelmäßiger Konsum erhöht die
Gefahr für vorübergehende psychische
Probleme nach der Operation. Eventuell
müssen Schlaf- und Beruhigungsmittel
anders dosiert werden.

■ Diabetiker sollten vor der Operation
speziell darauf achten, dass ihr Blutzucker
gut eingestellt ist. So sinkt das Komplikationsrisiko. Antidiabetika, die Metformin
enthalten, müssen vor Operationen, Narkosen und Untersuchungen mit jodhalti-
gen Kontrastmitteln abgesetzt werden.

■ Entzündungen (z. B. der Zähne, Nasen-
nebenhöhlen), offene Wunden und Infektionen (z. B. Erkältungen) können teils
schwere Komplikationen auslösen. Sie
sollten ausgeheilt sein! Unterrichten Sie

Ihre Ärzte über solche Leiden. Möglicherweise verschiebt sich die Operation.

■ Lungenkranke sollten mit ihrem Facharzt sprechen, damit er seine Behandlung vor der Operation mit den Klinikärzten abstimmen kann.

■ Informieren Sie sich bei der Klinik, ob, wann und wie eine Eigenblutspende für die Operation sinnvoll, möglich oder nötig ist.

Befunde und Untersuchungen

Alle Patienten bringen Ergebnisse aus Voruntersuchungen mit. Je nach Alter und Vollständigkeit müssen Tests aber wiederholt oder nachgeholt werden. Bei offenen Fragen zum Zustand von Gefäßen, Herz, Lunge und zu anderen möglichen Komplikationsquellen können spezielle Untersuchungen (z. B. MRT, Myokardszintigraphie) sinnvoll sein. Zwingend erforderlich sind normalerweise diese Ergebnisse und Untersuchungen:

■ Koronarangiographie

■ Echokardiographie (Herzecho)

■ EKG

■ Ultraschall der Halsschlagader (Duplex-Sonographie)

■ Lungenfunktionstest

■ Röntgenaufnahme des Oberkörpers

■ Blutgerinnungswerte

■ Weitere Laborwerte z.B. zu möglichen Stoffwechsel- oder Organstörungen.

Der Tag vor der Operation

Am Tag vor dem Eingriff finden letzte Gespräche statt. Üblicherweise dürfen Patienten bis Mitternacht alles essen, was sie wollen. Die weitere Reihenfolge der Abläufe unterscheidet sich je nach Klinik, umfasst in der Regel aber folgende Stationen:

■ Gespräch mit dem Operateur zur Klärung letzter Fragen

■ Gespräch mit dem Narkosearzt zur Klärung möglicher Allergien und Probleme bei früheren Narkosen. Er erklärt auch, mit welchen Empfindungen Patienten beim Aufwachen rechnen müssen

■ Einnahme von Antibiotika für 48 Stunden

■ Rasieren des Operationsfelds und möglicherweise weiterer Körperstellen, weil Haare, an denen oft Bakterien kleben, mögliche Infektionsquellen sind

■ Gründliche Körperreinigung, teils mit speziellen Reinigungsmitteln

■ Einnahme eines Abführmittels, um den Darm zu entleeren, oder ein Einlauf am Abend zum selben Zweck

■ Schlafmittel am Abend.

Am Tag der Operation

Sie müssen damit rechnen, früh aus den Federn zu müssen. Ungefähr eine Stunde vor der Operation bekommen Sie eine Injektion mit einem starken Beruhigungsmittel. Es entspannt und macht träge. Eine Pflegekraft schiebt Sie zum OP-Bereich, wo Sie auf eine Liege kommen. Dann übernimmt der Anästhesist. Zusammen mit Helfern bringt er EKG-Elektroden und Kanülen an, bevor er Sie aus einer Atemmaske reinen Sauerstoff einatmen lässt: Sie fallen in eine tiefe Narkose und nehmen nichts mehr wahr.

Nutzen, Risiken und Nachteile von Bypass-Operationen

Der Erfolg von Bypass-Operationen hängt stark davon ab, ob die Operateure Arterien oder Venen verwenden: Neun von zehn arteriellen Bypässen sind nach zehn Jahren noch offen. In dieser Zeitspanne hat sich schon jeder zweite venöse Bypass wieder verschlossen, einer von fünf bereits nach einem Jahr. Allerdings hat mehr als die Hälfte der Patienten, bei denen sich ein venöser Bypass verschließt, selbst nach zehn Jahren keine Beschwerden. Dennoch ist es ein wichtiges Qualitätskriterium, wenn sich Kliniken bemühen, fast nur (> 95 Prozent) Arterien als Bypässe einzusetzen.

Die Operation gilt als sicheres, gut etabliertes Verfahren. Es wird jedes Jahr rund 60 000 Mal in Deutschland durchgeführt. Bei oder kurz nach der Operation sterben statistisch 2,8 von 100 Bypass-Patienten, 6 von 100 erleiden einen Herzinfarkt, der unmittelbar behandelt wird.

Weiter können rund um den Eingriff grundsätzlich diese Probleme auftreten:
- Infektionen, Blutungen, Nachblutungen, Wundheilungsstörungen und Narbenbildung (an Eintrittsstellen von Kanülen, Schnitten an Brust oder Beinen etc.) vermehrt bei Diabetikern, Rauchern und Übergewichtigen, besonders häufig nach der Entnahme von Beinvenen.

- Infektionen des Brustbeins, Brustkorbinstabilität
- Blutungen und Nachblutungen an Bypass-Nahtstellen. Sie müssen mit einer weiteren Operation beseitigt werden.
- Herzbeutelentzündungen
- Schlaganfälle, Embolien durch Blutgerinnungsstörungen
- Nierenversagen
- Herzschwäche nach langer Operationsdauer, meist vorübergehend.

 QUALIFIZIERTE OPERATEURE FINDEN

Bypass-Operationen sollten Sie nur von Fachleuten machen lassen, deren Können erwiesen ist. Kliniken müssen über die Qualität Auskunft geben. Ein guter Anhaltspunkt ist die Sterblichkeitsrate bei Routine-Bypass-Operationen, also für erste Eingriffe an Patienten mit stabiler Gesundheit und ohne schwere Begleiterkrankungen. Sie sollte unter 2 Prozent liegen. Hinweise können auch Zertifizierungen geben, etwa zertifizierte Brustschmerz-Ambulanzen („Chest Pain Unit") durch die Deutsche Gesellschaft für Kardiologie (Internet: cpu.dgk.org).

Nach der Operation

Auf der Intensivstation herrscht ständig Unruhe: Geräte piepsen, klicken, tuckern, gluckern, fauchen und blinken. Personen kommen und gehen, kontrollieren hier, schauen da nach, wechseln dieses, ändern jenes, schreiben Werte auf, stellen Fragen. Je mehr Patienten in einem

Raum, desto größer der Tumult. Und genau hier kommen Frischoperierte zu sich: Viele sind schnell genervt und begrüßen ein Beruhigungsmittel, damit sie weiter schlummern können.

Benebelte Sinne und „Muskelkater"

„Zu sich kommen" belastet und ist ungewohnt. Die Sinne sind benebelt. Äußere Eindrücke kommen nur gedämpft an. Einzig das Licht ist meist zu hell. Doch die Patienten können sich nur schwer bemerkbar machen. Der Beatmungsschlauch steckt oft noch im Hals und verhindert das Sprechen. Jede Regung strengt an und wird durch Kanülen in der Hand und Armbeuge, durch Elektroden auf der Brust, einen Blasenkatheter und andere Anschlüsse erschwert. Wer gleich wieder einschläft, ist meistens dankbar dafür. Beim zweiten Aufwachen sind die Sinne wacher. Doch auch die Wirkung der Schmerzmittel hat nachgelassen. Alle Bewegungsversuche mit dem Oberkörper und Luftholen schmerzen, weil bei der Operation die Brustmuskulatur stark gedehnt war: Sie hat so etwas wie Muskelkater. Auf Fragen der Pflegekräfte, die sehen wollen, ob Patienten ansprechbar sind, antworten fast alle nur mit Augenzwinkern, Kopfnicken und -schütteln. Ihr Erwachen haben Sie sich wohl angenehmer vorgestellt? Versuchen Sie das Drumherum auszublenden, so gut es geht. Trösten Sie sich damit, dass die Operation hinter Ihnen liegt – und bald auch die Intensivstation.

◪ ABHUSTEN – SO OFT UND KRÄFTIG WIE MÖGLICH!

In den Bronchien sammelt sich während der künstlichen Beatmung Schleim an. Er muss raus, damit Bakterien keinen Nährboden haben. Abhusten beugt Lungenentzündungen vor und bringt Sie rascher auf die Allgemeinstation. Pflegekräfte und Krankengymnasten helfen Ihnen und zeigen nützliche Kniffe. Denn beim Abhusten werden sie Schmerzen an Muskeln im Brustraum spüren, von denen Sie gar nicht wussten, dass es sie gibt. Sobald der Beatmungsschlauch entfernt ist, müssen Sie trotzdem abhusten, so oft und so kräftig wie möglich. Damit sollten Sie auch auf der Allgemeinstation weitermachen.

Allgemeinstation: Rückkehr zu mehr Normalität

Mit Ihrer Verlegung auf die Allgemeinstation kehrt etwas Normalität zurück: Hier herrscht Ruhe. Sie können lesen, mit Bettnachbarn und Besuchern plaudern, alleine essen und trinken. Das macht vieles leichter. Doch niemand sollte sich gleich zu viel Aktivität und Besucher zumuten. Die Operation kostet viel Kraft. Es bereitet Mühe, wieder auf die eigenen Beine zu kommen. Wohldosierte Bewegung ist nun aber das Wichtigste. Sie bringt den Kreislauf in Gang, kräftigt die Muskeln und verringert die Gefahr, dass Blutgerinnsel entstehen. Für erste, kurze Spaziergänge brauchen alle Patienten noch Hilfestellung. Damit sie sich schnell wieder selbstständig bewegen können, machen Kran-

BILD Nicht alle Patienten haben gute Laune, wenn die Bypass-Operation vorüber ist – jeder fünfte entwickelt ein Depression.

kengymnasten mit ihnen täglich Übungen.

Der Schnitt über dem Brustbein verheilt in wenigen Tagen. Patienten, die wasserdichte Sprayverbände haben, können früh wieder duschen. Das Brustbein verwächst in sechs bis acht Wochen vollständig. Bis dahin sollte man den Oberkörper möglichst wenig ruckartig bewegen und belasten. Verspannen sich Muskeln wegen der eingeschränkten Beweglichkeit, können Entspannungstechniken, sanfte Massagen oder Krankengymnastik helfen. Wunden an den Beinen, aus denen Ärzte Venen entnommen haben, schließen sich oft schlecht. Neben Kompressionsstrümpfen ist es nützlich, die Beine oft hochzulegen, nicht barfuß zu gehen, die Füße gut zu pflegen, sie und besonders die Zehenzwischenräume stets gut abzutrocknen, um Infektionen (Fußpilz) zu verhindern.

Stimmungstief oder Depression?

Nach Bypass-Operationen entwickelt jeder fünfte Patient eine Depression. Mindestens ebenso viele leiden unter Stimmungstiefs. Beides mindert die Lebensqualität und kann die Gesundung verlangsamen. Betroffene sollten über ihre Gefühlslage unbedingt mit anderen sprechen – mit Angehörigen, Partnern, Freunden und bei Bedarf auch mit Ärzten. Fachleute erkennen am ehesten, ob es sich um ein durchziehendes Tief oder eine echte Depression handelt. Bei Letzteren haben sich kognitive Verhaltenstherapien mit wöchentlichen, einstündigen Einzel-

gesprächen bewährt. Die leichtere depressive Verstimmung weicht meist von selbst wieder der guten Laune, umso schneller, wenn man mit anderen über sein Befinden spricht, statt sich leidend einzuigeln.

Wie geht es weiter: Das Leben danach

Gesunde, kräftige Patienten kommen nach acht bis 16 Tagen in die Rehaklinik zur Anschlussheilbehandlung (Seite 191). Die Überweisungen erfolgen heute zunehmend früher. Viele Patienten sind nach der Reha wieder uneingeschränkt belastbar. Alle anderen müssen etwas langsamer in den Alltag einsteigen.

Sie sollten sich schon in der Rehaklinik beraten lassen: Wie viel darf ich mir zumuten? Was kann ich tun? Programme von Rehakliniken und Sozialarbeiter können bei der Rückkehr in den Alltag und zur Arbeit helfen (Seite 195). Für einen vorzeitigen Ruhestand gibt es nur selten medizinische Gründe. Auch Reisen sind möglich. Nur anstrengende Urlaube (z.B. Skifahren im Hochgebirge, Aufenthalt in extremen Klimazonen) und Expeditionen sollten mit Ärzten abgesprochen sein. Um fit zu bleiben, sollten alle Patienten auf einen gesunde Lebensweise (Seite 15) achten und Krankheiten konsequent behandeln. Regelmäßige Bewegung fällt vielen in einer ambulanten Herzgruppe leichter. Dort machen Übungen zudem mehr Spaß, man bekommt Tipps und lernt neue Menschen kennen.

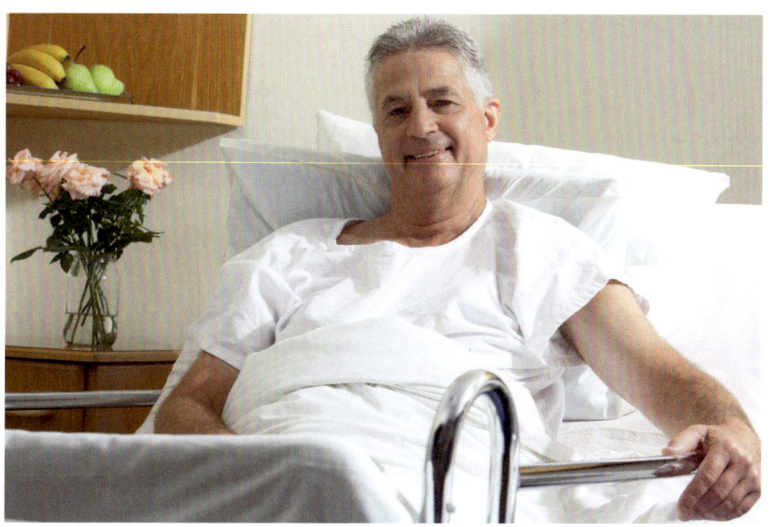

Kontrolluntersuchungen und Behandlungen
Ein Vierteljahr nach Ende der Reha sind erste Nachuntersuchungen fällig – besonders ein Belastungs-EKG. Es zeigt, wie gut das Herz belastbar ist und ob neuerdings Probleme auftreten (z. B. Rhythmusstörungen). Parallel finden körperliche Untersuchungen, Blutuntersuchungen und wahrscheinlich eine Echokardiographie statt. Findet sich nichts Auffälliges, stehen nach jeweils vier bis sechs Monaten neue Kontrollen an. Spezielle Untersuchungen sind unnötig. Falls aber erneut Beschwerden im Brustraum auftreten, sollten Patienten sie möglichst rasch ärztlich abklären lassen, im Zweifel auch mit einer weiteren Koronarangiographie.

STENT ODER BYPASS?

Pauschal lässt sich die Frage „Stent oder Bypass" nicht beantworten.

Beide Verfahren besitzen ihre Vorzüge, auch wenn der Trend deutlich hin zur PTCA mit Stenting geht. Ihre Zahl hat seit 2004 hat um 30 Prozent auf etwa 330 000 pro Jahr zugenommen. Gleichzeitig sank die Zahl der Bypass-Operationen um 20 Prozent.

Viele Patienten ziehen die PTCA vor:
- Ihre Vorbereitung erfordert weniger Zeit und Aufwand.
- Sie ist weniger belastend, weniger blutig und geht schneller.
- Behandelte können anschließend die Klinik früher verlassen, sind rascher auf den Beinen und normal belastbar.

Für Kliniken ist nützlich, dass PTCA mit Stenting nur etwa ein Viertel der Kosten einer Bypass-Operation verursacht und die Patienten kostbare Betten auf der Intensivstation kürzer „blockieren". So ist die PTCA immer weiter in Behandlungsgebiete vorgedrungen, die hauptsächlich Bypass-Operationen vorbehalten waren. Das ist nicht immer günstig, wie die große SYNTAX-Studie gezeigt hat. Patienten, bei denen nur der Hauptstamm allein oder zusammen mit drei Koronararterien verengt war, profitieren deutlich mehr von einer Bypass-Operation. Sie hatten nach vier Jahren geringere Sterberaten, weniger Herzinfarkte und Herztode erlitten. Außerdem waren bei ihnen nur halb so viele erneute Eingriffe nötig wie bei Patienten mit PTCA und Stenting. Diese schnitten nur bei der Zahl der Schlaganfälle etwas besser ab. Anscheinend ist PTCA mit Stenting bei einfachen Verengungen besser, wenn also beispielsweise nur ein Gefäß betroffen ist, eine Bypass-Operation dagegen bei komplexen Fällen. Dennoch sollte in jedem Fall eine individuelle Abklärung stattfinden, die darüber hinaus weitere Risikofaktoren wie Gesundheit, Alter und Ähnliches berücksichtigt.

Beide Verfahren sollten zur Wahl stehen

Auch unterschiedliche Auffassungen zweier Ärztegruppen und ihr Wettbewerb untereinander beeinflusst die langjährige Diskussion: Für PTCA mit Stenting sind Kardiologen zuständig, für Bypass-Operationen die Herzchirurgen. Fachleute fordern, diese Konkurrenz zu überwinden, und weiter:

- Kardiochirurgische Konferenzen an Kliniken, um die Zusammenarbeit beider Ärztegruppen zu verbessern
- Beurteilungen aller Fälle, die nicht eindeutig sind, durch je einen Kardiologen und einen Herzchirurgen. Danach soll einer der Ärzte die Einschätzungen mit den Patienten besprechen.
- Niedergelassene Kardiologen und solche in Kliniken ohne eigene Herzchirurgie

sollen per Datenübertragung oder Telekonferenzen gemeinsam mit einem Herzchirurgen Entscheidungen fällen.

Patienten sollten Qualitätskriterien (Seite 140) beachten, eine Einrichtung wählen, die beide Verfahren anbietet und in der Kardiologen und Herzchirurgen über alle Fälle diskutieren und Patienten ausführlich aufklären.

Wann überhaupt Eingriffe?

Jeder hat die Freiheit, Eingriffe abzulehnen: Niemand kann Sie zu irgendeiner Behandlung zwingen. In bestimmten Fällen treten aber Rück- und Todesfälle viel früher ein bei ausschließlich medikamentöser Therapie als nach Katheterbehandlungen oder Operationen. Zwingend erforderlich oder angeraten sind Eingriffe bei

- starker stabiler Angina Pectoris, die sich nur unbefriedigend mit Medikamenten bessern lässt
- instabiler Angina Pectoris, die neu auftritt oder aus einer stabilen hervorgeht, und sich verschlechtert.
- Bei Herzinfarkten ist PTCA als Notfallbehandlung angezeigt. Zunächst sollte nur die Engstelle aufgedehnt werden, die den Infarkt ausgelöst hat, alle weiteren später.

Entsprechend erübrigen sich Eingriffe wenn,

- Angina Pectoris durch Medikamente gut kontrollierbar ist
- Engstellen Koronargefäße um weniger als 70 Prozent verengen, keinen Sauer-

stoffmangel im Herzmuskel und keine Beschwerden auslösen. Hier ist nicht erwiesen, dass Eingriffe das Herzinfarktrisiko senken. (Ausnahmen sind Verengungen des linken Hauptstamms von mehr als 50 Prozent, bei denen eine Bypass-Operation erfolgen sollte.)

Wann Stent, wann Bypass?

Hier gehen die Meinungen auseinander und neue Studien können die Bewertung immer wieder verschieben. Bei Notfällen wie Herzinfarkten und rasch zunehmender instabiler Angina Pectoris kommt stets die PTCA zum Zug, weil sie schneller eingeleitet ist. Sonst zählen immer die besonderen Umstände im Einzelfall. Davon abgesehen sprechen viele Fachleute derzeit diese Empfehlungen aus:

PCTA mit Stenting gilt einer Bypass-Operation als überlegen bei
- Verengungen, die nur ein Koronargefäß betreffen
- KHK ohne Verengung des vorderen, linken absteigendes Astes (RIVA/LAD)

PTCA mit Stenting kommt weiter in Betracht bei
- Patienten, die nicht operabel sind oder die OP ablehnen (PTCA als Angebot)
- Patienten, deren Gesundheit aufgrund hohen Alters oder Erkrankungen schlecht ist. Hier kann die Bypass-Operation zu belastend sein, selbst wenn sie die bessere Option darstellt.

Beiden Methoden kommen prinzipiell infrage bei
- Verengungen des vorderen, linken absteigenden Astes (RIVA) nahe der Abzweigung vom Hauptstamm
- Gefäßen, die bereits zweimal an derselben Stelle aufgedehnt wurden.

Die Bypass-Operation gilt PTCA mit Stenting als überlegen bei
- Verengungen des Hauptstamms, die ihn mindestes zur Hälfte verschließen, und besonders bei Patienten mit hohem Risiko
- Verengungen (> 70 %) von zwei oder drei Gefäßen (2- bzw. 3-Gefäß-Krankheit), besonders bei Diabetikern oder Patienten mit chronischer Herzinsuffizienz
- Beteiligung des vorderen, linken absteigenden Astes (RIVA/LAD, Seite 62), ab einem Verengungsgrad von > 70
- diffusen, langstreckigen Ablagerungen
- langstreckiger Wiederverengung in einem Stent

Niemand ist nach einem Eingriff geheilt!

Viele Patienten fühlen sich nach Eingriffen „geheilt". Sie vernachlässigen häufig, Risikofaktoren zu bekämpfen und regelmäßig Medikamente zu nehmen. Das „gesunde" Gefühl trügt: Die Patienten sind immer noch chronisch krank! Bemühen Sie sich, sämtliche ärztlichen Empfehlungen konsequent umzusetzen. Alles andere kann sich durch frühere Rückfälle, Komplikationen und weniger Lebensjahre rächen.

PLÖTZLICHER HERZTOD

In Deutschland zählt plötzlicher Herztod (PHT) mit jährlich 150 000 Todesopfern zu den häufigsten Todesursachen. Hier überlebt nur einer von zehn Betroffenen das Ereignis. In den USA, wo Defibrillatoren viel häufiger in öffentlichen Gebäuden zu finden sind, ist die Überlebensrate doppelt so hoch. Männer tragen ein höheres Risiko für PHT als Frauen, besonders wenn bei ihnen bereits eine KHK diagnostiziert wurde. Die Gefahr nimmt mit dem Alter zu, und die meisten Betroffenen sind ältere Menschen. Bei ihnen hat PHT normalerweise andere Ursachen als bei Jüngeren.

Tod in Sekunden bis Minuten

Beim PHT bricht die koordinierte Leitung der elektrischen Reize am Herzen zusammen. Auslöser ist meist ein Blutgerinnsel, das ein Herzkranzgefäß verstopft. Wegen Blut- und Sauerstoffmangel funktionieren nun viele Zellen nicht mehr richtig. Die Reizleitung gerät durcheinander. Das Herz pocht wie rasend, was sich oft zu Kammerflimmern (Seite 187) steigert. Dabei stößt das Herz kein Blut mehr aus. Der Kreislauf kollabiert; das Herz kommt völlig zum Stillstand. PHT kündigt sich fast nie an. Nicht zuletzt ist er definiert als plötzliches, unerwartetes Herzversagen mit Todesfolge innerhalb von 24 Stunden.
In typischen Fällen geschieht Folgendes:
- Betroffene fallen unvermittelt um oder klappen zusammen.

- Sie sind nicht mehr ansprechbar, reagieren nicht mehr.
- Ihr Puls ist nicht fühlbar.
- Die Pupillen sind geweitet, die Haut erblasst und erscheint zuerst an gut durchbluteten Stellen (z. B. Schleimhäute, Fingernägel) fahl und aschgrau.

Ohne rasches Eingreifen drohen rasch schwere Schäden und wenig später der Tod:
- Nach Sekunden Kreislaufstillstand
- Nach ein bis zwei Minuten Bewusstlosigkeit
- Nach drei bis fünf Minuten bleibende Hirnschäden
- Nach zehn Minuten Hirntod

Der Tod kann aber auch schneller, fast augenblicklich eintreten. Dann sprechen Ärzte manchmal vom „Sekundentod".

Risikofaktoren und Ursachen

Bei jungen Menschen kommt es nur sehr selten zum PHT. Er geht dann oft auf eine krankhaft vermehrte Masse des Herzmuskels, angeborene Missbildungen der Koronargefäße, bestimmte familiär bedingte Herzrhythmusstörungen oder Herzmuskelentzündungen durch Viren zurück. Gerade Letztere bleiben oft unbemerkt.

Weil hohe Belastungen bei Leistungssport den plötzlichen Herztod begünstigen, sollten Athleten virale Infektionen (z. B. Grippe, Erkältung) gründlich auskurieren und die Funktionstüchtigkeit ihres Herzens überprüfen lassen.

Ältere Menschen sind viel häufiger betroffen. Bei ihnen ist der plötzliche Herztod meistens die Folge von KHK. Die Symptome der Erkrankung sind aber keine Vorboten für PHT, sondern zeigen nur ein erhöhtes Risiko an. Es lässt sich durch konsequente medizinische Behandlung der KHK und anderer Risikofaktoren (z. B. Herzinsuffizienz, Herzklappenerkrankungen, Bluthochdruck, Diabetes) in Schach halten. Am stärksten gefährdet für den plötzlichen Herztod sind Menschen, die schon einmal Kammerflimmern oder einen Herzstillstand hatten. Auch kurz nach Herzinfarkten ist die Gefahr groß.

Notfall-Behandlung

Plötzlicher Herztod ist ein medizinischer Notfall, bei dem die Sekunden zählen. Fachleute schätzen, dass mit jeder Minute, die ohne Rettungsmaßnahmen vergeht, die Überlebenschancen um 10 Prozent abnehmen! Als wirkungsvollstes Vorgehen gilt der Elektroschock – die sogenannte Defibrillation. Dafür gibt es Geräte (Defibrillatoren, kurz Defis). In vielen öffentlichen Gebäuden, Banken, Ämtern, Fußballstadien, U-Bahn-Stationen hängen automatisierte externe Defibrillatoren (AED), die selbst Laien bedienen können. Stiftungen und Organisationen bemühen sich, in Deutschland noch mehr solcher Defibrillatoren an guten Plätzen unterzubringen. Die Geräte haben zwei Klebeelektroden. Eine kommt unterhalb des rechten Schlüsselbeins auf die Brust, die andere

unter die linke Achselhöhle. AED analysieren selbst den Herzrhythmus und entscheiden, ob Elektroschocks nötig sind. Falls ja, geben sie entsprechende, einfache Anweisungen durch Blinksignale, Bilder auf kleinen Bildschirmen oder Ansagen. Wenn Sie jemanden zusammenbrechen sehen und ein AED greifbar ist, sollten Sie ihn unbedingt einsetzen, so schnell es geht! Sie können dabei fast nichts falsch machen – aber womöglich ein Menschenleben retten. Wenn die Person stirbt, hat das für erfolglose Helfer keine rechtlichen Folgen.

Bis zum Eintreffen des Notarztes ist eine Herzmassage sinnvoll, um zur Verhütung eines Hirnschadens einen Minimalkreislauf zu gewährleisten. Helfer müssen dabei so kräftig auf die Brust drücken, dass sie mehrere Zentimeter nachgibt. Das sollte pro Sekunde fast zweimal geschehen, sodass nach etwa 20 Sekunden 30 Druckstöße stattgefunden haben. Neuere Leitlinien zur Laienreanimation verzichten auf die Mund-zu-Mund-Beatmung, die früher als Zwischenbehandlung diente, und empfehlen einzig die Herzmassage. Sie findet so lange statt, bis der Notarzt vor Ort ist.

Überleben Betroffene das Ereignis, startet die Behandlung der Grunderkrankung, meist also der KHK. Je nach Art der Rhythmusstörungen, die auftraten, verordnen die Ärzte manchmal noch Medikamente dagegen. Einige Patienten bekommen auch Defibrillatoren implantiert.

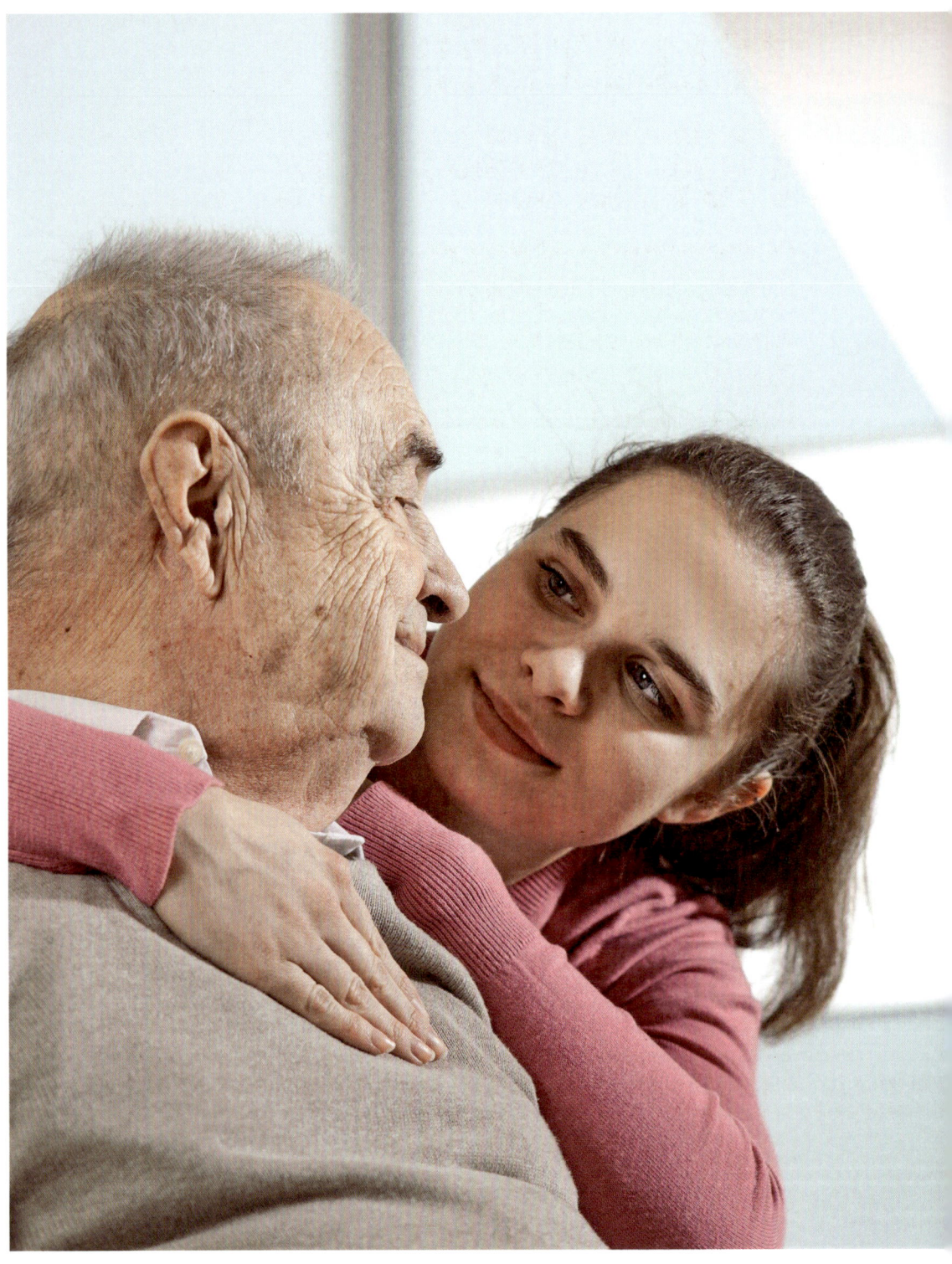

ZELLSTERBEN
IM GEHIRN

Bei einem Schlaganfall gehen Zellen im Gehirn zugrunde. Betroffene müssen so schnell wie möglich in einer Klinik mit Schlaganfall-Spezialstation behandelt werden. Dann haben sie die besten Chancen, keine oder nur leichte Lähmungen oder andere Einschränkungen davonzutragen. Jede Minute zählt! Schlaganfälle führen nicht selten zu schweren Behinderungen und zum Tod.

RASCHER VERLUST AN HIRNFUNKTIONEN

Schlaganfälle sind Ereignisse, die mit einem raschen Verlust an Gehirnfunktionen einhergehen. Die Ausfälle halten länger als 24 Stunden an und haben Ursachen in hirnversorgenden Blutgefäßen: Vier von fünf Schlaganfällen mit bekanntem Auslöser gehen auf Sauerstoffmangel zurück. Die heißen ischämische (altgr. Blutleere) Schlaganfälle, Hirninsulte oder Hirninfarkte. Weitere 15 bis 20 Prozent beruhen auf Hirnblutungen (Seite 172) und heißen hämorrhagisch (altgr. mit Blutungen verbunden). Andere Ursachen wie Gefäßmissbildungen oder Tumore sind selten.

Manchmal erscheinen schwache Schlaganfall-Symptome und verschwinden innerhalb von 24 Stunden wieder. Dann sprechen manche Fachleute noch von einer transitorischen ischämischen Attacke (TIA). Sie bedeutet Gefahr, weil sie das Risiko für einen Schlaganfall erhöht. Und Schlaganfälle können dem Gehirn große Schäden zufügen. Oft bleiben schwere, bleibende körperliche und geistige Einschränkungen zurück.

 JEDER SCHLAGANFALL IST EIN NOTFALL

Schlaganfälle sind in Deutschland die dritthäufigste Todesursache und der häufigste Grund für Behinderungen. Egal, ob die Symptome nach Minuten oder Stunden verschwinden – oder auch nicht: Jede Form von Schlaganfall kann das Leben unmittelbar oder in der Folge bedrohen und ist ein medizinischer Notfall! Rufen Sie bei einem Verdacht direkt den Notarzt (Telefon 112)!

SAUERSTOFFABHÄNGIGE DENKMASCHINE

Nur zwei Prozent des Körpergewichts macht das menschliche Gehirn aus. Doch es verbraucht ein Fünftel des Sauerstoffs, der dem ganzen Körper zur Verfügung steht. Sauerstoff ist enorm wichtig, damit Hirnzellen ihre Arbeit erledigen können und am Leben bleiben. Vier Arterien versorgen das Hirn mit Blut: An beiden Seiten des Halses liegen die großen Halsschlagadern (rechte/linke Karotis). Sie zweigen sich an der Karotisgabel in je eine innere und eine äußere Kopfarterie auf. Rechts und links der Wirbelsäule fließt über zwei weitere, kleinere Arterien Blut zum Hirn. Dort vereint sich das Blut aus allen vier Arterien, sodass nicht zwangsläufig ein Mangel eintritt, wenn ein Zufluss verstopft. Zudem überstehen es Hirnzellen, wenn die Durchblutung zur Hälfte nachlässt. Darunter fallen Zellfunktionen aus – noch vorübergehend, wenn sich die Durchblutung normalisiert und vorher nicht unter zwei Drittel gesunken war. Das ist die Schwelle, ab der Hirnzellen aus Sauerstoffmangel nach Minuten bis Stunden sterben.

Blockaden durch Klümpchen im Blut

Bei vielen ischämischen Schlaganfällen treiben Blutgerinnsel, die im Herz oder den großen Schlagadern entstanden sind, mit dem Blutstrom ins Gehirn. Dort verstopfen sie kleinere Arterien (Embolie) und schneiden Zellen von ihrer Blutversorgung

ab. Häufig stammen die Gerinnsel aus den Herzvorhöfen, wo sie speziell bei Vorhofflimmern vermehrt entstehen. Auch fehlerhafte Herzklappen, vergrößerte Herzkammern (z. B. bei Herzschwäche, nach Herzinfarkten) und andere Herzerkrankungen erhöhen die Neigung zur Gerinnselbildung. Seltener stammen die Pfropfen, die Hirngefäße blockieren, aus arteriosklerotischen Arterien. Dann bröckelt Material aus der veränderten Gefäßwand ab und gelangt mit dem Blutstrom zur Blockadestelle (arterio-arterielle Embolie). Häufige Ursprungsorte der Klümpchen sind Hauptschlagader (Aorta), beide Halsschlagadern und Karotisgabeln. Je stärker hier die Arteriosklerose ist, desto größer die Gefahr. Vereinzelt können auch Einrisse und Entzündungen der Arterienwand zur Bildung von Blutgerinnseln führen. Das geschieht ebenfalls meist an Stellen, die durch Arteriosklerose geschädigt sind.

Engstellen und Verschlüsse in großen und kleinen Hirngefäßen

Arteriosklerotische Ablagerungen können Hauptstraßen verengen, also große Gefäße, die das Gehirn versorgen (Makroangiopathie). Oft bilden sich die Ablagerungen im Bereich der Karotisgabel der beiden Halsschlagadern. Gerade bei Diabetes treten Makroangiopathien häufig frühzeitig auf. Ursache von Schlaganfällen können aber ebenso Mikroangiopathien sein – Engstellen in kleineren Arterien im Gehirn. Auch sie erscheinen meistens als Folge von Diabetes oder Bluthochdruck.

Risikofaktoren und Vorbeugung

Einige Faktoren erhöhen das Schlaganfallrisiko. Eine Art negative „Hitparade" haben kanadische Forscher anhand mehrerer Tausend Schlaganfall-Patienten aus 22 Ländern aufgestellt:

- Bluthochdruck erhöht als bedeutendster Einzelfaktor das Risiko zweieinhalbfach und ist an jedem dritten Schlaganfall beteiligt
- Rauchen verdoppelt das Risiko, trägt zu jedem fünften Schlaganfall bei
- Übergewicht mit Bauchbetonung
- ungesunde Ernährung
- Bewegungsmangel.

Diese fünf sind für acht von zehn Schlaganfällen verantwortlich! Sie lassen sich fast immer vermeiden. Auf den Rängen sechs bis neun folgen: Diabetes, hoher Alkoholkonsum, psychosoziale Belastungen (z. B. Stress, Sorgen) und Herzerkrankungen wie Vorhofflimmern, KHK und Herzinfarkt. Bei Frauen erhöhen noch Verhütungsmittel zum Einnehmen („Pille") das Thrombose- und Schlaganfallrisiko leicht, zusammen mit Rauchen aber stark. Es steigt auch durch Hormonersatztherapien nach den Wechseljahren.

Vorbeugung gegen Schlaganfälle

Die Vorbeugung besteht aus gesunder Lebensführung und nötigenfalls Behandlungen mit Medikamenten, etwa bei Bluthochdruck, der sich nicht unter 140/90 mmHg (bei Diabetikern unter 140 systolisch und auf 80 – 85 mmHg diastolisch) senken lässt. Das Gleiche gilt für erhöhtes LDL-Cholesterin. Es muss gegebenenfalls durch Statine gesenkt werden – bei geringem Risiko (max. 1 Risikofaktor) ab >190 mg/dl, bei mittlerem Risiko ab >160 mg/dl und bei hohem Risiko (mehrere Risikofaktoren, KHK, zurückliegender Herzinfarkt) ab >100 mg/dl. Diabetiker sollten versuchen, normale Blutzuckerwerte zu erreichen, und müssen besonders sorgfältig auf ihren Blutdruck achten. Menschen mit Vorhofflimmern sollten je nach Alter, vorliegenden HKL-Risikofaktoren und Ausschlusskriterien mit Medikamenten (Antikoagulanzien, Azetylsalizylsäure) behandelt werden. Hat eine Doppler- oder Duplexsonographie ergeben, dass Halsschlagadern um mehr als 60 Prozent verengt sind, sollte eine Operation (Endarteriektomie, S. 165) erwogen werden. Der Eingriff kann die Schlaganfallgefahr deutlich verringern. Männer profitieren mehr als Frauen. Alternativ kommt auch eine Aufdehnung von Engstellen mit Stenting (Karotisangioplastie, S. 165) infrage. Sie gilt noch nicht als Routineverfahren.

Besondere Hinweise zur Vorbeugung

Einige Quellen erwähnen Medikamente, pflanzliche Mittel oder Vitamine zur Vorbeugung. Die meisten wirken nicht oder höchstens in Sonderfällen.

- **Azetylsalizylsäure (ASS):** Der Wirkstoff beugt bei Männern nicht dagegen vor, dass sich erstmals ein Schlaganfall ereignet. Bei Frauen über 45 mit veränderten Gefäßen kann ASS die Gefahr für Schlaganfälle geringfügig senken. Das Risiko (Blutungen, Magenunverträglichkeit) muss sorgfältig gegen den Nutzen abgewogen werden.

■ **Vitamine:** Vitalstoffe allgemein und insbesondere Vitamin E, A und C wirken nicht vorbeugend. Eine Senkung erhöhter Homozysteinspiegel (Seite 104) mit Folsäure und B-Vitaminen reduziert das Schlaganfallrisiko nicht.

■ **Knoblauchpräparate und Nootropika** (Mittel mit angeblich förderlichen Wirkungen auf Gehirn und Nerven): Sie beugen Schlaganfällen nicht vor.

ANZEICHEN VON SCHLAGANFÄLLEN

Welchen Schaden ein Schlaganfall im Gehirn anrichtet, bestimmen mehrere Faktoren:

■ Das **Ausmaß:** Wenn große Gefäße verstopfen, gehen normalerweise größere Hirnbereiche aus Sauerstoffmangel zugrunde als bei Verschlüssen in kleinen Gefäßen, bei denen auch bessere Genesungschancen bestehen.

■ Die **Lage:** Das Gehirn gliedert sich in Areale, die verschiedene Aufgaben erfüllen. Je nachdem, wie viele und welche Areale geschädigt werden, leiden mehr oder weniger viele Hirnfunktionen oder fallen ganz aus. Entsprechend unterschiedlich können die Symptome aussehen. Verstopfte Halsschlagadern können ganze Hirnhälften von der Sauerstoffversorgung abschnüren. Ist die linke betroffen, leidet die Bewegungsfähigkeit der rechten Körperhälfte und häufig noch das Sprachzentrum. Schäden in der rechten Hirnhälfte beeinträchtigen oft die Fähigkeit zur räumlichen Orientierung.

■ Die **Geschwindigkeit**, mit der die Engstellen entstehen: Wächst eine Arterie über Jahre hinweg zu, kann der Körper oft Kollaterale anlegen. Sie übernehmen Teile der Blutversorgung, sodass ein Gefäßverschluss im besten Fall ohne Folgen bleiben kann. Treten Blockaden schnell ein, kann der Körper kaum reagieren. Die Zellen, deren Sauerstoffversorgung versiegt, sterben ab.

Häufige Symptome von Schlaganfällen

Knapp einer von fünf Schlaganfällen kündigt sich durch vorübergehende Signale wie Seh-, Sprach-, Empfindungs- und Gleichgewichtsstörungen, Schwäche oder Lähmungen und Schwindel an. Frauen spüren teils zusätzlich oder ausschließlich andere Symptome (z. B. Kopfschmerzen, Übelkeit und Luftnot, Seite 77). In der großen Mehrheit erscheinen die Anzeichen jedoch ohne Vorwarnung – schlagartig und überraschend. Die folgenden

Beschwerden können einzeln oder gemeinsam auftreten:

- Lähmung und Taubheit im Gesicht, besonders einseitig: Eine Gesichtshälfte erstarrt, ein Mundwinkel hängt häufig tiefer und Lippen fühlen sich halbseitig taub an.
- Lähmungen, besonders einseitig, an Hand, Arm, Bein oder der gesamten Körperhälfte: Die Körperteile fühlen sich schlaff und kraftlos an, bewegen sich nicht wie gewünscht. Die Hände können Gläser, Tassen, Schlüssel nicht mehr richtig festhalten. Der Gang wird oft unsicher und stolperig. Im Lauf von Wochen können sich Muskeln der schlaffen, gelähmten Körperteile jedoch ungewollt stark anspannen (Spastik).
- Sprach- oder Verständnisstörungen: Worte kommen nicht mehr oder nur noch schwer über die Lippen, obwohl sie manchmal in Gedanken klar sind. Lallen, verdrehte Silben, unsinnige Wortfolgen oder totaler Sprachverlust können auftreten. Teils verstehen Patienten andere Personen nicht mehr und reagieren falsch oder gar nicht auf Anweisungen.
- Sehschwäche, Sehstörungen, ein- oder beidseitig: Objekte werden verschwommen oder als Doppelbilder wahrgenommen. Die räumliche Orientierung lässt nach. Das Sehvermögen auf einem Auge und Teile des Gesichtsfelds können ausfallen.
- Schwindel, teils mit starkem Kopfschmerz, Benommenheit und Gleichgewichtsstörungen: Zusammen mit der Schwäche/den Lähmungen und den Sehstörungen verstärken sie die Gangunsicherheit. Eine Neigung zu stürzen, meist bevorzugt nach einer Seite, kann auftreten.
- Bewusstseinsstörungen: Erregung, Verwirrung, Schläfrigkeit, Bewusstseinstrübung, selten bis zur Bewusstlosigkeit.
- Weiter: Gedächtnisstörungen, Schluckstörungen, Verlust an Hörvermögen, Übelkeit, Brechreiz, Fieber und Ähnliches.

Die Symptome vollendeter Schlaganfälle halten länger als 24 Stunden an. Häufig bleiben schwere Schäden zurück: Einer von drei Betroffenen wird dauerhaft pflegebedürftig. Doch die Symptome können auch wieder verschwinden.

Transitorische ischämische Attacke, TIA

Nach einer transitorischen (vorübergehenden) ischämischen Attacke (TIA) legen sich die Schlaganfall-Symptome innerhalb von 24 Stunden völlig. Häufige, vorübergehende Beschwerden sind einseitige Lähmungen oder Gefühlsstörungen, Sprech- und Sehstörungen. Allerdings halten es die Deutsche Gesellschaft für Neurologie (DGN), die Deutsche Schlaganfall-Gesellschaft (DSG) und andere Fachverbände für überholt, Schlaganfälle und TIAs zu trennen: MRT-Aufnahmen zeigen, dass zumindest ein Teil der TIA-Patienten ebenfalls bleibende Schäden im Gehirn aufweist. Außerdem erleidet einer von fast zehn TIA-Patienten in den ersten beiden Tagen danach einen Schlaganfall. Man rechnet sogar damit, dass fast 30

von 100 Schlaganfällen eine TIA voraus-
geht. Denn viele Betroffen gehen anschließend nicht zum Arzt, sodass TIAs
oft unentdeckt bleiben. Daher betrachten
viele Fachleute auch eine TIA als Schlaganfall. Sie raten TIA-Patienten dringend,
sich sofort gründlich in einem Schlagan-
fallzentrum (Stroke Unit, Seite 160) unter-

suchen zu lassen wie beim vollendeten
Schlaganfall. Beide erfordern weitgehend
gleiche Diagnoseverfahren und die gleiche Vorbeugung gegen Rückfälle – gegen
erneute Schlaganfälle.

Neben dem Risiko, das der ABCD2-
Score angibt, hängt es auch davon ab,
ob frische Zellschädigungen oder stark

DAS SCHLAGANFALL-RISIKO NACH EINER TIA

Das Rückfallrisiko nach einer TIA lässt sich mit dem ABCD2-Score abschätzen (s. a. Seite 163)

Risikofaktor	Kriterium	Punkte
A = Alter	> 60 Jahre	1
	< 60 Jahre	0
B = Blutdruck	Erhöht (> 140 mmHg systolisch und > 90 mmHg diasto-lisch)	1
	tiefere Werte	0
C = Clinical features (klinische Symptomatik)	Einseitige Schwäche/Lähmung	2
	Sprachstörung ohne Schwäche/Lähmung	1
	andere Symptome	0
D1 = Diabetes mellitus	vorliegend	1
	nicht vorliegend	0
D2 = Dauer der Symptome	> 60 Minuten	2
	10 bis 59 Minuten	1
Risiko	geringes Risiko	0 – 3
	mittleres Risiko	4 – 5
	hohes Risiko	6 – 7

verengte Halsschlagadern vorhanden sind. Die Diagnose beginnt mit Gesprächen, gefolgt von Messungen des Blutdrucks, der wichtigsten Blutwerte, der Ableitung eines EKG, Überprüfungen der Reflexe und Ultraschalluntersuchungen (Doppler-, Duplexsonographie). Auf MRT-Bildern wird sichtbar, ob Hirnbereiche abgestorben sind oder Hirnblutungen vorliegen. Die Behandlung der TIA strebt an, mögliche Risikofaktoren (z. B. Rauchen, Bluthochdruck, Vorhofflimmern) auszuschalten. Dadurch sinkt das Risiko für erneute Schlaganfälle beträchtlich.

◣ SOFORT ZUM NOTARZT!

Bei einem Schlaganfall, bei Verdacht auf Schlaganfall oder auch „nur" auf eine TIA müssen Sie sofort den Notarzt (Telefon 112) rufen. Jede Minute zählt („Zeit ist Hirn", Seite 157). Deshalb sollten Sie unbedingt ein paar weitere Dinge beachten:

- Drängen Sie darauf, gleich in ein Krankenhaus mit Schlaganfall-Spezialstation („Stroke Unit", Seite 160) zu kommen.

Dort sind die Ärzte erfahren im Umgang mit solchen Notfällen. Sie wissen, dass die Zeit drängt, und verfügen über alle Mittel und Apparate zur Diagnose, Ursachenklärung und Akutbehandlung. In Stroke Units sterben nach Schlaganfällen weniger Patienten und sie behalten weniger Behinderungen zurück als auf anderen Stationen. Selbst Umwege lohnen sich meistens, falls die nächste Klinik keine Stroke Unit hat. Bei sehr langen Wegen, etwa in ländlichen Gebieten, sparen Hubschraubertransporte wertvolle Zeit.

- Gehen Sie nicht erst zum Hausarzt. Dadurch drohen gefährliche Verzögerungen: Patienten, die den Notarzt rufen, gelangen in weniger als 90 Minuten ins Krankenhaus. Bei jenen, die zum Hausarzt gehen, kann das bis zu 17 Stunden dauern!

- Das Notrettungspersonal sollte die Ankunft von Schlaganfall-Patienten im Zielkrankenhaus oder der Stroke Unit ankündigen. Das verbessert und beschleunigt die Versorgung.

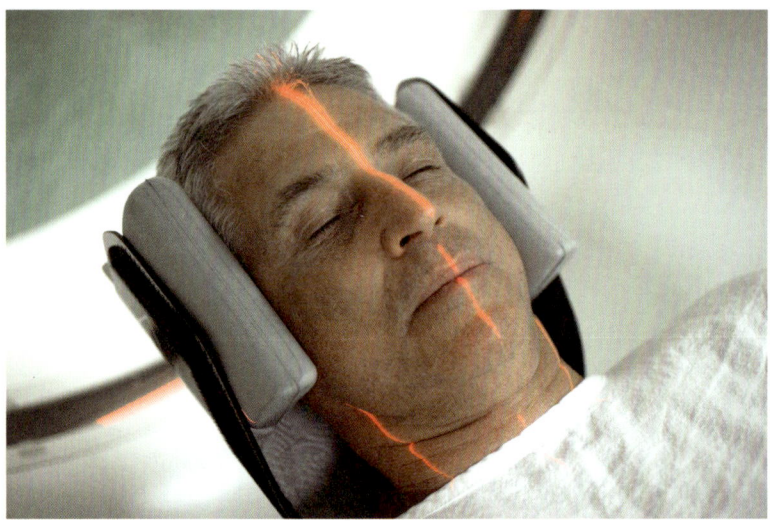

DIAGNOSE DES AKUTEN SCHLAGANFALLS

Je nach Dringlichkeit, Eindeutigkeit und Ansprechbarkeit der Patienten findet bei der Aufnahme in die Schlaganfall-Spezialstation eine Befragung zur Krankengeschichte statt. In jedem Fall nehmen die Ärzte etwas Blut ab, messen den Blutdruck und zeichnen ein EKG auf. Den Zustand des Gehirns und der hirnversorgenden Gefäße ergründen sie meistens mit folgenden Untersuchungen (siehe auch ab Seite 85):

- Elektrokardiogramme (EKG) geben Hinweise auf Vorhofflimmern (Seite 187), das ein erhöhtes Schlaganfallrisiko mit sich bringen kann. Möglicherweise erfolgt zusätzlich noch ein Langzeit-EKG.
- Blutuntersuchungen geben Auskunft über Zucker- und Elektrolytgehalte, Blutgas- und Blutsäurewerte, über die Gerinnungsfähigkeit des Blutes und die Nierenfunktion.
- Computertomographie des Kopfes (cranio CT, CCT) ist das wichtigste Verfahren, um Ausmaß, Ort und Ursache von Schlaganfällen zu untersuchen. Gehirnschäden nach einer TIA lassen sich aber meist nicht erkennen.

- Magnetresonanztomographien (MRT) liefert hier genauere Aufnahmen als die CCT. Eine MRT findet aber meist nur statt, wenn die Geräte rasch verfügbar sind, CCT-Ergebnisse Fragen offenlassen oder Hirnblutungen auszuschließen sind. Spezielle MRT-Varianten (diffusions- und perfusionsgewichtet) können zeigen, ob eine TIA Schäden hinterlassen hat.
- Duplex-Sonographien oder Doppler-Sonographien erfolgen möglichst schnell, um Verengungen und Ablagerungen in größeren Hirngefäßen und hirnversorgenden Arterien aufzuzeigen. Viele Ärzte bevorzugen die genauere Duplex-Sonographie, sofern sie verfügbar ist.
- Transthorakale oder transösophageale Echokardiographien spüren auf, ob Blutgerinnsel im Herz entstehen oder Herzkrankheiten bestehen.
- Magnetresonanz- und Computertomographie-Angiographien sind sinnvoll, wenn Ärzte Engstellen oder Blutgerinnsel operativ oder mit Kathetern beseitigen wollen. MRT- und CT-Angiographie haben die belastendere digitale Subtraktionsangiographie weitgehend abgelöst.

BILD Die Magnetresonanztomographie erstellt genaue Aufnahmen, allerdings steht sie nicht überall schnell zur Verfügung.

■ **Röntgenaufnahmen** ermöglichen es, Vergrößerungen des Herzens und auch Flüssigkeitsansammlungen in der Lunge aufzufinden.

 WICHTIG ZU WISSEN: ZEIT IST HIRN!

Direkt nach einem Schlaganfall ist im betroffenen Gebiet oft noch genug Sauerstoff vorhanden. Damit können Hirnzellen kurze Zeit überleben. Dann sterben sie Minute für Minute ab. Tote Hirnzellen sind unrettbar verloren – deshalb sagen die Fachleute „Zeit ist Hirn": Je schneller die Behandlung beginnt, desto mehr Schäden lassen sich verhindern. Schlaganfall-Patienten sollten so früh wie möglich in Kliniken mit spezialisierten Stroke Units (Seite 160) untersucht und optimal behandelt werden. Fachverbände fordern, dass

Stroke Units nach Einlieferungen gewisse Fristen einhalten:

■ In den ersten 10 Minuten sollten Patienten von einem Arzt angesehen werden.

■ Innerhalb der ersten 25 Minuten sollte die CCT beginnen und ihr Ergebnis spätestens nach 20 Minuten vorliegen.

■ Innerhalb der ersten 60 Minuten sollte die Behandlung der Patienten einsetzen.

■ Innerhalb der ersten drei Stunden sollten Patienten an Monitore angeschlossen werden, die wichtige Lebensfunktionen überwachen.

Lassen Sie sich nicht vertrösten: Wenn Sie den Eindruck haben, dass irgendetwas schneller ablaufen sollte, haken Sie bei den Ärzten oder dem Pflegepersonal nach. Bleiben Sie hartnäckig. Jeder Schlaganfall ist ein Notfall, und Notfälle haben immer Vorrang!

AKUTBEHANDLUNG BEIM SCHLAGANFALL

Patienten mit Schlaganfall, Verdacht auf Schlaganfall oder TIA müssen unmittelbar in eine Klinik mit Schlaganfall-Spezialstation kommen. Jede Minute, die ungenutzt verstreicht, erhöht die Gefahren für Todesfälle, Behinderungen und Pflegebedürftigkeit („Zeit ist Hirn"). Nach einer bestimmten Frist kommen manche Therapieverfahren nicht mehr infrage oder wirken schwächer. Die Behandlung versucht, gestörte Körperfunktionen (Blutdruck, Herzfrequenz etc.) zu normalisieren, die Durch-

blutung des Gehirns sicherzustellen und Komplikationen zu vermeiden. Überlappend dazu beginnen die Rückfallvorbeugung (Sekundärprophylaxe) und Rehabilitation.

Stützen der Körperfunktionen

Durch Hirnschäden können wichtige Körperfunktionen entgleisen. Die Störungen erhöhen die Gefahr für Komplikationen, größere Behinderungen und Todesfälle. Deshalb stabilisieren und überwachen

BILD Ultraschalluntersuchungen liefern zwar wichtige Hinweise auf den Zustand der Adern. Ob die Wellen in Zukunft auch bei der Behandlung von Blutgerinnseln wirksam eingesetzt werden, ist noch nicht abschließend untersucht.

Ärzte nach Schlaganfällen zuerst den Allgemeinzustand und die Lebensfunktionen der Patienten.

■ **Atmung und Sauerstoffsättigung des Blutes:** Bei Sauerstoffarmut im Blut oder gestörtem Atemrhythmus können vorübergehend Sauerstoffgaben über Nasensonden oder Beatmungen über Schläuche nötig sein, die in die Luftröhre eingeführt werden.

Mit den Schläuchen lässt sich zudem vermeiden, dass sich in der Lunge bewusstloser Patienten Flüssigkeit ansammelt oder Fremdkörper hineingelangen. Dadurch werden Entzündungen verhindert. Nach ein paar Tagen normalisieren sich Atmung und Sauerstoffgehalt in der Regel wieder.

■ **Herz:** Herzrhythmusstörungen und Sauerstoffmangel im Herzmuskel treten häufig auf. Oft ist die Auswurfleistung des Herzens ebenfalls erniedrigt, worunter die Durchblutung des Gehirns leiden kann. Die Einschränkungen werden mit Medikamenten behandelt, Herzrhythmusstörungen teils auch elektrisch. Häufig wird ein zentraler Venenkatheter (ZVK) gesetzt – ein Zugang am Hals, über den sich Medikamente direkt ins Blut geben und laufend einige Blutwerte messen lassen.

■ **Erhöhter Blutdruck:** Der Blutdruck ist anfangs meist zu hoch. In der akuten Phase halten ihn die Ärzte normalerweise aber in einem leicht erhöhten Bereich, weil vom Blutdruck auch die Hirndurchblutung abhängt. Er sinkt in den nächsten zwei bis drei Tagen oft von selbst. Falls nicht, beginnen die Ärzte, Bluthochdruck langsam mit Medikamenten zu senken. Wie stark und mit welchen Mitteln, hängt von den Begleitumständen ab (z. B. Höhe der Werte, Herzinfarkt, Herzinsuffizienz, Nierenversagen, laufende oder geplante Lysetherapie).

■ **Erniedrigter Blutdruck und Elektrolythaushalt:** Nach Abklärung der Ursache können Infusionen (z. B. Elektrolyte) und teils auch Medikamente verhindern, dass das Volumen des Blutes zu stark absinkt und sich seine Fließeigenschaften verschlechtern.

■ **Blutzucker:** Erhöhte Blutzuckerwerte vergrößern wahrscheinlich geschädigte Hirnbereiche und verschlechtern die Prognose. Viele Betroffene sind Diabetiker. Von den anderen haben auch bis zu sechs von zehn nach Schlaganfällen zu hohe Blutzuckerspiegel. Eine Behandlung sollte bei Werten von über 200 mg/dl erfolgen.

■ **Körpertemperatur:** Es gibt Hinweise, dass erhöhte Körpertemperatur die Hirnschäden vergrößert und die Prognose verschlechtert. Patienten mit mehr als 37,5 °C Temperatur erhalten daher üblicherweise fiebersenkende Mittel wie Parazetamol.

Sichern der Hirndurchblutung

Um die Schäden im Gehirn möglichst gering zu halten, muss die Durchblutung abgeschnürter Bereiche wieder anlaufen, so schnell es geht. Die Lysetherapie (Seite 127) löst Blutgerinnsel mit Plasminogenaktivatoren auf – bei Schlaganfall bevorzugt mit dem rekombinanten Gewebe-

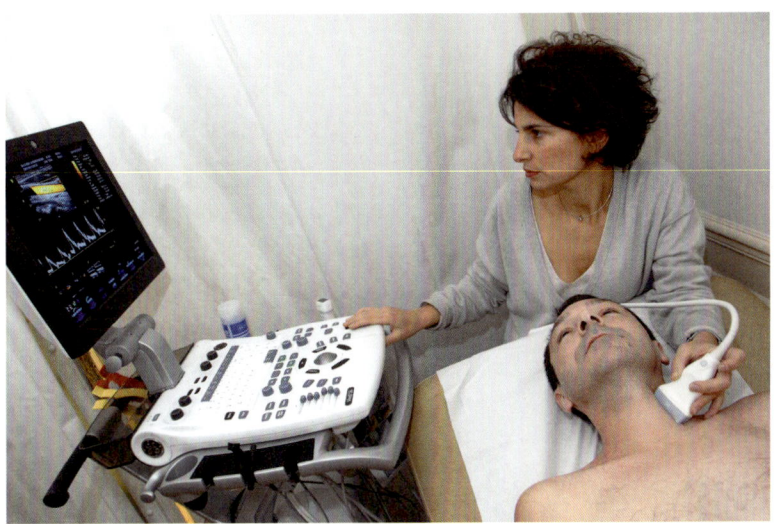

plasminaktivator rtPA. Doch Blutpfropfen werden mit der Zeit immer fester. Gleichzeitig sterben mehr und mehr Hirnzellen ab. Daher ist die Lysetherapie umso erfolgreicher, je früher sie startet. Empfohlen ist ein Beginn innerhalb eines 3-Stunden-Fensters nach dem Auftreten der Symptome. Die Behandlung wirkt zwar noch zwischen 3 und 4,5 Stunden, aber schwächer. Für dieses Zeitfenster ist sie nicht zugelassen und sollte nur auf erfahrenen Spezialstationen erfolgen. Hier können Ärzte auch bis zu sechs Stunden nach Schlaganfällen Verschlüsse in bestimmten Hirnarterien auflösen, indem sie Lysemittel mit Kathetern direkt in die Arterien geben. Vor der Lysetherapie sollte der Blutdruck der Patienten unter 185/110 mmHg gesenkt werden.

 NEUE HOFFNUNG DURCH ULTRASCHALL?

Ultraschallwellen können Blutgerinnsel auflösen. In vorläufigen Studien erholten sich Hirndurchblutung- und Schlaganfall-Patienten besser, wenn sie mit rtPA und Ultraschall behandelt wurden. Auch ohne rtPA erzielte Ultraschall, teils mit, teils ohne Kontrastmittel, gute Ergebnisse.

Für den routinemäßigen Einsatz ist das Verfahren noch zu jung.

Doch Fachleute hoffen, Schlaganfall-Patienten in naher Zukunft schon zuhause oder im Rettungswagen mit Ultraschall behandeln zu können. Die Geräte sind handlich klein, und das Verfahren erhöht die Gefahr für Blutungen nicht.

Vermeiden von Komplikationen

Gestörte Körperfunktionen und Bettlägerigkeit führen nach Schlaganfällen häufig zu Komplikationen. Optimale Behandlung und Pflege können verhindern, dass daraus Gefahren für Patienten entstehen.

So mobilisiert das Pflegeteam auf zertifizierten Stroke Units Schlaganfall-Patienten, wenn möglich, bereits innerhalb der ersten 24 Stunden. Sie werden dazu veranlasst, sich zu bewegen. Dadurch sinkt das Risiko für Lungenentzündungen, tiefe Beinvenenthrombosen und Druckgeschwüre.

■ **Lungenentzündung durch Schluckstörung:** Viele Betroffene haben Schluckstörungen, die Schlucktests mit ein bisschen Wasser aufdecken. Notfalls müssen Patienten künstlich ernährt werden (über Nasensonden oder einen Magenzugang am

Bauch). In den ersten Tagen nach Schlaganfällen geraten oft Fremdkörper (Essenskrümel, Flüssigkeit) in Atemwege und Lunge. Daraus können sich Lungenentzündungen (Aspirationspneumonien) entwickeln. Bei den ersten Anzeichen sollte eine gezielte Behandlung mit Antibiotika einsetzen.

■ **Infektion der Harnwege:** Häufig können Betroffene ihre Blase nicht mehr kontrollieren. Pflegekräfte leiten den Urin dann meist über Katheter ab. Blasen-

---

INFO **Stroke Units – Schlaganfall-Spezialstationen**

Schlaganfall-Spezialstationen heißen Stroke Units (engl. stroke für Schlaganfall und unit für Einheit). Sie sind gezielt für die Behandlung von Patienten mit akuten Schlaganfällen eingerichtet und ausgestattet. Geprüfte, einheitliche Mindeststandards besitzen zertifizierte Stoke Units. Die meisten Zertifizierungen richten sich nach den Anforderungen, die DSG und die Stiftung Deutsche Schlaganfall-Hilfe festgelegt haben. Lediglich Baden-Württemberg wendet ein eigenes Zertifizierungssystem an.

In Deutschland erfüllen rund 200 Stroke Units die Kriterien von DSG und Stiftung Deutsche Schlaganfall-Hilfe (www.dsg-info.de/stroke-units/stroke-units-uebersicht.html): Dort sind Ärzte aus mehreren Fachrichtungen (Neurologen, Neuroradiologen, Internisten), Therapeuten (Krankengymnasten, Logopäden, Ergotherapeuten) und Sozialarbeiter vorhanden. Überregionale Stroke Units haben sechs oder mehr Betten und pro Bett zwei Vollzeitpflegekräfte. Sie sind in einer neurologischen Fachklinik untergebracht und behandeln mindestens 450 Schlaganfall-Patienten jährlich. Rund um die Uhr stehen bestimmte Geräte (CT- und MRT-Geräte) und Behandlungsmethoden (Katheterverfahren für hirnversorgende Gefäße mit Eingriffsmöglichkeit) zur Verfügung. Regionale Stroke Units müssen nur vier Betten bereithalten, sind aber auch voll ausgerüstet für die Behandlung akuter Schlaganfälle. Zertifizierte Stroke Untis müssen noch weitere Kriterien erfüllen. Ihre Qualität wird unabhängig überprüft.

Inzwischen wird über die Hälfte deutscher Schlaganfall-Patienten in Spezialstationen versorgt. Dadurch hat sich der Anteil guter Behandlungsergebnisse vergrößert, jener mit schweren Behinderungen ist gesunken. Das Risiko für Todesfälle, Behinderungen und Pflegebedürftigkeit liegt um fast ein Drittel tiefer als in normalen internistischen Stationen. Drängen Sie unbedingt darauf, dass Sie selbst oder Angehörige im Verdachtsfall gleich in eine Stroke Unit gebracht werden.

katheter in der Harnröhre führen häufiger zu Blasenentzündungen als Katheter, die durch die Bauchdecke am oberen Rand des Schambeins in die Blase eingelegt sind (suprapubischer Katheter). Harnweginfekte sollten mit Antibiotika behandelt werden.

■ **Tiefe Beinvenenthrombose (TVT) und Lungenembolie:** Bettlägerigkeit kann tiefe Beinvenenthrombosen und Lungenembolien (Seite 228) verursachen. Frühzeitige Bewegung, Physiotherapie und ausreichende Flüssigkeitszufuhr verringern dieses Risiko ebenso wie bestimmte Mittel zur Hemmung der Blutgerinnung: Injektionen mit unfraktioniertem oder niedermolekularem Heparin (Seite 212) unter die Haut sollen bei richtiger Dosierung die Gefahr von Blutungen im Gehirn nicht erhöhen. Auch individuell angepasste Kompressionsstrümpfe wirken wahrscheinlich günstig.

■ **Druckgeschwüre** (Dekubitalgeschwüre): Bewegungsunfähige Patienten, die zu selten umgebettet werden, liegen sich oft wund. Ihre Lage muss möglichst häufig gewechselt und ihre Haut trocken gehal-

ten werden. Bei langer Bettlägerigkeit sind luft- oder flüssigkeitsgefüllte Matratzen und besondere Lagerungen ratsam.

■ **Epileptische Anfälle und Unruhezustände:** Etwa vier von 100 Betroffenen erleiden epileptische Anfälle, die bis zu sechs Monate lang medikamentös behandelt werden. Unruhezustände gehen häufig auf Flüssigkeitsmangel, Fieber oder Infektionen zurück. Die Ursache sollte abgeklärt und therapiert werden, bevor Beruhigungsmittel oder Psychopharmaka zum Einsatz kommen.

■ **Erhöhter Druck im Schädel und Hirnödeme:** Innerhalb der ersten drei Tage nach dem Ereignis kann das Gehirn anschwellen und vermehrt Flüssigkeit einlagern (Hirnödem). Dadurch steigt der Druck im Schädel.

Diese lebensbedrohliche Komplikation ist gefürchtet. Sie kann intensivmedizinische Therapien erfordern wie das Abführen von Hirnwasser durch kleinere Öffnungen (Ventrikeldrainage) oder die Schaffung einer großen Schädelöffnung, um Druck abzulassen (dekompressive Kraniektomie).

VERRINGERN DES RÜCKFALLRISIKOS

Alle Schlaganfälle bringen hohe Risiken für frühzeitige Rückfälle mit: Bis zu 15 von 100 Betroffenen erleiden im ersten Jahr nach ihrem ersten einen zweiten Schlaganfall. TIA-Patienten haben ein Rückfallrisiko um 15 Prozent in den ersten drei Monaten! Die Hälfte aller Rückfälle geschieht innerhalb einer Woche nachdem ersten Ereignis. Deshalb leiten Ärzte sehr schnell Maßnahmen zur Rückfall-Vorbeugung (Sekundärprophylaxe) ein.

Rückfall-Vorbeugung I:
Medikamente gegen Blutgerinnsel und Gerinnungshemmer

Die Rückfall-Vorbeugung beginnt üblicherweise mit der frühen Gabe von täglich 100 bis 300 Milligramm des Thrombozytenfunktionshemmers Azetylsalizylsäure (ASS). Nach einer Lysetherapie dürfen Patienten in den ersten 24 Stunden kein ASS erhalten, ebenso wie vor einer geplanten Lysetherapie.

Je nach Höhe des Risikos kommen für die weitere Vorbeugung gegen Rückfälle ASS (50 bis 150 mg/Tag), Clopidogrel (75 Milligramm/Tag) oder eine Kombination von ASS mit Dipyridamol infrage. Kommt es trotz ASS-Prophylaxe zu einem weiteren Schlaganfall, setzen Ärzte eine Kombination mit Dipyridamol oder Clopidogrel ein, sofern sich das Rückfallrisiko erhöht hat und das auslösende Blutgerinnsel nicht im Herz entstanden ist. Wenn das Blutgerinnsel aber aus dem Herz kam

und speziell bei Vorhofflimmern, nehmen Patienten dagegen gerinnungshemmende Mittel (Antikoagulanzien, häufig Marcumar®) ein. Die Dosierung sollte zu einem INR-Wert (Seite 211) von 2,0 bis 3,0 führen, bei Patienten mit mechanischer Herzklappe zu INR-Werten zwischen 2,5 und 3,5. Speziell bei Vorhofflimmern verringern Gerinnungshemmer das stark erhöhte Rückfallrisiko um bis zu 70 Prozent. Bei Ausschlusskriterien dient ASS, das jedoch schwächer wirkt, als Ersatz. Es gibt neuere, vielversprechende Mittel, die bald Mittel wie Marcumar® ablösen könnten (Seite 213).

Rückfall-Vorbeugung II:
Eingriffe an verkalkten Halsschlagadern

Engstellen, die Halsschlagadern zu mehr als 70 Prozent verengen, sollten innerhalb der ersten drei Monate nach einem Schlaganfall beseitigt werden. Später, bei Frauen und bei Verengungen unter 70 Prozent, nützt er weniger. Engstellen können operativ (Endarteriektomie, Seite 165) entfernt oder mit Katheterverfahren (Angioplastie, Seite 165) geweitet werden. Beide Methoden erzielen vergleichbare Langzeitergebnisse. Dennoch gilt die Operation als Methode der ersten Wahl, aber nicht immer. Wichtige Fragen für die Entscheidung sind:

■ **Welche Methode ist möglich?** Verengungen, die sich weit oben in der Halsschlagader befinden, sind mit Operationen schwer erreichbar. Hier und bei Menschen zwischen 50 und 70 Jahren mit kleineren Engstellen kann das Katheterverfahren Vorteile haben. Bei älteren Patienten mit ausgedehnten Engstellen ist die Operation oft sinnvoller.

■ **Wie hoch ist Erfolgsquote und Erfahrung des Therapeuten?** Bei beiden Verfahren entscheidet die Erfahrung darüber, wie häufig Komplikationen auftreten und wie hoch der Nutzen ist. Erkundigen Sie sich bei Ihrem Neurologen und anderen Ärzten, wen sie empfehlen können. Erfolge und Misserfolge sprechen sich in der Ärzteschaft oft schnell herum. Rufen Sie in der Klinik des „Wunscharztes" an und fragen Sie, wie viele dieser Eingriffe er jährlich vornimmt, wie hoch dabei seine Rate an Schlaganfällen und Todesfällen ist. Einige Kliniken geben solche Zahlen heraus.

■ **Wie hoch ist das Komplikationsrisiko?** Beide Methoden bringen verschiedene Risiken mit (unten). Sie sind erhöht bei Patienten mit schlechtem Allgemeinzustand und nehmen zu, je mehr ein Eingriff den Körper strapaziert. Auf ihn sollte man verzichten, wenn die Gefahr den voraussichtlichen Nutzen übersteigt. Sonst ist die Methode mit dem besten Nutzen-Risiken-Verhältnis vorzuziehen.

Rückfall-Vorbeugung III:
Behandlung von Risikofaktoren

Risikofaktoren auszuschalten verkleinert die Gefahr für wiederholte Schlaganfälle. Bei Frauen steigt die Rückfallgefahr wahr-

HÖHE DES RÜCKFALLRISIKOS ABSCHÄTZEN

Der „Essener Risikoscore" ermöglicht es, auf einfache Weise das Risiko dafür zu ermitteln, dass nach einem Schlaganfall oder einer TIA ein weiterer Schlaganfall auftritt. Von 100 Schlaganfall-Patienten mit einem Punktewert von 3 erleiden etwa 5 pro Jahr einen erneuten Schlaganfall.

Risikofaktor		Punkte
Alter in Jahren	< 65	0
	65 – 75	1
	> 75	2
Bluthochdruck		1
Diabetes mellitus		1
Herzinfarkt		1
Andere Herzerkrankungen (außer Herzinfarkt und Vorhofflimmern)		1
Durchblutungsstörungen der Gliedmaßen (Periphere arterielle Verschlusskrankheit, Seite 181)		1
Rauchen		1
Frühere TIA oder früherer Schlaganfall		1

Bei 0 bis 2 Punkten gilt das Risiko als niedrig,

von 3 bis 6 Punkten ist das Risiko hoch,

darüber ist das Rückfallrisiko sehr hoch.

scheinlich auch durch eine Hormonersatztherapie nach den Wechseljahren. Sie sollte nach einem Schlaganfall beendet werden. Erhöhte Blutwerte von Homozystein (Seite 104) mit Vitaminen zu senken, bringt keine Vorteile, wie die australische VITATOPS-Studie erneut gezeigt hat.

■ **Blutdruck:** Medikamente, die den Blutdruck senken, verringern das Risiko für weitere Schlaganfälle auch bei Patienten, die keinen erhöhten Blutdruck haben. Nach derzeitiger Kenntnis wirken Betablocker hier offenbar schwächer als ACE-Hemmer, Diuretika und AT1-Antagonisten (Seite 226). Die Wahl des Wirkstoffs hängt auch von möglichen Begleiterkrankungen ab (z. B. KHK, Diabetes, Niereninsuffizienz). Umstellungen der Lebensgewohnheiten sollten die Senkung des Blutdrucks unterstützen. Erstrebenswert ist ein systolischer Blutdruck von 120 bis 140 mmHg.

■ **Blutfette:** Unabhängig vom Ausgangswert empfehlen die medizinischen Fachverbände, LDL-Cholesterin mit Statinen (Seite 204) unter 100 mg/dl zu senken, um das Rückfallrisiko und die Gefahr für Herzinfarkte zu verringern. Dieser Effekt ist am größten, wenn der LDL-Cholesterin-Wert vorher über 200 mg/dl lag.

Rehabilitation – so früh wie möglich!

Nach Schlaganfällen sollte die Rehabilitation schon in den ersten 24 Stunden beginnen. Frühe Maßnahmen verbessern die Chancen, ausgelöschte Fähigkeiten wieder weitgehend oder vollständig zurück-

zugewinnen. Selbst Patienten mit schweren Schäden erholen sich teils so weit, dass sie wieder ansprechbar sind, andere äußere Reize wahrnehmen und richtig verarbeiten. Eine rasch einsetzende, qualifizierte Rehabilitation kann viel Lebensqualität zurückbringen.

Alles wird anders

Schlaganfälle bedeuten tiefe Einschnitte. Sie können alle Bereiche des Lebens verändern, sämtliche Fähigkeiten ausradieren, egal ob angeboren oder erlernt. Häufig führen Schlaganfälle zu folgenden Einschränkungen:

■ **Bewegung:** vollständige Lähmung von Gesichtsmuskeln, eines Arms, Beins oder einer Körperhälfte; Unfähigkeit, Körperteile gezielt und koordiniert zu bewegen; Probleme beim Kauen und Schlucken; Verlust charakteristischer, persönlicher Bewegungsmerkmale (z. B. Mimik, Gestik, Gang)

■ **Wahrnehmung und Reizverarbeitung:** Sinneseindrücke (Geschmack, Geruch, Sehen, Hören usw.) können nachlassen oder sich verstärken; Wahrnehmungen werden nicht mehr richtig verarbeitet und eingeordnet (z. B. eine hingestreckte Hand wird nicht mehr als Begrüßungszeichen erkannt und bleibt ohne sinnvolle Gegenreaktion); Schwund räumlicher Wahrnehmung und koordinierter Bewegungen im Raum (z. B. es fällt schwer, Gegenstände zu greifen, Flüssigkeit in ein Glas zu füllen, Schlüssellöcher mit Schlüsseln zu treffen)

- Sprachfähigkeit, Sprachvermögen: Verlust der Fähigkeit zu sprechen (lautloses Lippenbewegen); undeutliche Aussprache (Nuscheln, Lallen), Mühe bei Wortfindung und Wortverständnis; eingeschränkte, kindliche Sprache
- Aufmerksamkeit, Konzentration: Ausfall der Fähigkeit, sich gerichtet mit Personen

---

INFO Kathetereingriff und Operation an Halsschlagadern

Katheterverfahren (Karotisangioplastie mit Stenting, CAS): Grundsätzlich läuft das Verfahren ab wie eine Ballondilatation an den Herzkranzgefäßen (perkutane transluminale koronare Angioplastie, PTCA). Mit einem Ballonkatheter dringt der Arzt von der Eintrittsstelle an der Leiste bis zur Engstelle in der Halsschlagader vor. Dort bläst er den Ballon auf, der Ablagerungen dann an die Arterienwand drückt. In den gedehnten Bereich kommt dann ein stützendes Drahtgeflecht (Stent). Im Unterschied zur PTCA spannt der Arzt vor der Aufdehnung einen kleinen Schutzschirm oberhalb der Engstelle auf. Der Schirm lässt rote Blutkörperchen zur Sauerstoffversorgung des Gehirns durch, aber keine größeren Partikel. Der Schirm soll Teile der Ablagerungen abfangen, die sich während des Eingriffs von der Gefäßwand lösen, mit dem Blutstrom ins Gehirn gelangen und Schlaganfälle auslösen könnten. Das Katheterverfahren ist noch kein Routineverfahren. Es hat trotz der Schutzschirme im Vergleich zur Operation ein leicht erhöhtes Kurzzeit-Sterberisiko besonders durch Schlaganfälle. Auch die Gefahr, dass sich geweitete Stellen trotz Stent wieder verengen, ist höher.

Operation (Karotisendarteriektomie, CEA): Der Arzt legt die Halsschlagader frei, klemmt sie ober- und unterhalb der Engstelle ab, schneidet den blutleeren Abschnitt der Länge nach auf und entfernt daraus Ablagerungen möglichst vollständig. Meist wird das Gefäß danach mit einem „Flicken" (patch) aus weichem Kunststoff oder einem Stückchen körpereigener Vene verschlossen. Dadurch vergrößert sich auch der Durchmesser der Arterie. Neben allgemeinen Operationsrisiken wie Wundinfektionen besteht die Gefahr, dass sich während des Eingriffs kleine Embolien bilden, die anschließend Schlaganfälle auslösen können. Sie treten zeitnah zur Operation auf, aber seltener als beim Katheterverfahren. Dafür verursacht die Operation mehr Herzinfarkte. Bei zwei von hundert Operierten reißt die Arterienwand. Benachbarte Nerven können Schäden erleiden, was zu Taubheit und Lähmungen führen kann.

oder der Umgebung auseinanderzusetzen (unbeteiligtes Vor-sich-hin-Dämmern); Konzentrationsschwäche, z. B. Schwierigkeiten, Handlungen von Filmen oder Büchern zu folgen oder Geschichten zusammenhängend zu erzählen

■ Psyche: zwanghaftes Lachen oder Weinen; Antriebslosigkeit; Depression.

Der weitere Verlauf

Wie lange Schlaganfall-Patienten auf der Stroke Unit bleiben, unterscheidet sich je nach Schäden und Komplikationen beträchtlich. Viele kommen nach einem bis drei Tagen auf eine andere Station oder gleich in eine Rehabilitationsklinik. Durchschnittlich dauert der Aufenthalt im Krankenhaus etwas mehr als 10 Tage. Doch jedes Gehirn reagiert anders. Manche Betroffene genesen erstaunlich rasch und legen alle Defizite komplett ab. Andere sind erst nach vielen Monaten oder ein paar Jahren wieder in der Lage, ihren Alltag ohne fremde Hilfe zu meistern. Generell gilt als gutes Zeichen, wenn Defizite zügig nachlassen. Die Heilungschancen hängen von grundsätzlichen Faktoren ab:

■ Schadensgröße: Bei schweren Beeinträchtigungen wie starken Lähmungen und bedeutenden geistigen Ausfaller-

scheinungen stehen die Chancen auf rasche und vollständige Heilung schlechter als bei leichten Schäden.

■ Alter: Ältere Patienten, besonders jene über 70 Jahre, erholen sich meist langsamer und unvollständiger.

■ Komplikationen: Infekte und andere Komplikationen (Seite 159) schmälern die Genesungschancen.

Trotzdem sollte sich niemand Illusionen darüber machen, wie einschneidend und verheerend Schlaganfälle sein können: Etwa einer von fünf Betroffenen stirbt im ersten Monat nach dem Ereignis. Von jenen, die das Gröbste überstanden haben, wird nur ein knappes Drittel wieder völlig gesund. Ein weiteres Drittel behält Einschränkungen zurück, aber auch große Teile seiner Selbstständigkeit. Das letzte Drittel der Patienten bleibt dauerhaft pflegebedürftig. Dann ändert sich nicht nur ihr Leben, sondern oft auch das ihrer Angehörigen und engen Freunde radikal. Diese können aber eine wertvolle Hilfe bei der Genesung sein: Selbst stark eingeschränkte Patienten nehmen meist viel mehr ihrer Umgebung wahr, als es der äußere Anschein vermuten lässt. Auch eine frühe, qualifizierte Rehabilitation verbessert die Heilungsaussichten.

WIE GEHT ES WEITER?

Die Rehabilitation (Reha) sollte schon während der Akuttherapie beginnen, möglichst gleich am ersten Tag. Sie ist ein wichtiger Teil der Behandlung und geht weiter, wenn die Patienten gesundheitlich stabil sind und in eine andere Abteilung kommen. Die Reha ist ein intensives Programm aus Untersuchungen, Gesprächen und Übungen. Patienten lernen, wo ihre gesundheitlichen Schwächen liegen und wie sie ihr Leben nun ändern können. Danach oder schon parallel fängt die Nachsorge an. Sie soll den Erfolg der Reha sichern und vergrößern, indem sie Patienten dazu motiviert, selbst aktiv zu werden und aus eigenem Antrieb weiterhin an der Verbesserung ihres Zustandes zu arbeiten.

Die Rehabilitation: Training zum Wiederaufbau

Schlaganfall-Patienten sollten eine Rehabilitation machen, selbst wenn eine aktive Teilnahme nur begrenzt möglich ist. Individuelle Einschränkungen entscheiden auch darüber, welche Übungen im Einzelnen am aussichtsreichsten erscheinen, wie lange die Reha notwendig ist und ob sie stationär in der Klinik oder ganztägig ambulant stattfinden kann. Heute dauert eine Reha nach Schlaganfällen üblicherweise drei bis sechs Wochen. Medizinische Fachverbände raten aber unter anderem zu längeren Dauern:

■ Medizinisch stabile Patienten mit geringer oder mäßiger Behinderung, die von der Stroke Unit in eine andere Abteilung kommen, sollten auch dort eine Reha durch ein multidisziplinäres, erfahrenes Team erhalten.

■ Patienten, die das Krankenhaus verlassen haben, sollen die Reha während des ersten Jahres nach ihrem Schlaganfall fortsetzen. Die Dauer sollte möglichst lang sein, die Intensität möglichst hoch.

Vor- und Nachteile stationärer und ambulanter Rehas, häufige Inhalte, wie Sie Anträge stellen und gute Einrichtungen erkennen, lesen Sie ab Seite 191. Die nächsten Abschnitte befassen sich mit Besonderheiten der Schlaganfall-Reha.

Hilfe für Körper und Seele

Die Reha beginnt normalerweise mit einer medizinischen Untersuchung. Danach legen Ärzte und Patienten die Reha-Ziele fest, deren Erreichen am Ende überprüft wird. Davor spielen Übungen, Gespräche und Schulungen eine wichtige Rolle: Psychologen helfen, sich besser in die neue Lebenssituation einzufinden. Was am alten Lebensstil ungünstig war und wie er sich gesünder gestalten lässt, vermitteln Schulungen. Sozialarbeiter erleichtern den Patienten die Rückkehr ins häusliche, soziale und berufliche Leben: Die Rehabilitation kümmert sich um Körper und Seele. Beim Schlaganfall gehört sie zur Therapie und fängt sehr früh mit gezielter Bewegung an. Einrichtungen, die mit spezialisierten Schlaganfallteams aus erfahrenen

BILD 1 + 2 Bewegungstraining und konsequentes Training im Alltag können die Selbstständigkeit verbessern.

Ärzten, Pflegekräften und Therapeuten verschiedener Fachrichtungen arbeiten, erzielen die besten Erfolge. Dafür ist die Qualität des Teams laut Studien entscheidender als Dauer und Intensität.

Bewegung – Reize für gelähmte Muskeln

Bewegungslosigkeit kann viele Komplikationen nach sich ziehen. Gelenke an gelähmten Armen und Beinen können Fehlstellungen ausbilden. Muskeln können verhärten oder dauerhaft verkrampfen (Spasmen). Die betroffenen Gliedmaßen werden schlechter wieder beweglich. Deshalb sollten sich Schlaganfall-Patienten möglichst früh wieder bewegen. Aber auch Monate nach dem Ereignis kann spezielles Bewegungstraining die Mobilität weiter verbessern: Selbst wenn etwa ein ehemals gelähmter Arm nach Wochen wieder beweglicher ist, setzen ihn die meisten Patienten nicht oder zu wenig im Alltag ein. Das konnte eine „erzwungene Bewegungstherapie" in Studien ändern. Dabei wird der gesunde Arm mit einer Schlinge fixiert, so dass der andere, der es ja prinzipiell kann, alle Tätigkeiten ausführen muss. Gelähmte Körperseiten oder Muskeln durch Bewegungen zu reizen, veranlasst das Gehirn dazu, sich neu zu organisieren und selbst zu reparieren. Häufig stellen sich Fortschritte nur lang-

---

INFO   **Das Gehirn kann sich anpassen**

Hirnzellen, die bei einem Schlaganfall absterben, lassen sich nicht wieder zum Leben erwecken. Das bedeutet nicht zwangsläufig, dass die Arbeit, die sie bis dahin erledigt haben, nun liegen bleibt. Unser Gehirn kann Funktionsverluste ausgleichen oder teilweise auffangen, indem es sich neu organisiert. Diese Fähigkeit heißt **Plastizität**. Um die nötigen Vorgänge anzuwerfen, muss man das Gehirn fordern – es durch Aufgaben und intensives, gezieltes Training zum Umbau antreiben. Dann können Schlaganfall-Patienten eher erreichen,

■ dass unbeschädigte Hirnbereiche ausgefallene Funktionen übernehmen

■ dass Nervenzellen neue Netzwerke untereinander ausbilden oder vorhandene ausbauen

■ dass Nervenzellen die Leistung ihrer Verbindungen steigern und so besser zusammenarbeiten, etwa bei der Steuerung von Bewegungen.

Umgekehrt kann Untätigkeit und Unterforderung nach einem Schlaganfall schlechte Folgen haben: Weil der geschädigte Hirnbereich keine Signale mehr aussendet, haben manche Leitbahnen keine Arbeit mehr. Ohne neue Aufgabe können sie verkümmern. So verlieren möglicherweise sogar noch unbeschädigte Hirnregionen ihre Funktion.

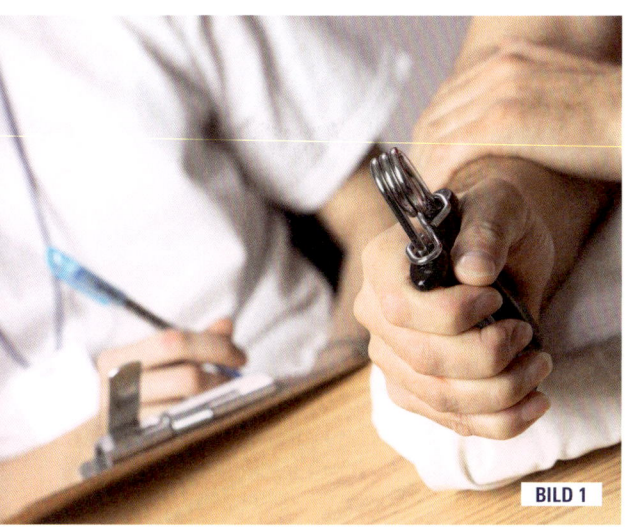

BILD 1

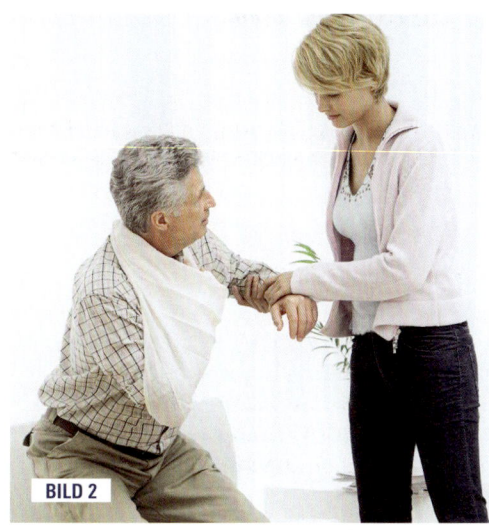

BILD 2

sam ein. Das kann frustrierend sein. Wenn Sie aber nicht üben, kommen Sie noch weniger voran. Nachteilig ist auch Überforderung. Als bestes Rezept gilt die Mischung von Geduld, Disziplin und fachlicher Anleitung. Welche Verfahren am besten wirken, ist weniger klar: Keine herkömmliche Behandlungsmethode (z. B. Bobath-, Brunnstrom- und Rood-Methode, propriozeptive neuromuskuläre Fazilitation) war in Studien anderen überlegen. Für jüngere Methoden, die ganz neue Ansätze wie Elektrostimulation verfolgen oder Verfahren miteinander kombinieren, liegen teils gute Studienergebnisse vor, für andere nicht. Die medizinischen Fachverbände empfehlen zwar physiotherapeutische (krankengymnastische) Maßnahmen, aber keine bestimmte Methode. Einen verständlichen, kommentierten Überblick zu vielen Methoden bietet die Internetseite vom Kompetenznetz-Schlaganfall (www.kompetenznetz-schlaganfall. de/reha-motorik.0.html).

Ergotherapie – der Weg zur Selbstständigkeit
Eine Ergotherapie (Arbeits- oder Beschäftigungsbehandlung) soll Menschen mit Einschränkungen selbstständiger und

handlungsfähiger machen für den Alltag und das Berufsleben. Die Teilnehmer üben meist praktische Tätigkeiten aus dem normalen Leben, Schlaganfall-Patienten etwa, wie sie trotz gelähmter oder schwacher Arme und Beine ihr Gleichgewicht halten, Treppen steigen, Tassen halten oder Brötchen aufschneiden können. Basteln, Malen und Spiele können die Fingerfertigkeit, Muskelkraft und Feinsteuerung verbessern. Weiter können Hilfsmittel alltägliche Tätigkeiten wie Essen, Kochen oder An- und Ausziehen erleichtern. Viele Kniffe ermöglichen es Patienten, solche Aufgaben einfacher zu meistern: Schnürsenkel, die zugebunden werden müssten, lassen sich durch Klettverschlüsse ersetzen, dünne Besteckgriffe, die schlecht zu halten sind, lassen sich mit Klebeband verdicken. In der Wohnung kann man Stolperfallen (Teppichkanten, Türschwellen usw.) entfernen oder entschärfen. Die Unfallgefahr sinkt auch durch Haltegriffe an Treppen oder im Bad, rutschsichere Matten oder Einlagen, erhöhte Toilettensitze, Sitzbadewannen, fixierte Schneidebrettchen und gute Ausleuchtung der Wohnräume. Viele Patienten können durch einfach zu bedienende Geräte mit großen Tasten alltägli-

BILD Üben, üben, üben – auch die Muskeln im Mund- und Halsbereich müssen Stück für Stück wieder „entdeckt" werden. Logopäden bieten professionelle Unterstützung.

che Arbeiten erledigen, die sonst zu kompliziert wären. Gute Ergotherapeuten kennen diese Hilfen und wissen, wo sie erhältlich sind. Die Fachverbände empfehlen die Ergotherapie, weil sie in Studien die Selbstständigkeit verbesserte. Am stärksten profitierten ältere Patienten, die gezielt alltägliche Tätigkeiten trainierten. Freizeitorientierte Übungen brachten nichts.

Logopädie – die Sprache wiederfinden

Logopädie bedeutet „Sprecherziehung". Sie soll die Kommunikation und das Schlucken verbessern. Logopäden bringen Schlaganfall-Patienten bei, ihre Muskeln im Mund- und Halsbereich wieder richtig anzusteuern und die Bewegungen aufeinander abzustimmen. So können sie ihre Stimme wiederfinden und lernen, Worte wieder klar auszusprechen, aber genauso, Nahrung wie Flüssigkeiten richtig zu schlucken. Weiter trainieren sie ihren Wortschatz, korrekte Begriffe und Ausdrücke zu finden und sie sinnvoll zu kombinieren. Häufig lockern spielerische Elemente das Training auf. Nach Schlaganfällen empfehlen die Fachverbände logopädische Übungen, jedoch kein bestimmtes Verfahren. Frühe Maßnahmen wirken wahrscheinlich am besten.

Musiktherapie – mehr als Entspannung und Genuss

Musiktherapie kann verschieden aussehen: Teils spielen Patienten selbst auf Instrumenten, teils singen sie und machen Atemübungen, manchmal hören sie lediglich Musik und manchmal bewegen sie sich zu rhythmischen Klängen. Die letzte Form – eine Art Gangtraining mit Musik – heißt „rhythmisch auditorische Stimulation" (RAS). In Studien vergrößerten fünf wöchentliche 30-minütige RAS-Einheiten über mindestens drei Wochen Schrittlänge und Gehgeschwindigkeit. Die Schritte wurden auch gleichmäßiger. RAS kann möglicherweise noch die Armbeweglichkeit erhöhen, was offenbar durch Musizieren ebenfalls erreichbar ist. Regelmäßiges Musikhören verbesserte in einer finnischen Studie das Sprachgedächtnis doppelt so stark wie Hörbüchern zu lauschen oder gar nichts anzuhören.

Sämtliche Studien hatten nur geringe Teilnehmerzahlen und lieferten zum Teil widersprüchliche Ergebnisse. Die Bedeutung der Musiktherapie für den Erfolge der Rehabilitation von Schlaganfall-Patienten ist schwer zu bewerten. Allerdings sind keine größeren Risiken bekannt, und Musik hat ja noch weitere Qualitäten: Sie kann entspannen, anregen, Gefühle wecken, Menschen Lebendigkeit spüren lassen. Musik erhöhte in fast allen Studien die Zufriedenheit der Patienten. Für Menschen mit schweren Einschränkungen, die sich oft kaum mehr mitteilen können, bildet sie manchmal den wichtigsten Draht zum Leben, zur Außenwelt. Musik kommt meistens noch an, wenn viele körperliche und geistige Funktionen ausgefallen sind.

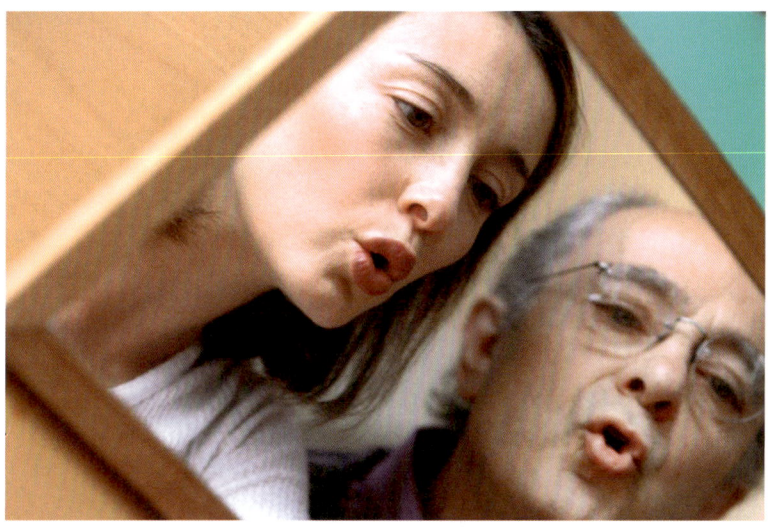

Schlaganfallnetzwerke und Schulung

Schlaganfall-Patienten und Angehörige, die wenig über die Erkrankung wissen, haben eine geringe Lebensqualität: Es ist wichtig, sich mit gesunder Ernährung, günstiger Bewegung, Risikofaktoren und der Vorbeugung dagegen auszukennen. Wurde aber nur Information vermittelt, verbesserten sich in Studien weder die Alltagstauglichkeit und Gesundheit der Patienten noch die Lebensqualität ihrer Betreuungspersonen. Im Zusammenhang mit konkreten Anwendungen schlägt sich Information wahrscheinlich stärker nieder: Schulungen der Betreuer über Pflege und Übungstechniken verbesserten die Gesundheit der Patienten und sparten Kosten. Angehörige und Betreuungspersonen sollten unbedingt mit einbezogen werden, sobald die ambulante Reha beginnt.

Weitere mögliche Teile der Rehabilitation

Bei besonderen Einschränkungen und Komplikationen (Schmerzen, Depressionen, Inkontinenz, Lungenentzündung, Stürze) umfasst eine Reha oft weitere Elemente:

- **Sexualität:** Das sexuelle Leben kann unter direkten Schlaganfall-Folgen leiden. Gefäßveränderungen und Nebenwirkungen von Medikamenten können es zusätzlich erschweren und Partnerschaften belasten. Häufig sind therapeutische Gespräche mit Patienten und Partnern hilfreich. Sexuelle Aktivität erhöht das Rückfallrisiko nicht.

- **Depression:** Fast einer von drei Schlaganfall-Patienten entwickelt Depressionen. Sie sind meist hartnäckiger als depressive Verstimmungen nach Herzinfarkten und bedürfen in der Regel einer medikamentösen Behandlung.

- **Geistige Einschränkungen:** Bestimmte Trainingsmethoden sollen Einschränkungen von Aufmerksamkeit, Gedächtnis, räumlicher Wahrnehmung und Koordination bessern. In Studien erhöhten sie die Alltagsfähigkeit der Patienten nicht nennenswert. Teils nahmen aber einzelne Defizite ab.

- **Schmerzen und Spasmen:** Oft treten Schmerzen in der Schulter auf. Ihnen beugt passive Bewegung des entsprechenden Arms und wahrscheinlich auch Festbinden vor. Für Elektrostimulationen ist das nicht erwiesen. Ob Schienen, Bewegungstherapien oder Entspannungstraining wirklich gegen Spasmen helfen, ist unklar. Botulinumtoxin (Botox) kann

Spasmen lösen, wobei nicht bekannt ist, ob es darüber hinaus Nutzen bringt.

Nachsorge

Die Reha reicht meist nicht aus, um alle Therapieziele zu erreichen. Vielfach schließt sich darum eine Nachsorge an. Nach Schlaganfällen raten medizinische Fachverbände jedoch, auf jeden Fall ein Jahr lang an qualifizierten, intensiven

Maßnahmen teilzunehmen. Dann besteht die größte Hoffnung, Einschränkungen so weit wie nur möglich wieder abzubauen. Ein Ziel der Nachsorge ist, in der Reha Erlerntes auf den Alltag zu übertragen. Deshalb bezieht sie Partner, Familien und berufliches Umfeld der Patienten stark mit ein. Spezielle Nachsorgeprogramme (Seite 194) konzentrieren sich auf die Wiedereingliederung ins Berufsleben.

BLUTUNGEN IM GEHIRN

Bei Hirnblutungen tritt Blut durch eine Öffnung an einer Arterie aus. Hinter dem „Loch" fällt die Sauerstoffversorgung ab. Außerdem braucht das Blut, das ausströmt, Platz. Jeder Milliliter erhöht den Druck auf die Hirnsubstanz, weil es keinen freien Raum innerhalb des harten, knöchernen Schädels gibt. Wenn der Überdruck eine bestimmte Höhe erreicht und nur kurze Zeit anhält, sterben unwiederbringlich Hirnzellen ab.

Schwache Gefäßwände, Arteriosklerose und Bluthochdruck

Bei großen Hirnblutungen (Hirnmassenblutung) gehen große Teile der Hirnsubstanz zugrunde. Die Auswirkungen hängen auch davon ab, welche Areale betroffen sind. Schäden von Hirnblutungen können sich höchstens dann zurückbilden, wenn der Überdruck im Schädel sehr schnell wieder abnimmt.

Häufigste Ursache von Hirnblutungen sind Unfälle, gefolgt von sackförmigen Gefäßausbuchtungen (Aneurysmen). An dritter Stelle kommen Einrisse an Adern, deren Wände oft durch Arteriosklerose verkalkt und verhärtet sind. Sie gehen meistens auf langjährig erhöhten Blutdruck zurück, der grundsätzlich das Hirnblutungsrisiko erhöht. Auch extreme Blutdruckanstiege durch kurze, starke Belastungen – etwa beim Gewichtheben – können Gefäßrisse hervorrufen.

Im Gehirn oder an seinem Rand

Fachleute unterscheiden Blutungen im Gehirn von solchen, die sich außerhalb des Gehirns ereignen, aber innerhalb des Schädels. Die bedeutendste bei Letzteren ist eine Blutung unter der Spinnwebenhaut (subarachnoidal-Blutung, SAB) – eine der drei Häute, die das Gehirn nach außen umgeben. Die SAB verursacht fünf von hundert Schlaganfällen. Besonderes Kennzeichen ist meist plötzlicher, starker Kopfschmerz (Vernichtungsgefühl) mit Übelkeit und Erbrechen. Wegen hoher Lebensgefahr muss eine SAB operiert werden. Jeder zweite Betroffene stirbt im Anschluss, von zehn Überlebenden tragen neun bleibende Schäden davon. Die Symptome anderer Hirnblutungen gleichen in der Regel denen ischämischer Schlaganfälle (Seite 153).

Behandlung nach Ursache, Lage und Ausmaß

Nachdem CCT, MRT oder Angiographien eine Hirnblutung festgestellt und lokalisiert haben, kommen je nach Ursache, Lage, Ausmaß und Folgeerscheinungen verschiedene Behandlungen in Betracht:

- Blutdrucksenkung bei Bluthochdruck durch Medikamente zum Einnehmen oder Infusionen
- Senkung des Überdrucks im Schädel durch Medikamente und Hochlagerung des Oberkörpers
- Anpassung der Blutgerinnung mit Medikamenten
- Behandlung von häufigen Begleiterscheinungen wie Flüssigkeitsüberschuss im Schädel (Hydrozephalus) und Verkrampfungen von Hirnarterien (Vasospasmus) mit Drainagen und Medikamenten
- Eingriffe zur Behebung von Aneurysmen, sie lassen sich über ein kleines Bohrloch im Schädel mit Klammern abklemmen (Clipping) oder mittels Mikrokathetern und Metallspiralen verschließen (Coiling). Die Verfahren eignen sich nicht für alle Aneurysmen. Sind beide möglich, empfehlen die medizinischen Fachgesellschaften das Coiling wegen besserer Langzeitergebnisse.

BESUCHE, BEGLEITUNG UND PFLEGE VON PATIENTEN

Nur wenige Menschen finden Krankenhäuser wirklich einladend. Vielen fallen Patientenbesuche nicht leicht. Und wie verhält man sich richtig am Bett schwer Erkrankter? Bekommen sie überhaupt noch etwas mit? Was stört sie, was freut sie? Unsicherheit sollte niemanden abhalten, Schlaganfall-Patienten am Krankenbett zu besuchen: Familien, Partner und Freunde können enorm helfen, dass sich Patienten wohler fühlen und schneller erholen. Spä-

testens wenn die Patienten nach Hause kommen, werden Angehörige und Vertraute sowieso zum Teil des Pflegeteams. Sie müssen sich auf neue, ungewohnte, teils auch anstrengende Umstände einstellen.

Doch Familien, Partner, enge Freunde können wertvolle Stützen sein und wichtig dafür, dass Betroffene den Kopf nicht hängen lassen. Sie können die Patienten motivieren, hart daran zu arbeiten, verlorene

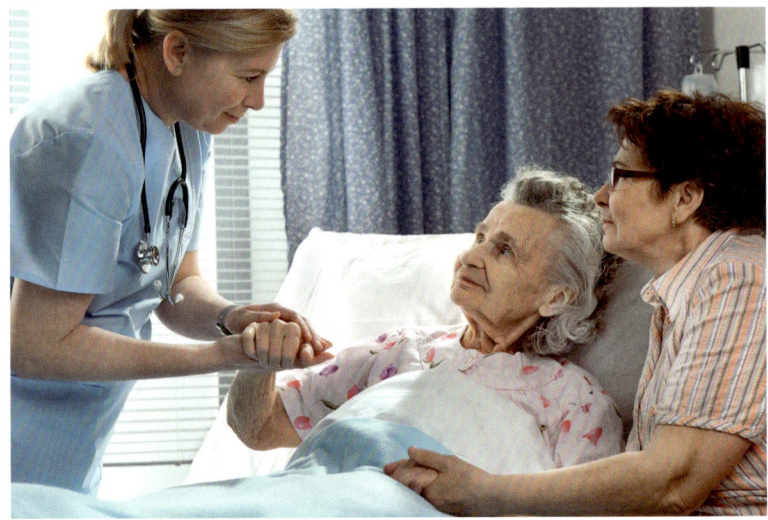

Fähigkeiten zurückzuerobern – soweit möglich. Der Beitrag, den Verwandte und Freunde zur Genesung leisten können, ist unschätzbar hoch.

Beistand am Krankenbett

Wenn Sie unsicher sind, fragen sie ruhig das Pflegepersonal, was geht und was nicht. Manche Schlaganfall-Patienten erscheinen zwar teilnahmslos und unansprechbar. Dennoch kommen viele Sinneseindrücke deutlich bei ihnen an – gerade Gefühle und Stimmungen. Häufig verstehen sie auch alles, was um sie herum gesprochen wird. Gehen Sie also liebevoll mit den Patienten um. Sie sollten Zuneigung zeigen, Ruhe ausstrahlen, Zuversicht verbreiten und Mut machen.

■ Sprechen Sie die Patienten immer von ihrer betroffenen, also beispielsweise gelähmten, Körperseite an, um ihre Wahrnehmung dort zu schärfen. Der Nachttisch sollte ebenfalls auf dieser Seite stehen.

■ Sprechen Sie ruhig und in ganz normaler Lautstärke. Wenn Sie unsicher sind, was Sie sagen sollen und ob es verstanden wird, erzählen Sie einfach eine aufmunternde Geschichte: Schon der Klang vertrauter Stimmen wirkt meist beruhigend.

■ Sie können am Krankenbett singen oder Musik machen, falls der Patient das mag. Sie können Abspielgeräte mit der Lieblingsmusik mitbringen, wenn der Arzt es erlaubt. Achten Sie auf die Reaktionen von Patienten. Bei störenden Empfindungen verkrampfen sich meist Körper und Gesicht, bei angenehmen entspannen sich beide.

■ Sie befürchten, nicht die richtigen Worte zu finden? Dann sagen sie einfach nichts. Schon Ihre Anwesenheit, Ihr Beistand gibt den Patienten das Gefühl, nicht einsam und verlassen zu sein. Berührungen wie Handhalten oder sanft über das Gesicht streichen vermitteln Mitgefühl, Nähe und Trost.

Unterstützen Sie die Pflege!

Pflegestationen sind häufig unterbesetzt an erfahrenem Personal. Zudem herrscht meistens noch Zeitdruck. Fehler liegen nicht unbedingt an einzelnen Pflegekräften, sondern stecken oft im System. Damit die Pflege nicht leidet, können Sie selbst unterstützend eingreifen. Weisen Sie das Pflegepersonal freundlich auf Versäumnisse hin und lassen Sie sich wichtige Griffe und Tätigkeiten zeigen. Damit

BILD Am Krankenbett zählt auch schon die Anwesenheit, Berührungen vermitteln Nähe und Trost.

helfen Sie „Ihrem" Patienten am besten. Außerdem entlasten Sie das Personal ein bisschen, was für „Ihren" Patienten sicher kein Nachteil ist. Kümmern Sie sich beispielsweise darum, dass Patienten

- richtig im Bett gelagert werden und, damit sie sich nicht wund liegen, häufig umgelagert werden, wenn sie selbst ihre Lage nicht wechseln können
- nicht dauernd am Blasenkatheter hängen, weil die Zeit fehlt, mit Patienten auf die Toilette zu gehen
- genug Zeit haben, um ohne Druck zu essen, weil vielen Patienten das Schlucken ohnehin schwerfällt
- ausreichend Pausen bleiben, in denen sie ausprobieren können, zu was sie noch oder wieder fähig sind
- das Bett verlassen können, so oft wie möglich, und etwa auf einem Stuhl sitzen dürfen oder mit Unterstützung und Gehhilfe ein paar Schritte tun, falls das geht.

Wenn das Ende naht …

Nach einem Schlaganfall kommen einige Patienten nicht mehr auf die Beine oder nicht mehr zu Bewusstsein. Wenn der Zustand aussichtslos ist, ist auch die Pflege meistens zu aufwendig und kompliziert für Laien. Die Patienten erwarten im Krankenhaus ihr nahendes Ende. Diese Zeit können Sie ihnen spürbar angenehmer machen. Viele Eindrücke dringen noch zu den Patienten durch. Besonders Vertrautes weckt positive Gefühle. Bringen Sie beispielsweise Fotos von der Familie, von Freunden, aus Urlauben mit, hängen Sie geliebte Bilder an die Wand, benetzen Sie das Lieblingskopfkissen mit dem Lieblingsparfüm, stellen Sie die Lieblingsblumen auf den Nachttisch. Umgeben Sie Sterbende mit allem, was sie Ihrer Meinung nach mit schönen Erinnerungen verbinden. Schenken Sie ihnen für die letzten Tage ein wohnliches, gewohntes Umfeld. Das Wichtigste aber ist: Kommen Sie zu Besuch, so oft es geht. Ermuntern Sie dazu auch andere enge Freunde. Stimmen, Gesten, Düfte und das Gefühl der Nähe geben tröstlichen Halt, spenden ein bisschen Frieden. Versuchen Sie, wenn möglich, „Ihren" Patienten in den letzten Momenten seines Lebens liebevoll zu begleiten.

Pflege von Schlaganfall-Patienten

Je nach Art und Schwere der Einschränkungen kann die Pflege von Schlaganfall-Patienten sehr aufwendig und anstrengend sein. Viele Betroffene geben Aufgaben an Pflegedienste ab oder stellen Pflegehilfen ein. Auch Heime mit speziellen Schlaganfall-Wohngemeinschaften können eine Alternative sein. Manche Kassen übernehmen einige Kosten, andere dagegen nicht (Seite 200).

DEMENZ DURCH GEFÄSSVERÄNDERUNGEN

Veränderungen an Gefäßen, die das Gehirn versorgen, können Demenz auslösen – einen Verlust von Gedächtnis, Lernfähigkeit und anderen Geistesleistungen. „Vaskuläre Demenz", wie Fachleute sagen, liegt bei mindestens einem von fünf Demenzkranken vor. Sie ist nach der Alzheimerkrankheit die zweihäufigste Demenzform.

Folge winzigster und kleinerer Infarkte

Vaskuläre Demenz entsteht häufig durch eine Reihe von winzigen bis kleineren Schlaganfälle. Sie können gleichzeitig oder kurz hintereinander eintreten, an wichtigen Knotenpunkten oder verstreut als Miniinfarkte. Häufig erscheinen weder Schwäche noch Lähmungen oder andere typische Symptome. Im Gehirn bleiben dennoch Schäden zurück, die sich summieren.

Je nach den auslösenden Ereignissen entwickelt sich eine vaskuläre Demenz langsam und gleichmäßig oder schneller und schubweise. Ein knappes Drittel der Erkrankungen beginnt rapid nach einem größeren Schlaganfall oder einer größeren Hirnblutung.

Ähnliche Risikofaktoren wie für Schlaganfall

Da vaskuläre Demenz auf mehr oder minder großen Schlaganfällen basiert, gleichen sich die Risikofaktoren weitgehend. Im Vordergrund stehen Bluthochdruck, Rauchen, Diabetes, erhöhte Blutfette, ungesunder Lebensstil und hoher Alkoholkonsum. Unter den Herzkrankheiten trägt Vorhofflimmern am meisten zur Gefahr bei. In manchen Studien hatten auch Menschen, die häufig organischen Lösungsmitteln (z. B. aus Farben und Lacken) oder Schädlingsbekämpfungsmitteln ausgesetzt waren, ein erhöhtes Risiko für vaskuläre Demenz.

Unterschiedliche Abfolge der Symptome

Gelegentlich zeigen sich Koordinations- und Empfindungsstörungen schon früh in körperlichen Untersuchungen. Sie können ebenso erst spät zutage treten – lange nach Stimmungsschwankungen, Verwirrung und Gedächtnisstörungen. Manchmal legen sich die Einschränkungen zeitweise wieder, was Betroffene und Angehörige oft als altersbedingtes Nachlassen oder Schwanken geistiger Leistungen deuten. Die Abfolge der Symptome kann stark variieren. Häufig treten folgende auf:
■ Zunehmende Vergesslichkeit, die anfangs oft besonders das Kurzzeitgedächtnis betrifft, später auch ältere Erinnerungen. Betroffene versäumen Geburtstage und andere wichtige Termine, vergessen, den Herd oder das Licht abzuschalten, und erkennen im fortgeschrittenen Stadium teils nicht einmal mehr enge Angehö-

rige. Davor lassen üblicherweise etwa Fähigkeiten nach, sich zu konzentrieren, orientieren, die richtigen Worte zu finden, zusammenhängend zu sprechen, mit abstrakten Dingen umzugehen.

■ Veränderungen der Stimmung und Persönlichkeit führen zu ungewohntem Verhalten wie Antriebsschwäche, Teilnahmslosigkeit, Unruhe oder Verwahrlosung. Wesenszüge können sich verstärken oder extrem verschärfen. Betroffene können reizbar, aggressiv, geizig oder störrisch werden.

■ Körperliche Zeichen wie Gangunsicherheit, Taubheit, Gleichgewichtsstörungen, Verlust der Blasenkontrolle (Inkontinenz).

Anfangs überspielen Betroffene ihre Defizite meist. Sie können ihren Alltag noch allein regeln, indem sie komplizierten Tätigkeiten ausweichen. Doch mehr und mehr schleichen sich Fehler auch bei einfachen Aufgaben ein. Unsicherheit greift um sich und kann in Unzufriedenheit, sozialen Rückzug und Depressionen münden. Im Spätstadium können Betroffene nicht mehr eigenständig leben. Sie werden pflegebedürftig.

Wann zum Arzt?

Das fatale an Demenz ist, dass Betroffene sie selten selbst erkennen oder sich eingestehen wollen. Dabei lässt sich vaskuläre Demenz zu Beginn oft noch aufhalten und die Selbstständigkeit bewahren. Angehörige und Freunde sollten aktiv werden, sobald ihnen auffällt, dass sich das Verhalten nahestehender Menschen verändert. Auf Demenz können, unabhängig von ihrer Ursache, beispielsweise folgende Signale bei Betroffenen hinweisen:

■ Ihnen fallen geläufige Allerweltsworte beim Sprechen oft nicht mehr ein. Sie weichen auf Umschreibungen aus, sagen statt „Topf" etwa, „Reiche mir doch bitte mal das Ding mit der Suppe drin".

■ Ihnen unterlaufen immer wieder unsinnige Missgeschicke. Sie tragen unterschiedliche Socken, finden Altpapier in der Waschmaschine oder im Backofen.

■ Sie können sich in eigentlich vertrauten Umgebungen schlechter orientieren. Sie fragen beispielsweise in Wohnungen Verwandter oder langjähriger Freunde, wo die Toilette ist, oder schlagen bei Spaziergängen im Lieblingspark falsche Wege ein.

Diagnose und Behandlung

Zum Nachweis einer Demenz und ihrer Ursache sind meistens mehrere einfache Prüfungen der geistigen Fähigkeiten nötig. Weil die Alzheimer-Erkrankung die häufigste Demenzform ist, suchen Ärzte wahrscheinlich zuerst nach ihren typischen Anzeichen. Doch Durchblutungsstörungen, etwa am Herzen oder in den Beinen, können den Verdacht auch auf veränderte Hirngefäße lenken. Es kann aber schwierig sein, vaskuläre Demenz und Alzheimer voneinander abzugrenzen, weil es Zwischenformen gibt. Demenz kann ebenso die Folge einer Depression oder Parkinson-Erkrankung sein. Häufige Untersuchungen zur Abklärung sind:

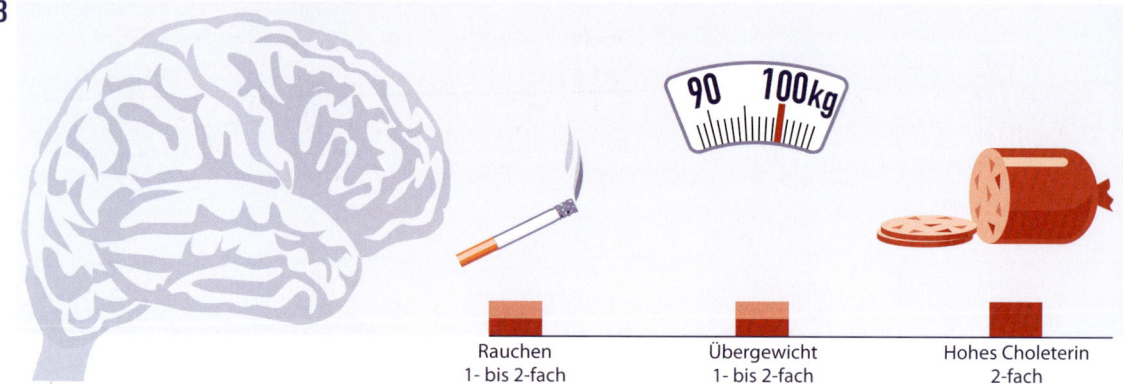

BILD Wie einzelne Faktoren das Risiko
für vaskuläre Demenz erhöhen

Rauchen
1- bis 2-fach

Übergewicht
1- bis 2-fach

Hohes Choleterin
2-fach

- Ermittlung der Krankengeschichte, des Lebensstils und familiärer Faktoren: Liegen vaskuläre Risikofaktoren vor? Gab es in der Familie bereits Fälle von Demenz? Zeigen Patienten auffälliges Verhalten, depressive Verstimmungen oder zeitweise getrübtes Bewusstsein? Nehmen sie bestimmte Medikamente?
- Einfache Befragungs-, Erinnerungs-, Sprach- oder Zeichentests und Hirnleistungsprüfungen am Computer: Testpersonen müssen Fragen aus verschiedenen Bereichen beantworten, Gedächtnisaufgaben lösen, flüssiges Sprechen unter Beweis stellen oder Gegenstände wie geometrische Figuren oder Uhren korrekt zeichnen oder abzeichnen. Testangst, unfreundliche Umgebung, Depressionen, Seh- und Hörstörungen können die Ergebnisse verfälschen.
- Blutuntersuchungen: Weil kein Blutwert ausdrücklich auf vaskuläre Demenz hinweist, werden meist allgemein wichtige Werte gemessen (Seite 103).
- Körperliche Untersuchung: Hierzu gehören Herzfrequenz, -rhythmus, -größe, -geräusche, einfache Tests von Reflexen und Koordination.
- Technische Untersuchungsverfahren: Doppler- und Duplexsonographie der Halsschlagadern und anderer hirnversorgender Gefäße, um Engstellen zu finden, Elektrokardiogramm.
- Psychologische Untersuchung: Tests auf Persönlichkeitsveränderungen und ungewöhnliches Verhalten (zwanghaftes Lachen oder Weinen, Unruhe etc.).
- Bildgebende Verfahren (Computer- oder Magnetresonanztomographie): Sie können charakteristische Veränderungen im Gehirn aufdecken und sind zum Nachweis vaskulärer Demenz unverzichtbar. Die CT gilt hier der MRT als unterlegen, weil spezielle Techniken (diffusions- und perfusionsgewichtete MRT) genauere Ergebnisse liefern können.

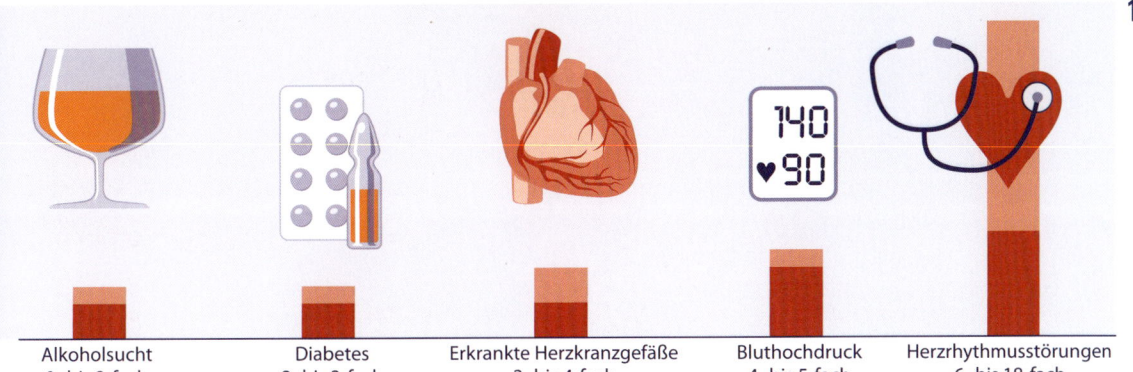

Alkoholsucht	Diabetes	Erkrankte Herzkranzgefäße	Bluthochdruck	Herzrhythmusstörungen
2- bis 3-fach	2- bis 3-fach	2- bis 4-fach	4- bis 5-fach	6- bis 18-fach

Therapie der vaskulären Demenz

Heilmittel für vaskuläre Demenz existieren nicht. Allerdings lässt sie sich oft bremsen oder sogar aufhalten. Die Behandlung besteht in erster Linie darin, weitere Infarkte im Gehirn zu verhindern, damit es keine neuen Schäden erleidet. Die Patienten sollten also alle entsprechenden Risikofaktoren ausschalten. Je nach Einschränkung können Logopädie, Gedächtnistraining, Psycho-, Ergotherapie oder Krankengymnastik (Physiotherapie) nützlich sein. Bisher konnte kein Medikament bei vaskulärer Demenz uneingeschränkt überzeugen und speziell zur ihrer Behandlung ist keines zugelassen. Teils kommen auch Medikamente gegen Alzheimer zum Einsatz.

„Gemischte" Demenz

Wenn Menschen altern, wandelt sich ihr Gehirn. Die Blutgefäße verändern sich, was vaskuläre Demenz verursachen kann, und bestimmte Strukturen an den Nervenzellen degenerieren – werden abgebaut, was zu Alzheimer-Demenz führen kann. Offenbar laufen beide Prozesse weitgehend gleichzeitig ab: Einer von drei Patienten mit vaskulärer Demenz hat typische, degenerierte Alzheimer-Demenz-Strukturen im Gehirn. Bei mehr als einem von drei Alzheimer-Patienten finden sich Zeichen von Schlaganfällen und Mikroinfarkten, bei fast allen Veränderungen der kleinen Hirngefäße. Viele Neurologen vertreten neuerdings das Konzept der „gemischten Demenz". Danach sind vasku-läre und Alzheimer-Demenz keine zwei grundsätzlich verschiedene Erkrankungen, sondern in Reinform nur die zwei extremen Enden einer gemeinsamen Entwicklung – des Alterns im Gehirn. Einzelne Wissenschaftler glauben sogar, dass Arteriosklerose die Wurzel beider Übel ist. Die Lehre daraus lautet schlicht: Es zahlt sich vielfach aus, den Lebenswandel vernünftig umzustellen, um Schäden an Gefäßen vorzubeugen.

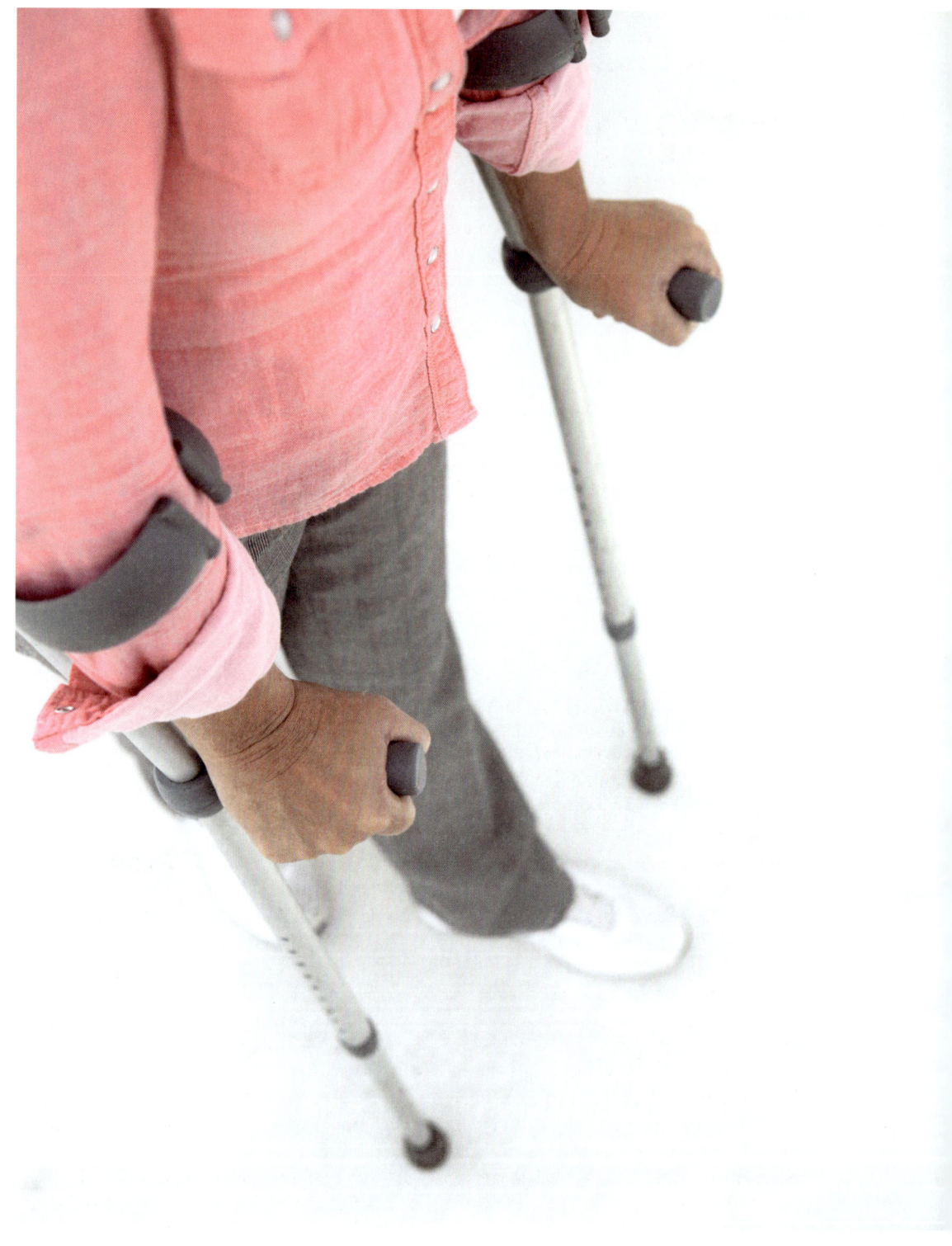

EIN LEIDEN KOMMT SELTEN ALLEIN

Wenn Ablagerungen bereits Herzkranzgefäße verändert haben, sind oft auch Arterien an anderen Stellen schadhaft. Die Beine beginnen möglicherweise zu schmerzen oder die Nieren arbeiten schlechter. Nierenschwäche kann wiederum das Herz schädigen, weil beide Organe über den Kreislauf verbunden sind. Ähnlich führt eine Koronare Herzkrankheit manchmal zu Herzrhythmusstörungen oder Herzinsuffizienz: HKL-Erkrankungen hängen oft miteinander zusammen.

BESCHWERDEN – AUCH WEITAB VON HERZ UND HIRN

Der Kreislauf verbindet die Teile und Organe des Körpers miteinander. Deshalb können sich HKL-Erkrankungen auf viele Bereiche des Körpers auswirken. Wenn im Herzmuskel der Sauerstoff wegen verengter Gefäße knapp wird, ist die Versorgung anderer Körperteile oft ebenfalls eingeschränkt. Das kann sich durch eine Herzinsuffizienz verschlimmern. Herzinfarkte können das Herz so verändern, dass Klappen nicht mehr richtig schließen: Zwischen vielen Erkrankungen an Herz und Kreislauf bestehen enge Verbindungen. Die nächsten Abschnitte stellen kurz ein paar Beispiele vor, die mehrfach in früheren Kapiteln auftauchen:

- periphere arterielle Verschlusskrankheit, PAVK
- Niereninsuffizienz
- Herzinsuffizienz
- Herzrhythmusstörungen
- Herzklappenfehler.

Periphere Arterielle Verschlusskrankheit

Bei der peripheren arteriellen Verschlusskrankheit (PAVK) stören verkalkte Arterien die Durchblutung der Extremitäten. In neun von zehn Fällen sind überwiegend die Beine betroffen, beim Rest auch die Arme. PAVK zeigt ein deutlich erhöhtes Risiko für Herzinfarkt und Schlaganfall! Ihre Ursache ist fast immer Arteriosklerose. Wenn dadurch Gefäße in den Beinen oder Armen verengt sind, haben andere Arterien meist ebenfalls Schäden. Die Häufigkeit von PAVK nimmt mit dem Alter zu. Ihre wichtigsten Risikofaktoren sind

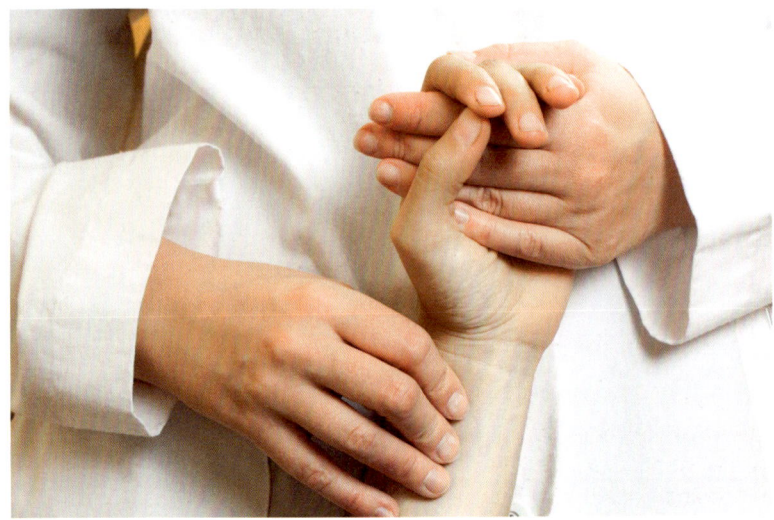

Rauchen und Diabetes, gefolgt von Bluthochdruck und Fettstoffwechselstörungen. Auch Übergewicht, Bewegungsmangel und eine familiäre Veranlagung wirken begünstigend.

Symptome und Verlauf
PAVK bleibt oft lange unbemerkt. Frühe Anzeichen können blasse, kühle, trockene Haut an Beinen und Füßen sein, bei Männern häufig Erektionsstörungen. Erste, typische Beschwerden bei PAVK sind aber Schmerzen in den Waden oder Füßen, die nur bei Bewegung wegen Durchblutungsmangel auftreten. In Ruhe verschwinden sie rasch wieder. Gehschmerzen zwingen Betroffene oft zu Pausen, in denen sie manchmal Auslagen in Schaufenstern ansehen („Schaufensterkrankheit"). Im weiteren Verlauf werden die Gehstrecken und Anstrengungen, die zu Schmerzen führen, immer kleiner. Schließlich tun die Beine schon in Ruhe weh. Haut und Gewebe erhalten nun so wenig Blut, dass sie stellenweise fleckig werden, sich dunkel verfärben („Raucherbein") und absterben können. Wunden heilen nur schlecht oder gar nicht mehr (offene Beine) und werden leicht von Bakterien infiziert. Wenn sich

die Durchblutung nicht wieder herstellen lässt, droht die Amputation. PAVK verkürzt die statistische Lebenserwartung um einige Jahre. 30 von 100 Patienten mit Gehschmerzen erleiden innerhalb von fünf Jahren nach der Diagnose einen Herzinfarkt oder Schlaganfall. Stellt der Arzt die Diagnose erst, nachdem die Patienten schon Ruheschmerzen spüren, wird bei jedem zweiten eine Amputation erforderlich. Diabetiker tragen ein erhöhtes Risiko. Nach der späten Diagnose stirbt einer von fünf Erkrankten im ersten Jahr. Eine optimale Therapie kann diese Risiken erheblich verringern.

Diagnose
Die Schmerzen bei PAVK sind charakteristisch. Zur Abklärung weiterer Symptome, vorhandener Risikofaktoren und des Krankheitsstadiums finden meist folgende Untersuchungen statt:
■ Abtasten der Pulse an beiden Beinen und Armen: Kaum oder nicht spürbare Pulse sind Hinweise auf PAVK.
■ Feststellen des Knöchel-Arm-Indexes (ABI, engl. ankle-brachial-index), der den Blutdruck am Arm mit dem am Unterschenkel vergleicht. Die einfache Unter-

BILD Schon das Tasten des Pulses an Armen und Beinen kann Hinweise auf eine periphere arterielle Verschlusskrankheit geben.

suchung geschieht mit üblichen Manschetten für Blutdruckmessungen) und Dopplersonographie. Je tiefer der ABI unter den Normalwert von 0,9 fällt, desto stärker ist die Durchblutung der Beine eingeschränkt, desto ausgeprägter ist die PAVK und desto höher ist das Risiko für Herzinfarkt und Schlaganfall.

- Lagerungstests (Ratschow-Lagerungsprobe) mit Beobachtung der Durchblutung
- Ultraschalluntersuchungen (Doppler-/Duplexsonographie)
- Gehtests, um die schmerzfreie Strecke zu ermitteln.

Reichen die Ergebnisse nicht aus oder planen Ärzte in fortgeschrittenen Stadien Eingriffe, können weitere, aufwendigere Untersuchungen erforderlich sein.

Therapie

Die Behandlung der PAVK beginnt damit, Risikofaktoren auszuschalten. Sofern Patienten dazu in der Lage sind, gilt in der Therapie ein strukturiertes Gehtraining unter Anleitung mehrmals pro Woche als Mittel der ersten Wahl. Unterstützend oder unabhängig davon kommen Medikamente zum Einsatz, in allen Stadien etwa blutverdünnende Mittel (Thrombozytenaggregationshemmer). Sie verringern bei PAVK die Gefahr für Herzinfarkte, Schlaganfälle und andere tödliche HKL Ereignisse um etwa ein Viertel. Gefäßaktive Mittel (z. B. Cilostazol, Naftidrofuryl) können die Lebensqualität und schmerzfreie Gehstrecke verbessern, erniedrigen andere Risi-

ken aber nicht. Bei Infektionen müssen Patienten fast immer Antibiotika einnehmen. In späten Stadien können Prostanoide (z. B. Alprostadil und Iloprost) Ruheschmerzen, Amputationsgefahr und Risiken für tödliche HKL-Ereignisse mindern. Wirkungsvoller sind Eingriffe an den Gefäßen: Über Katheter mit aufblasbaren Ballons können Ärzte Engstellen aufdehnen und mit Gitterröhrchen abstützen (vgl. PTCA mit Stenting). Seltener werden Arterien unter Vollnarkose geöffnet und von Ablagerungen befreit oder die blockierten Stücke durch Kunststoffschläuche ersetzt oder mit Bypässen überbrückt.

Nierenschwäche durch arterielle Veränderungen

Die Nieren filtern das Blut, das über die Nierenarterien bei ihnen ankommt. Substanzen, die der Körper noch verwenden kann, halten sie zurück. Unnötige Stoffe und Wasser bringen sie als Harn über den restlichen Harntrakt (Harnleiter, Harnblase und Harnröhre) zur Ausscheidung. Von Niereninsuffizienz (Nierenschwäche) sprechen Ärzte, wenn die Nierenfunktion nachlässt. Dann sinkt die glomuläre Filtrationsrate (GFR), also die Menge an gereinigtem Blut, unter den Normalwert. Je tiefer die GFR ist, desto schlechter ist die Nierenfunktion. Zusätzlich finden sich oft Eiweiße im Urin, bei Entzündungen auch noch Blutkörperchen. Versagt das Organ ganz, liegt Nierenversagen oder dialysepflichtige Niereninsuffizienz vor. Ursachen von Niereninsuffizienz sind neben erbli-

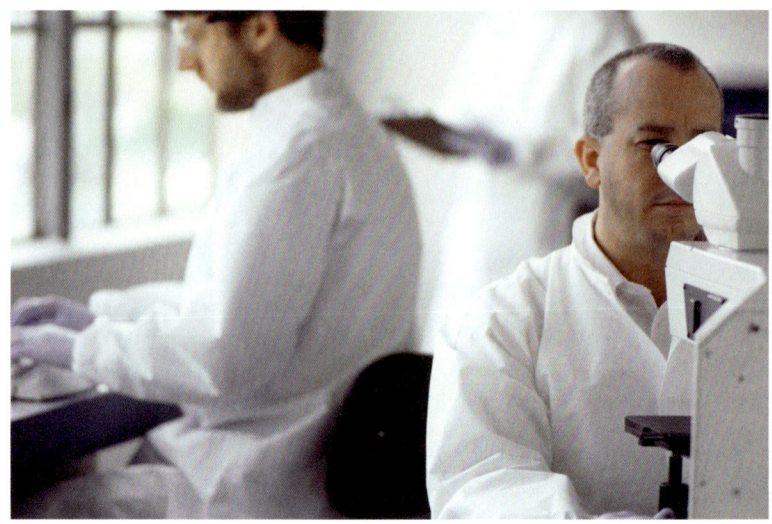

chen (z. B. Zystennieren) und entzündlichen Erkrankungen (Glomerulonephritis, interstitielle Nephritis) Bluthochdruck, Diabetes und/oder Arteriosklerose. Auch Gifte, zu hohe Dosen von Medikamenten und Medikamentenunverträglichkeiten können die Erkrankung hervorrufen.

Symptome und Verlauf

Frühe Stadien der Niereninsuffizienz führen üblicherweise nicht zu Beschwerden. Später reichern sich Stoffe, die mit dem Urin ausgeschieden werden sollten, im Blut und Organismus an. Sie stören viele Vorgänge. Appetit, körperliche und geistige Leistungsfähigkeit können abnehmen, Herzrhythmusstörungen, Wassereinlagerungen im Gewebe, Blutungen und Blutergüsse auftreten und das Immunsystem kann geschwächt sein. Im Endstadium droht eine Harnvergiftung. Ihr beugen Nierenersatztherapien (Dialyse, Transplantation) wirkungsvoll vor. Die meisten Patienten mit chronischer Niereninsuffizienz sterben an HKL-Erkrankungen (z. B. Herzinsuffizienz, Herzinfarkt, Schlaganfall): Wenn die Nieren weniger Blut erhalten, erhöhen sie über ein Regelsystem den Blutdruck im Körper – unabhängig vom bestehenden Blutdruck. Folglich hebt Niereninsuffizienz normalen Blutdruck an und lässt bereits erhöhten höher klettern. Gefäßschäden nehmen zu, die Niereninsuffizienz schreitet voran, der Bluthochdruck steigt weiter und damit auch das HKL-Risiko. Zweihäufigste Todesursache bei Niereninsuffizienz sind Infektionen.

Diagnose

Nach dem Eingangsgespräch folgen Abtasten oder Abklopfen der Nierengegend, Sonographien der Nieren und der ableitenden Harnwege. Laboruntersuchungen des Blutes liefern Hinweise auf Form, Ausprägung und Ursachen. Urinuntersuchungen, meist nach 24-Stunden-Urinsammlungen, ergeben die GFR und zeigen, welche Blutbestandteile ausgeschieden werden. Unklare Ergebnisse können weitere bildgebende Verfahren nötig machen. Manchmal erlauben erst Gewebeentnahmen (Biopsien) aus den Nieren eine sichere Diagnose.

Therapie

Risikofaktoren auszuschalten und schädliche Einflüsse zu meiden ist wichtig bei deutlich eingeschränkter Nierenfunktion.

BILD Manchmal erlauben erst Gewebeentnahmen (Biopsien) aus den Nieren eine sichere Diagnose.

Weiter bestimmen das Stadium der Niereninsuffizienz, individuelle Ursachen, Begleiterkrankungen, Folgekrankheiten und Komplikationen die Therapie. Betroffene sollten auf alle Fälle die Menge an Urin hoch halten. Medikamente können das Risiko für gefährliche HKL-Ereignisse erniedrigen und vorhandene HKL-Erkrankungen bessern. Weil einige Medikamente die Nieren belasten, müssen manche Wirkstoffe gemieden und bei anderen die Dosis angepasst werden. Mögliche Folgen der Niereninsuffizienz sollten mit Fachärzten (Nephrologen) abgeklärt und gegebenenfalls behandelt werden. Betroffene sollten Mangelerscheinungen vermeiden, Infekten vorbeugen und ihren Salz- und Säure-Basen-Haushalt normalisieren. In späten Stadien prüfen Nephrologen individuell die Möglichkeiten für Nierenersatztherapien. Sie allein können im Endstadium lebensbedrohliche Harnvergiftungen verhindern.

Herzinsuffizienz

Bei Herzinsuffizienz kann das Herz nicht mehr ausreichend Blut in die Gewebe und Organe des Körpers pumpen. Es füllt oder entleert sich nur noch ungenügend. Die häufigsten Ursachen, KHK und Bluthochdruck, rufen zusammen fast drei von vier Herzinsuffizienzen hervor. Sie schwächen den Herzmuskel oder versteifen und verdicken ihn, sodass das Herz weniger Blut fördert und sich teils auch schlechter füllt. Die übrigen Fälle entstehen durch Herzrhythmusstörungen, Entzündungen des

Herzmuskels oder Herzbeutels, Herzklappenfehler, Blutarmut, Stoffwechselstörungen (z. B. Diabetes, Schilddrüsenfehlfunktionen) oder infolge anderer Erkrankungen. Das Risiko für Herzinsuffizienz steigt durch die üblichen HKL-Risikofaktoren (Bluthochdruck, Diabetes, Übergewicht, Bewegungsmangel etc.) und mit dem Alter. Unter 70-Jährigen ist einer von 20 betroffen, bei den Über-80-Jährigen bereits jeder Zehnte.

Symptome und Verlauf
Je nach der betroffenen Herzkammer sprechen Ärzte von Linksherz-, Rechtsherz- und globaler Herzinsuffizienz, die beide Seiten betrifft. Die häufigsten Anzeichen sind Kurzatmigkeit, Müdigkeit, verringerte Leistungsfähigkeit, Erschöpfung und Flüssigkeitsansammlungen, die sich als Schwellungen besonders in unteren Körperpartien (z. B. Knöchel, Beine) zeigen. Späte Symptome sind Atemnot in Ruhe und speziell nachts, Husten, rasselnder Atem und Flüssigkeitsansammlung in der Lunge (Lungenödem, „Wasserlunge"). Um die Atmung zu erleichtern, setzen und betten sich Patienten dann oft mit erhöhtem Oberkörper. Im Körper können Organe – vor allen die Leber – anschwellen und sich Wasser in der Bauchhöhle ansammeln. Durch die Flüssigkeitseinlagerung legen Betroffene meist an Gewicht zu. Außerdem müssen sie nachts häufiger Wasser lassen. Mediziner unterscheiden weiter akute Formen, die sich sehr schnell entwickeln, von chronischen, die langsam

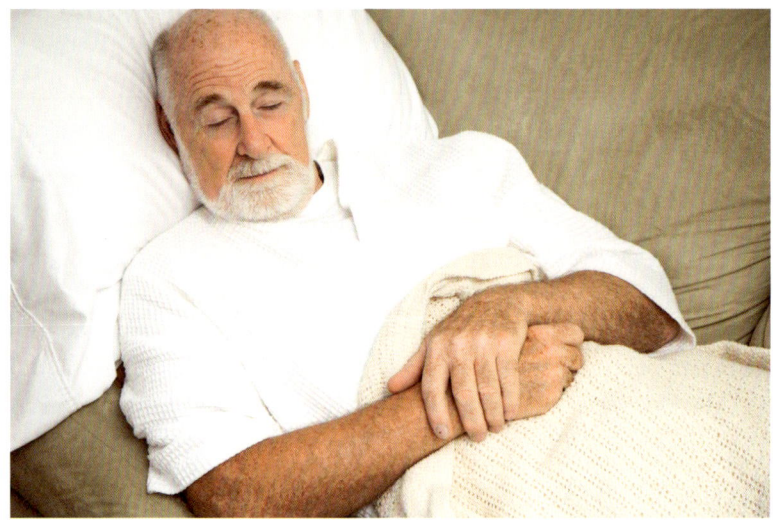

voranschreiten. Herzinsuffizienz schränkt die Lebensqualität stark ein. Sie kann Schocks, Herzversagen und plötzlichen Herztod auslösen. Meist erhöht sich das Risiko für andere, kritische HKL-Ereignisse. Ohne Behandlung sterben drei von vier Männern und zwei von drei Frauen innerhalb der ersten fünf Jahre nach der Diagnose. Sie erfolgt häufig sehr spät, weil viele Menschen in Leistungsabfall und Kurzatmigkeit „normale" Alterungszeichen sehen.

Diagnose

Eine Echokardiographie mit Doppler-Flussmessung zeigt unter anderem die Größe der Herzkammern, Herzwanddicke, Auswurfleistung, Entspannungszeit und Klappenfunktion. Vorher können die Krankengeschichte und körperliche Untersuchungen Hinweise liefern (z. B. auf Ödeme, erhöhten Halsvenendruck, vergrößertes Herz oder Leber). Im Blut wird die Menge des „brain natriuretic peptide" (BNP oder NT-proBNP, Seite 104) zur Absicherung der Diagnose bestimmt. Um Details oder Ursachen aufzudecken, finden häufig Röntgenaufnahmen oder Magnetresonanztomographien des Brust-

korbs statt. Auch Herzkatheteruntersuchungen können nötig sein.

Therapie

Herzinsuffizienz ist nicht heilbar. Doch ihr Fortschreiten, die Symptome und Beeinträchtigungen lassen sich wesentlich verlangsamen. Zunächst wird versucht, die Ursachen zu beseitigen. Weiter können bestimmte Medikamente (ab Seite 203) chronische Herzinsuffizienz mildern und die Lebenszeit der Patienten verlängern. Bei Wassereinlagerung kommen entwässernde Mittel dazu, bei Herzrhythmusstörungen Antiarrhythmika. Teils sind Implantationen von Herzschrittmachern, Defibrillatoren, Kunstherzen oder Spenderherzen erforderlich.

Herzrhythmusstörungen

Bei Herzrhythmusstörungen (HRS, Arrhythmien) schlägt das Herz zu schnell, zu langsam oder unregelmäßig. Dazu kommt es, wenn die Entstehung oder Weiterleitung der elektrischen Reize am Herz gestört ist. Häufige körperliche Ursachen sind KHK, Herzinfarkt, Herzmuskelentzündungen, Herzinsuffizienz, Herzklappenfehler, Bluthochdruck, Schilddrüsenüber- und

BILD Mit erhöhtem Oberkörper zu liegen bringt Patienten mit Herzinsuffizienz oft Erleichterung beim Atmen.

unterfunktion. Auch Angst, Aufregung, Fieber, Konsum großer Mengen an Alkohol oder Koffein, Medikamente und Drogen können HRS auslösen. Viele gesunde Menschen haben ungefährliche HRS, die sie nicht einmal spüren. Doch bestimmte Formen sind sehr gefährlich und bedrohen das Leben Betroffener akut.

Symptome und Einteilung

Es gibt viele Formen von Rhythmusstörungen. Ärzte unterscheiden sie nach dem Ort, an dem sie auftreten (z. B. Vorhofflimmern und Kammerflimmern) oder danach, ob das Herz zu schnell (Tachykardie) oder zu langsam (Bradykardie) schlägt. Ein paar Beispiele für bedeutende Störungen sind:

- **Vorhofflimmern, Vorhofflattern**: zu schnelle Impulse und Kontraktionen (Flattern: 240- bis 340-mal pro Minute, Flimmern: 350- bis 600-mal) der Vorhöfe. Die Pumpleistung des Herzens sinkt, weil der Bluttransport gestört ist, was auch ein erhöhtes Thrombose- und Schlaganfallrisiko mitbringen kann.
- **Supraventrikuläre** und **ventrikuläre Tachykardie**: Herzrasen mit Ursprung im Vorhof (supraventrikulär) oder in den Herzkammern (ventrikulär). Letzteres kann in gefährliches Kammerflattern oder -flimmern übergehen.
- **Kammerflimmern, Kammerflattern**: lebensbedrohliche Rhythmusstörung, bei welcher der Herzmuskel pro Minute 200- bis 350-mal (Flattern) oder 300- bis 800-mal (Flimmern) zuckt, statt sich richtig zusammenzuziehen. Das Herz füllt sich

nicht mehr und pumpt kein Blut mehr in den Kreislauf. Unbehandelt folgt nach wenigen Minuten der Tod. Der Übergang von Flattern zu Flimmern ist fließend. Die Störung z. B. kann als Folge von Herzinfarkten auftreten oder als Komplikation bei Herzoperationen.

- **Extrasystolen**: Außerhalb des normalen Rhythmus auftretende, zusätzliche Kontraktionen von Vorhof (supraventrikuläre) oder Kammer (ventrikuläre). Sie sind weit verbreitet, besitzen erst Krankheitswert, wenn sie ein bestimmtes Ausmaß überschreiten und Beschwerden auftreten. Ansonsten ist keine Behandlung erforderlich.
- **AV-Block, SA-Block**: Verzögerte oder blockierte Erregungsleitung zwischen Vorhof (Atrium) und Kammer (Ventrikel; AV-Block, atrioventrikulär) oder zwischen Sinusknoten und Vorhof (Atrium; SA-Block, sinusatrial). Beide führen zu verlangsamtem Herzschlag. Komplette AV-Blocks können zu Herzstillstand führen.

Die verschiedenen Herzrhythmusstörungen können zu sehr unterschiedlichen Beschwerden führen. Zu den häufigsten zählen Herzrasen, Herzstolpern, Brust- und Herzschmerzen, Brustenge, Müdigkeit, Schwindel, Benommenheit, kurzzeitige Ohnmachtsanfälle, Krämpfe.

Diagnose und Therapie

Die wichtigsten Diagnosewerkzeuge für Rhythmusstörungen sind EKG-Varianten (Ruhe-, Langzeit-, Belastungs-EKG und Event-Recorder). Bei Verdacht auf Herzklappenfehler, KHK, Schilddrüsenerkran-

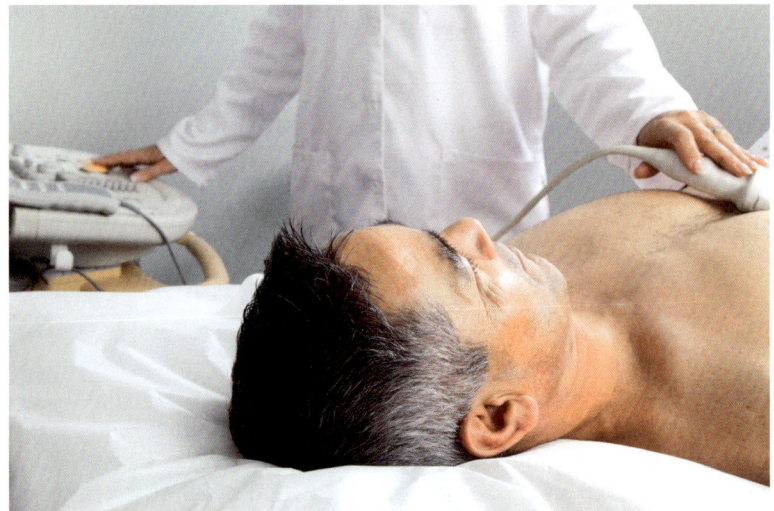

kungen oder andere Ursachen können weitere Untersuchungen angebracht sein (z. B. Echokardiographie, Herzkatheter, Laboruntersuchungen).

Für die Therapie, die sich nach den Ursachen richtet, steht eine Reihe von Medikamenten (Antiarrhythmika) zur Verfügung. Sie werden in vier Klassen unterteilt (Natrium-Kanal-Blocker, Betablocker, Kalium-Kanal-Blocker und Kalziumantagonisten), beeinflussen den Herzrhythmus und können auch selbst Störungen auslösen.

Viele Rhythmusstörungen erhöhen die Gefahr für Blutgerinnsel. Um sie zu senken, setzen Ärzte oft Gerinnungshemmer ein (z. B. Phenprocoumon).

Herzglykoside (z. B. Digoxin, Digitoxin) finden hauptsächlich bei Vorhofflimmern und -flattern Verwendung, bei Bradykardien dagegen vereinzelt Parasympatholytika (z. B. Ipratropiumbromid) und Sympathomimetika (z. B. Adrenalin).

Eine Wiederherstellung des normalen Herzrhythmus (Kardioversion) kann medikamentös oder elektronisch (Defibrillator) erfolgen. Implantierbare Herzschrittmacher und Defibrillatoren verringern die Gefahren für Herzstillstand und Kammerflimmern.

Herzklappenfehler

Herzklappenfehler sind Funktionsstörungen an den Herzklappen. Sie treten an Klappen der linken Herzhälfte (Aorten- und Mitralklappe) häufiger auf als in der rechten Herzhälfte (Pulmonal- und Trikuspidalklappe). Die Fehler führen entweder zu einer Verengung (Stenose) an der Klappe, sodass sich das Blut vor ihr staut. Ebenso können Klappen undicht werden (Insuffizienz), wodurch Blut in die falsche Richtung fließt – entgegen der vorgesehenen, normalen Strömungsroute. Undichtigkeit und Verengung können auch zusammen erscheinen. Die häufigsten Herzklappenfehler sind Aortenstenosen und Mitralklappeninsuffizienzen.

Ursachen und Symptome

Die meisten Herzklappenfehler sind erworben. Bei vielen Aortenklappenstenosen sind die Klappen mit dem Alter verkalkt. Dieser Vorgang ähnelt der Arteriosklerose. Weitere Ursachen können Herzinfarkte, Entzündungen der Herzinnenhaut (Endokarditis, z. B. durch rheumatisches Fieber) und bakterielle oder virale Infektionen von Herzmuskel (Myokarditis) und -klappe sein. Durch sie kann Herzgewebe

BILD Ultraschalluntersuchungen sind für die Diagnostik von Herzklappenfehlern sinnvoll.

erschlaffen, sodass Klappen undicht werden. Herzklappen können auch direkt zerstört werden, schrumpfen oder verkalken, wodurch manchmal Undichtigkeiten oder Verengungen zustande kommen. Angeborene Herzklappenfehler müssen Ärzte vereinzelt schon im Säuglingsalter beheben, was sonst bevorzugt im Kindes- oder Erwachsenenalter geschieht. Herzklappenfehler können stabil und harmlos bleiben oder das Herz langsam über lange Zeit schädigen. Selten entstehen die Schäden schnell. Wegen der Klappenfehler muss das Herz meistens stärker arbeiten, wodurch sich Herzgewebe verändern kann. Dann bildet sich häufig eine ein- oder beidseitige Herzinsuffizienz aus. Sie endet im schlimmsten Fall mit Herzversagen. Wenn Herzklappenfehler nicht durch Untersuchungen entdeckt werden, machen sie sich mehrheitlich wie eine Herzinsuffizienz bemerkbar (Seite 185). Herzrhythmusstörungen sind ebenfalls oft Folge von Herzklappenfehlern.

Diagnose und Therapie

Manche Herzklappenfehler verraten sich schon beim Abhören des Herzens durch typische Störgeräusche. Üblich sind weiter Ultraschalluntersuchungen – seltener Magnetresonanztomografien – des Herzens, um Ausmaße von Klappenfehlern und ihre Auswirkungen auf die Herzfunktion festzustellen. Herzrhythmusstörungen deckt ein EKG auf. Herzkatheteruntersuchungen kommen in Betracht, um Eingriffe zu planen. Medikamente können bei Klappenfehlern die Leistung des Herzens verbessern und das Risiko bedrohlicher Herzrhythmusstörungen senken. Beheben lassen sich Herzklappenfehler nur durch Eingriffe am offenen Herzen oder mit Schlüssellochtechniken (minimalinvasiv). In vier von fünf Fällen stellen Ärzte die Herzklappen der Patienten und ihre Funktion wieder her.

Bei den übrigen Patienten ersetzen sie defekte Klappen durch mechanische – aus Kunststoff oder Metall – oder biologische, die aus tierischem oder menschlichem Gewebe aufgebaut sind. Nach Implantation einer mechanischen Ersatzklappe müssen die Patienten lebenslang gerinnungshemmende Mittel einnehmen, bei biologischen Ersatzklappen nur zeitweise. Dafür halten diese mit 10 bis 15 Jahren nicht so lang wie Kunststoff- oder Metallklappen.

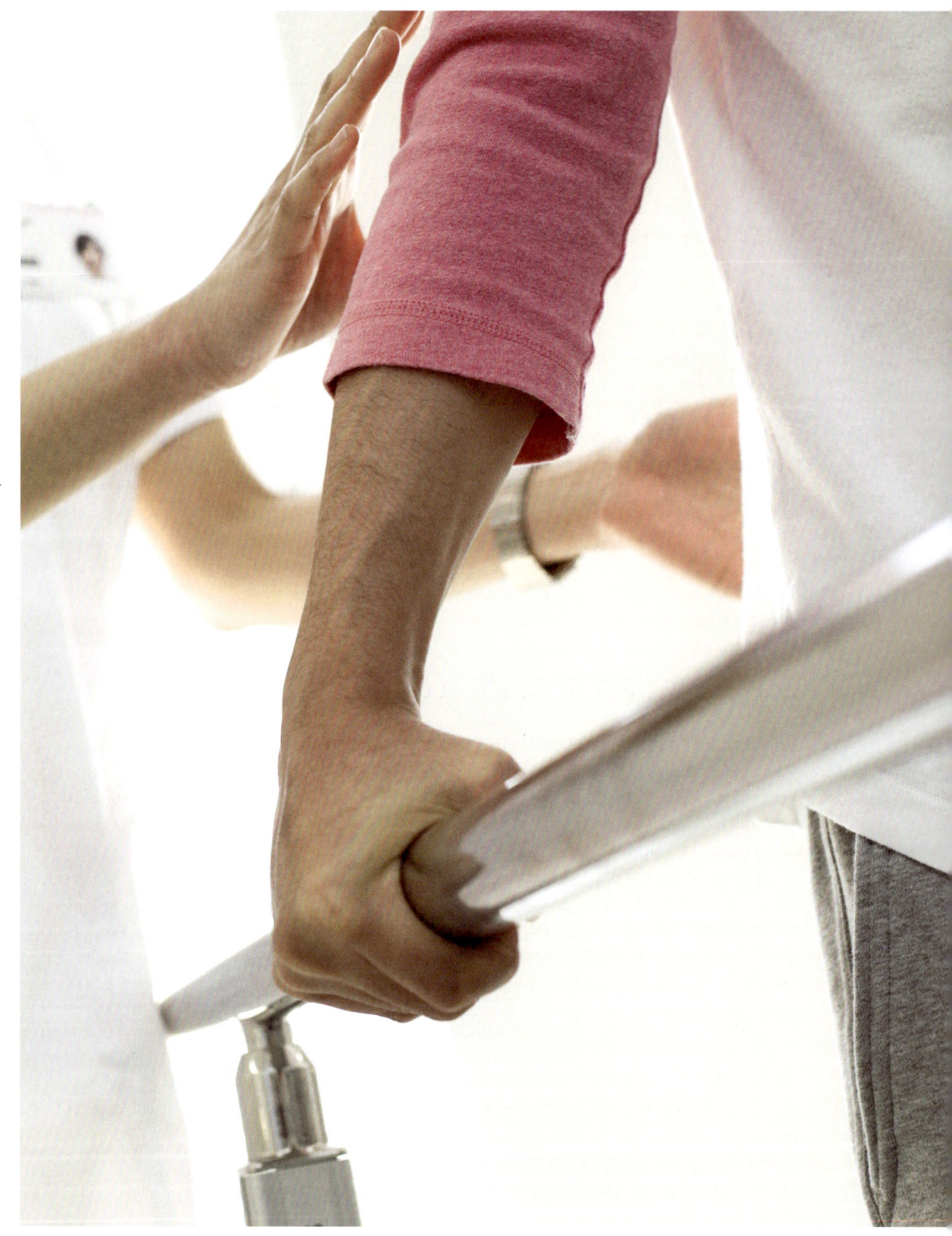

REHA – ZURÜCK INS EIGENE LEBEN

Bei vielen Herz-Kreislauf-Erkrankungen ist eine „Behandlung" nach der Behandlung nützlich, eine Rehabilitation. Dabei verbessern viele Patienten ihren Gesundheitszustand noch weiter. Fachkräfte helfen den Patienten tatkräftig dabei, sich wieder in ihr soziales und berufliches Umfeld einzugliedern. Durch schwere Einschränkungen können einige Patienten auch pflegebedürftig werden.

WIEDER SELBSTSTÄNDIG WERDEN

Eine medizinische Rehabilitation (Reha) dient dazu, den körperlichen und psychischen Zustand von Patienten zu verbessern und ihre Möglichkeiten zur Teilnahme am gesellschaftlichen Leben.

Selbstständigkeit, Leistungsfähigkeit und Lebensqualität sollen dadurch wiederhergestellt werden, so weit es eben geht. Bei einem Schlaganfall setzt die Reha direkt nach Einlieferung ins Krankenhaus ein (S. 167).

Nach Herzoperationen und Herzinfarkten schließt sich an die Akutbehandlung direkt eine kardiologische Reha an, um die es hier hauptsächlich geht. Anschlussheilbehandlungen sollen den Übergang in den Alltag zu erleichtern und Patienten erlauben, so weit wie möglich zur Normalität zurückzukehren.

Inhalte der Rehabilitation

Die Reha beginnt mit Untersuchungen (EKG, Laborwerte, Echokardiographie u. a.) und einem Aufnahmegespräch. Darin legen Sie und ein Arzt Ihr Therapieziel fest, etwa Verbesserungen der Herzfunktion oder Leistungsfähigkeit. Am Ende folgen erneut Untersuchungen und ein Abschlussgespräch: Was hat die Reha gebracht? Was fanden Sie gut und was schlecht? Wie geht es nun weiter? Dazu schreibt der Reha-Arzt einen Bericht und schickt ihn zusammen mit Ihren Untersuchungsergebnissen an den Hausarzt. Vorher kümmert sich ein Team um Ihren Körper, die Psyche, das gesellschaftliche Umfeld und Gesundheitswissen. Bei Herzpatienten besteht das Reha-Team häufig aus diesen Fachkräften:

- (Fach-)Ärzte
- Psychologen, Psychotherapeuten
- Physiotherapeuten, Ergotherapeuten, Masseure, medizinische Bademeister
- Sportlehrer und -therapeuten
- Sozialarbeiter, Sozialpädagogen, Arbeitspädagogen
- Ernährungsberater, Diätassistenten
- Pflegepersonal

Je nach Einschränkung, Geschlecht und Lebenssituation der Patienten können Zusammensetzung des Reha-Teams und Ziele der Reha variieren.

Körper: Behutsame Leistungssteigerung

Behandlungen, Übungen und eigenes Handeln sollen den körperlichen Zustand Stück für Stück weiter verbessern.

In der Bewegungstherapie führen Therapeuten ihre Patienten behutsam an Ausdauersport heran. Die Übungen finden unter Überwachung der Kreislauffunktion statt. Ihre Intensität ist genau auf Geschlecht, Alter und den individuellen Trainings- wie auch Allgemeinzustand abgestimmt. Die Belastung nimmt stufenweise zu.

Sie sollten nach Ihrer Reha unbedingt weiter regelmäßig Sport treiben. Erkundigen Sie sich am besten schon in der Reha-Einrichtung nach Herzgruppen an ihrem Wohnort. Ziele der körperlichen Reha sind:

- Verringern der Beschwerden
- Normalisieren der Körperfunktionen
- Steigern der Lebensqualität
- Stärken der Leistungsfähigkeit.

Psyche: Ängste überwinden

In Einzel- oder Gruppengesprächen helfen Psychologen, Schocks wie die Diagnose „Herzinfarkt" und andere seelische Belastungen zu verdauen. Alle Patienten müssen damit fertigwerden, dass sie nun chronisch krank sind und jederzeit eine lebensbedrohliche Situation eintreten kann. Oft plagen sie Fragen wie „Warum gerade ich?", „Was lief in meinem Leben falsch?", „Was lässt sich besser machen?". Wichtig ist, abzuklären, was bisher Krisen oder Stress ausgelöst hat und wie sich solche Situationen vermeiden oder besser verarbeiten lassen. Die Gespräche sollen erreichen, dass die Patienten ihre Ängste überwinden, sich Depressionen und andere psychische Probleme verbessern. Außerdem helfen ihnen die Einzel- oder Gruppensitzungen, die Diagnose anzunehmen und psychisch zu bewältigen.

Alltag: Zurück in Gesellschaft und Beruf

Das soziale und berufliche Leben der Patienten soll sich normalisieren. Für die Wiedereingliederung in den Beruf existieren teils spezielle Programme (Seite 195). Sozialarbeiter schneiden in Gesprächen viele Punkte (z. B. rechtliche Fragen, Ansprüche auf Leistungen, Versicherungsstatus, Möglichkeiten zur häuslichen Pflege und Selbstversorgung, Kontaktherstellung zu anderen Institutionen, Beratungsstellen und Gruppen) an, die später im Alltag wichtig sind. Daneben leistet das Reha-Team auch praktische Hilfe für folgende Ziele:

- Erlernen des Umgangs mit der Erkrankung
- normale Teilnahme am gesellschaftlichen Leben
- möglichst weitgehende Rückkehr zur Selbstständigkeit
- Unterstützung bei der Wiedereingliederung ins Berufsleben.

Vorbeugen: Wissen fördert vernünftiges Handeln
Schulungen vermitteln Wissen zu Erkrankungen und stellen Zusammenhänge mit dem Lebensstil heraus. Im Mittelpunkt stehen meist Anleitungen für ein gesünderes Leben (z. B. ausgewogene Ernährung, ausreichend Bewegung, gesundes Gewicht).

Sie sollen die Gefahren für erneute akute Leiden, lebensbedrohliche HKL-Ereignisse, frühzeitige Pflegebedürftigkeit und vorzeitige Verrentung senken. Lebenskraft, -freude und -qualität sollen möglichst lang erhalten bleiben durch

- sinnvolles, „gesundes" Umstellen der Lebensgewohnheiten
- verbessern der Compliance (= Therapietreue, z. B. regelmäßige Einnahme nötiger Medikamente, Teilnahme an regelmäßigen Kontrolluntersuchungen).

ANSPRÜCHE, ANTRÄGE, ÄRZTE UND ANDERES

Anspruch auf eine Reha besteht unter anderem grundsätzlich nach Schlaganfall, akutem Koronarsyndrom, bei KHK mit deutlichen Symptomen, erhöhtem Risiko oder schlechter Besserung, nach Operationen am Herz zur Wiederherstellung der Durchblutung, nach Herzklappen-Operationen, Herztransplantationen, entzündlichen Herzerkrankungen, Erkrankungen der Hauptschlagader, Operationen peripherer Arterien und bei PAVK, die starke Beschwerden bereitet. Die Patienten müssen rehafähig und -willig sein. Ein konkreter Erfolg (Verbesserung oder mindestens Stabilisierung des Zustands) muss zu erwarten sein. Er darf nicht allein durch ambulante Arztbehandlungen und ambulante Maßnahmen erreichbar sein, wenn eine stationäre Reha angestrebt wird.

Wer stellt den Antrag?
Reha-Anträge werden beim zuständigen Leistungsträger (z. B. Rentenversicherung, Krankenkasse, Bundesagentur für Arbeit) eingereicht, üblicherweise schon während der Akutbehandlung. In Normalfall holen Krankenhaussozialdienste das Einverständnis der Patienten ein, stellen mit ihnen zusammen Anträge, schlagen geeignete Einrichtungen vor und organisieren die Einleitung der Reha. Anderenfalls müssen Sie selbst aktiv werden: Erkundigen Sie sich frühzeitig nach den Möglichkeiten, damit die Reha zeitnah anfangen

kann. Die meisten Kostenträger prüfen Anträge vor der Verlegung der Patienten. Die Reha ist eine ihrer Pflichtleistungen. Sollte ein Träger Ihren Antrag ablehnen, können Sie den Bescheid Ihrem behandelnden Arzt vorlegen. Er kann zu strittigen Punkten Stellung nehmen und ein ergänzendes Attest ausstellen. Die Gutachten können Sie zusammen mit Ihrem Widerspruch dem Kostenträger vorlegen. Auch persönliche Gespräche mit Sachbearbeitern haben schon ein Umdenken bewirkt. Sie müssen ebenfalls handeln, wenn Ihr Leistungsträger Sie in einer an-

deren Einrichtung als der gewünschten unterbringen will. Hier unterstützen Sie die Sozialarbeiter und Ärzte aus dem Krankenhaus ebenfalls oft. Nach einer Bewilligung müssen Sie vier Jahre mit dem nächsten Antrag warten, es sei denn, für eine frühere Reha liegen wesentliche medizinische Gründe vor.

Wann beginnt die Reha und wie lange dauert sie?

Bei einem von drei kardiologischen Patienten schließt sich die Reha direkt an die Behandlung im Krankenhaus an. Durch-

INFO **BESONDERE PROGRAMME**

Patienten, die eine stationäre oder ganztägige ambulante Reha über den Deutschen Rentenversicherung Bund gemacht haben, können an den Sonderprogrammen IRENA oder KARENA teilnehmen.

Die **Intensivierte Rehabilitationsnachsorge** (IRENA) führt erfolgreiche Übungen und Programme aus der Reha fort. Sie dauert sechs bis 12 Monate und umfasst für Herz-Kreislauf-Patienten maximal 24 berufsbegleitende Gruppentermine. Mit IRENA ist es weiter möglich, stufenweise ins Berufsleben zurückzukehren – beispielsweise anfangs nur an einigen Wochentagen zu arbeiten. Damit IRENA zeitnah beginnt, sollten sich Interessierte bereits in der

Reha-Klinik informieren. Dort erhalten sie Rat zu geeigneten, wohnortnahen Einrichtungen, zur Dauer und zum Umfang von IRENA.

Speziell für Patienten nach Herz- und Gefäßkrankheiten gibt es das **Kardiovaskuläre Reha-Nachsorgeprogramm** (KARENA). In vier halbtägigen Terminen wird hauptsächlich Wissen aufgefrischt und die Motivation gefördert. Ärzte besprechen mit den Teilnehmern aber auch Laborwerte und die Medikation. Eine Teilnahme an KARENA wird von der Deutschen Rentenversicherung und ein paar Gesetzlichen Krankenkassen finanziert. Weitere Informationen: www.deutsche-rentenversicherung-bund.de

schnittlich vergehen zwischen Entlassung und Aufnahme in die Reha-Klinik allerdings rund sieben Tage. Je nach Fähigkeiten und Einschränkungen kann eine Woche Reha ausreichen, ebenso können aber drei Wochen ungenügend sein. Kardiologische Patienten liegen immer kürzer im Krankenhaus. Der Reha, die bei den meisten drei Wochen dauert, fällt hier zunehmend mehr Bedeutung zu. Dennoch geht der Trend hin zu kürzeren Zeiten, was einige Fachleute beklagen: Dadurch gehe viel „Genesungspotenzial" verloren. Wenn das Reha-Ziel innerhalb des bewilligten Zeitraums nicht erreicht wird, können Sie zusammen mit Ihrem Arzt einen Verlängerungsantrag stellen. Dafür sind wesentliche medizinische Gründe nötig.

Berufliche und soziale Wiedereingliederung

Viele Patienten wollen nach Eingriffen am Herz oder Herzinfarkten wieder ins Berufsleben einsteigen – möglichst rasch und möglichst vollständig. Häufig sind sie nach der Reha auch wieder voll belastbar. Manchmal ist die Leistungsfähigkeit aber noch eingeschränkt. Dann können die Fachkräfte der Klinik oft wertvolle Hilfe leisten:

- Sie prüfen, ob sich die bisherige Arbeit weiterhin eignet. Ist sie nun zu belastend, können sie im Betrieb nach Alternativen schauen und Patienten bei der Absprache mit Vorgesetzten und dem Betriebsrat unterstützen. Betroffene sollten sich nicht abwimmeln lassen, sondern ständig nach-

bohren. Eine andere Option kann sein, die Arbeitszeit zu verkürzen, sofern das auch finanziell tragbar ist.

- Sie können beurteilen, ob eine Umschulung vorteilhaft und sinnvoll ist.
- Sie können auf Programme zur Berufseingliederung hinweisen und Möglichkeiten zur Teilnahme an Rehabilitationssportgruppen ausloten.
- Sie helfen bei Formalitäten, Anträgen und Ansprüchen, etwa damit Patienten während ihrer Reha alle Bezüge erhalten, die ihnen zustehen, oder dass Nachteile ausgeglichen, ein Behindertenausweis ausgestellt und ein behindertengerechter Arbeitsplatz eingerichtet werden, sofern nötig.
- Sie beraten, wie sich der Lebensunterhalt absichern lässt und welche Ansprüche der aktuelle Versicherungsstand beinhaltet.

Soziale Wiedereingliederung

HKL-Patienten dürfen nicht aus Sorge um ihre Gesundheit auf ein befriedigendes Sozialleben verzichten. Deshalb unterstützen Sozialarbeiter Sie dabei, wieder Selbstständigkeit zu erlangen: Sie beraten mit Ihnen, was nötig ist, damit Sie sich zuhause selbst versorgen können, so gut es geht. Sie sprechen mit Angehörigen, wecken Verständnis für Ihre Situation und schauen, wie viel Unterstützung von dieser Seite möglich ist. Erfahrene Sozialarbeiter wissen, welche Möglichkeiten zur häuslichen Pflege und der Finanzierung bestehen. Sie können Tipps geben, in

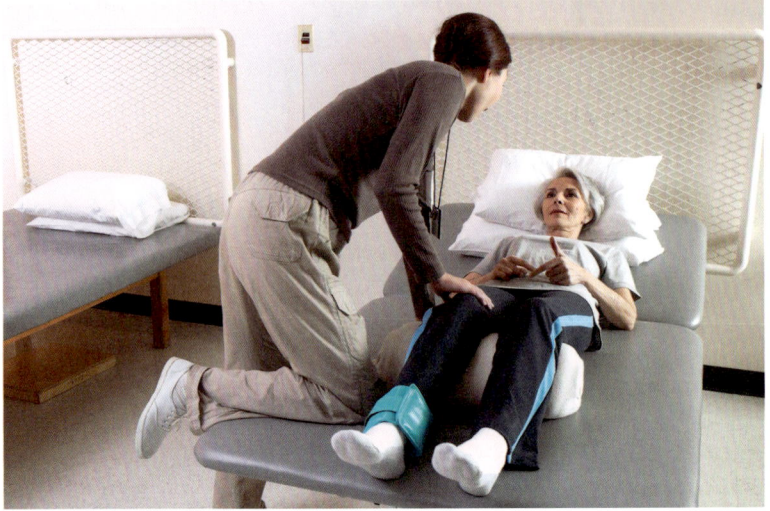

Rechtsfragen beraten und Kontakte zu Gesundheitsstellen und Herzgruppen einleiten.

Ambulant und stationär mit Vor- und Nachteilen

Kardiologische Patienten machen viel seltener eine ambulante Reha als eine stationäre: Die meisten kommen vom Krankenhaus in eine Rehaklinik, wo sie übernachten und tagsüber an Maßnahmen teilnehmen. Dagegen wohnen ambulante Patienten zuhause. Sie gehen nur am Tag für Übungen, Behandlungen und Schulungen in die Klinik. Manche Rehakliniken bieten stationäre und ambulante Maßnahmen an, andere nur stationäre. Beide können sich auch ergänzen: Die Reha startet stationär in der Klinik und setzt sich nach einiger Zeit ambulant fort. Beide Formen haben Vor- und Nachteile. Laut Untersuchungen unterscheidet sich ihr Erfolg nicht wesentlich.

Die stationäre Reha machen Sie in einem Klinikum, wo Sie sich voll auf Ihre Gesundung und sich selbst konzentrieren können. Von außen dringt wenig zu Ihnen durch und lenkt Sie ab. Besonders Frauen und Selbstständige beenden eine Reha oft vorzeitig, weil sie ihre Anwesenheit im Haushalt oder der Firma für unverzichtbar halten oder das Gefühl haben, sonst andere „im Stich zu lassen". Teils verfügen Rehakliniken über eine größere Vielfalt an Therapiemöglichkeiten (z. B. eigene Schwimmbäder). Wenn Ihre Beweglichkeit eingeschränkt ist, Sie noch andere Erkrankungen haben (z. B. Rheuma, Arthrose, Diabetes) sind die Bedingungen in einer Klinik normalerweise besser.

Die ambulante Reha machen Sie in einer wohnortnahen Einrichtung, zu der Sie morgens fahren und von der Sie nachmittags nachhause zurückkommen. Sie werden in einer Tagesklinik oder von einem niedergelassenen Kardiologen betreut. Die Maßnahmen finden vorwiegend in Gruppen von ähnlich Betroffenen statt. In ländlichen, dünn besiedelten Gebieten sind entsprechende Einrichtungen für eine ambulante Reha seltener. Ambulante Maßnahmen beziehen die Hausärzte schon während der Reha mit ein. Sie, niedergelassene Kardiologen oder örtliche Krankenhäuser sind auch im Notfall zuständig. Weil Sie zuhause wohnen, gelingt es meist leichter, Empfehlungen aus der Reha in den häuslichen Alltag einzubauen.

BILD Stufenweise wird die Belastung
bei körperlichem Training erhöht.

Dort müssen Sie sich oft selbst helfen, was Ihre Selbstständigkeit erhöht und Ihre Angehörigen stärker in die Reha mit einbindet.

Für die beste Wahl spielen somit persönliche Gesundheit und Wohnort entscheidende Rollen. Eine ambulante Reha kommt für Sie infrage, wenn

- Sie gerne zuhause sein wollen
- Sie wieder verhältnismäßig gut belastbar sind, also keinen größeren Eingriff oder Infarkt hinter sich haben, die mit starken Einschränkungen einhergehen
- Sie mobil genug dafür sind
- eine geeignete Reha-Einrichtung in gut erreichbarer Entfernung vorhanden ist
- das Therapieziel voraussichtlich mit ambulanten Maßnahmen erreichbar ist.

Unabhängige Qualitätsprüfungen sind Pflicht

Seit der Gesundheitsreform müssen alle stationären Reha-Einrichtungen regelmäßig eine unabhängige Qualitätsprüfung machen lassen. Wenn sie solche Prüfungen verweigern oder die Kriterien nicht erfüllen, erstatten ihnen die Krankenkassen keine Behandlungskosten mehr. Auch ambulante Rehabilitationseinrichtungen müssen an unabhängigen Qualitätssicherungsprogrammen der Kostenträger teilnehmen. Prinzipiell gelten für sie die gleichen Kriterien. Die Deutsche Gesellschaft für Prävention und Rehabilitation von Herz-Kreislauferkrankungen e. V. (DGPR) hat eigene Qualitätskriterien aufgestellt, nach denen sich Einrichtungen zertifizieren lassen können. Ein Verzeichnis der Kliniken, die diese Ansprüche erfüllen, steht auf der DGPR-Website (www.dgpr.de).

WEITERMACHEN NACH DER REHA!

Im Anschluss an die Reha an strukturierten, auch berufsbegleitenden Nachsorgeprogrammen und/oder Treffen ambulanter Herzgruppe teilzunehmen, empfehlen Fachleute besonders Patienten

- nach akutem Koronarsyndrom (STEMI, NSTEMI)
- nach Eingriffen am Herzen oder den Herzkranzgefäßen
- mit KHK, erhöhtem Risiko oder mit Schwierigkeiten bei der Therapietreue.

PFLEGE UND PFLEGEMÖGLICHKEITEN

Die Pflege von Schlaganfall-Patienten kann je nach Art und Schwere ihrer Einschränkungen sehr aufwendig und anstrengend sein. Viele Angehörige geben deshalb Aufgaben an Pflegedienste ab oder stellen Pflegehilfen ein. Auch Schlaganfall-Wohngemeinschaften können eine Alternative sein. Hier folgt ein kurzer Überblick zu einigen Pflegemöglichkeiten, ihrer Finanzierung, zu Pflegezusatzversicherungen und zu rechtlichen Ansprüchen.

Selbst Angehörige pflegen oder nicht?

Bevor Sie sich entscheiden, einen Schlaganfall-Patienten selbst zu betreuen, sollten Sie ohne Druck gründlich darüber nachdenken: Ihr Leben kann sich auf Jahre grundlegend verändern. Die Verwirklichung eigener Wünsche und Pläne muss oft warten. Bedenken Sie ein paar grundlegende, praktische Dinge:

- Wer hilft mit? Einzelpersonen sind mit einer Vollzeit-Pflege fast immer überfordert, selbst wenn sie sich ihr komplett widmen können.
- Ist genug Wohnraum vorhanden? Die Patienten brauchen ein eigenes Zimmer.
- Lässt sich die Wohnung geeignet anpassen? Sie sollte behindertengerecht, also möglichst barrierefrei sein, um die Selbstständigkeit der Patienten zu fördern.
- Ist das Finanzielle gesichert? Krisen oder nötige, zusätzliche Pflegehilfen können unerwartete Ausgaben verursachen.

- Besitzt die Pflegeperson neben Kranken- und Renten- auch eine Unfall- und Haftpflichtversicherung?
- Haben Sie selbst Erfahrung in der Pflege? Falls nicht, kommen Sie leicht in Situationen, die Sie nicht bewältigen können, was Patienten möglicherweise sogar schadet.
- Können Sie auf Profis zurückgreifen? Es ist unbedingt nötig, dass Sie das örtliche Netz ambulanter Hilfen kennen und es bei Bedarf schnell mobilisieren können.
- Haben Sie auch für sich genügend Auszeiten, Erholung und Urlaube vorgesehen? Haben Sie dafür verlässliche Stellvertreter zur Hand?

❗ PFLEGEGELD BEANTRAGEN

Beantragen Sie Pflegegeld für die Betreuung durch Angehörige. Anträge hat Ihre Krankenkasse.

Pflege durch Dritte: Die Hilfe aus Osteuropa

Seit 2011 ist es leichter und einfacher, Pflegekräfte aus osteuropäischen EU-Staaten außer Rumänien und Bulgarien zu beschäftigen. Auch ihnen müssen Sie eine ausreichende, eigene Unterkunft und Verpflegung zur Verfügung stellen können. An Hilfskräfte kommt man über professionelle Vermittler. Sie sollten auf jeden Fall folgende Punkte klären:

- Prüfen Sie Deutschkenntnisse möglichst selbst in einem Gespräch.

- Pflegeerfahrung sollte vorhanden sein (Fachausbildungen sind selten).
- Vermittler sollten Alternativen, also mehrere Hilfen, anbieten können.
- Wie lange kann die Pflegerin bei Ihnen arbeiten? Das Maximum sind 12 Monate.
- Bei Krankheit oder Heimfahrten der Pflegekräfte sollten Vermittler Ersatz organisieren können.
- Hilfskräfte müssen eine Bescheinigung A1 eines ausländischen Sozialversicherungsträgers vorweisen können. Sonst arbeiten sie wohl schwarz.

HAUSHALTSHILFEN DÜRFEN NICHT PFLEGEN

Die Bundesagentur für Arbeit vermittelt Hauhaltshilfen aus Osteuropa. Die Haushaltshilfe darf allerdings nicht pflegen. Nähere Informationen enthält das Merkblatt „Vermittlung von Haushaltshilfen in Haushalte mit Pflegebedürftigen" (www. arbeitsagentur.de, Rubrik „Bürgerinnen & Bürger", Stichwort „Haushaltshilfen").

Betreutes Wohnen

Zwischen der eigenen Wohnung und dem Pflegeheim liegt das betreute Wohnen. Es verbindet selbstständige Lebensführung mit professioneller Hilfe. Entsprechend eignet es sich gerade für Patienten, die mit etwas Unterstützung gut allein klarkommen. Auch wenn sich die Gesundheit so verschlechtert, dass angemessene Pflege zu Hause schwierig wird, hat Betreuung in Wohngemeinschaften oder Pflegeheimen Vorteile.

VERSCHIEDENE PFLEGE-FORMEN KOMBINIEREN

Vereinen Sie mehrere Pflegeformen zur 24-Stunden-Betreuung: Pflegerinnen aus Osteuropa, ambulante Pflegedienste, Haushaltshilfen und Angehörige können sich viele Arbeiten teilen.

Wer berät zur Pflege?

Seit Januar 2009 sind gesetzliche und private Pflegekassen dazu verpflichtet, individuell zur Pflege und entsprechenden Hilfs- und Unterstützungsangeboten zu beraten. Dazu gibt es Pflegestützpunkte, deren Adressen Sie von Ihrer Pflegekasse erhalten. Die Berater geben auch am Telefon Auskunft oder besuchen Sie zuhause. Wenn Ihre Situation komplex ist, sind Gespräche von Angesicht zu Angesicht am sinnvollsten. Packen Sie dafür alle Unterlagen zur Pflege zusammen, auch eigene Aufzeichnungen. Notieren Sie alle Fragen, die Ihnen am Herzen liegen. Sie können zu dem Gespräch eine Person Ihres Vertrauens hinzuziehen und sich mit ihr beraten. Wenn etwas unverständlich ist oder unbeantwortet bloibt, hakon Sie nach! Die Berater sollten Ihre Situation erfassen können und Ihnen alle Einzelheiten genau erklären: Wie und wo helfen die Berater? Was müssen Sie selbst tun? Welche anderen Helfer und Einrichtungen sollten mitmachen? Die Berater sind zur Neutralität verpflichtet. Sie dürfen keine speziellen Dienste empfehlen, können Ihnen aber Listen aller Anbieter in der Nähe geben und auch ein paar Tipps. Sachsen und

BILD Pflege kann auch die Pflegenden belasten, sorgen Sie für ausreichend Unterstützung.

Sachsen-Anhalt haben statt Pflegestützpunkten eine „vernetzte Pflegeberatung" (www.pflegenetz.sachsen.de und www.pflegeberatung-sachsen-anhalt.de).

Viele weitere Beratungshilfen

Oft helfen auch Verbraucherzentralen, wenn Rat zu Ansprüchen an Pflegekassen gefragt ist. Selbsthilfegruppen (www.nakos.de), Seniorentelefone von Gemeinden, kirchliche Hilfsorganisationen, Wohlfahrtsverbände und Bürgerberatungen können Sie ebenfalls unterstützen. Ausführliche Informationen zum Thema Pflege enthält der Stiftung-Warentest-Ratgeber „Pflege zu Hause". Das Finanztest Spezialheft „Eltern versorgen" (2011) behandelt ebenfalls viele wichtige Punkte aus diesem Bereich.

Ansprüche, Kostenbeteiligung und Versicherungen

Wenn Sie Angehörige pflegen und angestellt beschäftigt sind, können Sie ihre Arbeitszeit wegen „Familienpflegezeit" für maximal zwei Jahre auf bis zu 15 Stunden pro Woche reduzieren. In dieser Zeitspanne erhalten Sie mehr Gehalt, als den Arbeitsstunden entspricht. Dafür bekommen Sie weniger Gehalt, wenn Sie später zur Vollzeit zurückkehren – so lange, bis Ihr Konto wieder ausgeglichen ist. Die Familienpflegezeit müssen Sie mit dem Arbeitgeber individuell schriftlich vereinbaren, denn es besteht kein Rechtsanspruch darauf. Bei den Verhandlungen kann der Betriebsrat helfen. Wenn Ihre Firmenleitung die Familienpflegezeit ablehnt, haben Sie Anspruch auf eine „Pflegezeit" ohne Lohnfortzahlung. Während der Pflege- und Nachpflegephase besteht Kündigungsschutz.

Tritt ein Pflegebedarf kurzfristig ein, können sich Angestellte je nach Betriebsgröße für zehn Tage bis sechs Monate von der Arbeit freistellen lassen oder in Teilzeit arbeiten, um alles Nötige in die Wege zu leiten.

 ### AUCH PFLEGENDE SOLLTEN GUT VERSICHERT SEIN

Die Pflege kann Pflegende stark belasten und bringt Risiken für sie mit. Gegen diese sollten Pflegende gut geschützt sein und über eine private Berufsunfähigkeits- oder Unfallversicherung nachdenken. Eine private Haftpflichtversicherung ist auf jeden Fall ratsam.

Wer zahlt oder beteiligt sich an Pflegekosten?

Wenn Pflegebedürftige zu Hause oder im Heim auf Hilfe angewiesen sind und ihre Pflegeversicherung nicht alle Kosten übernimmt, können diese teils von der Steuer abgesetzt werden. Steuererleichterungen gibt es auch für Angehörige, die Patienten pflegen. Begünstigt sind alle üblichen Hausarbeiten, das Betreuen und Pflegen von Senioren. Lohnsteuerhilfevereine und ähnliche Interessengruppen helfen häufig, steuerliche Ansprüche geltend zu machen. Diese zu prüfen, kann sich finanziell lohnen. Häusliche Krankenpflege ist eine Regelleistung der gesetzlichen Kranken-

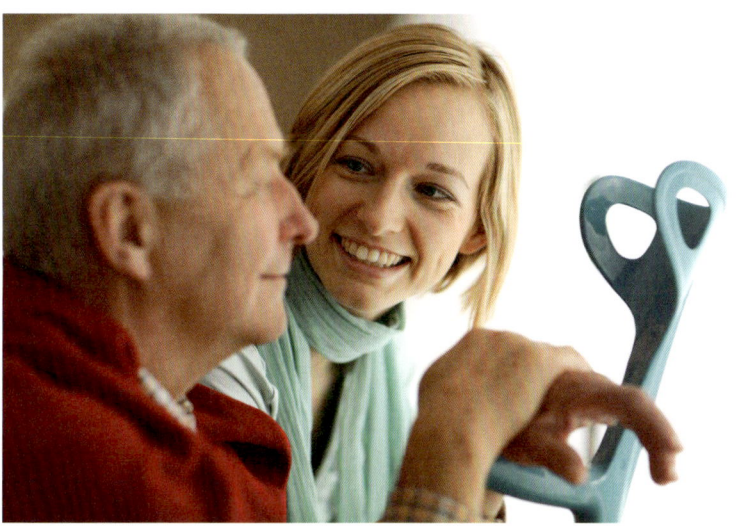

kassen. Sie erstatten etwa Kosten für Pflegedienst-Hausbesuche, umfangreichere Leistungen aber nur dann, wenn Patienten dadurch früher das Krankenhaus verlassen können.

Was bringen Pflegezusatzversicherungen?

Die gesetzliche Pflegeversicherung deckt nur einen kleinen Teil der anfallenden Pflegekosten ab. Den Rest müssen Sie selbst bezahlen. Dafür reichen Rente und persönliches Vermögen oft nicht aus. Sich dagegen privat abzusichern, ist sinnvoll. Doch die Entscheidung kann schwerfallen: Zusatzversicherungen können sehr teuer sein – besonders für kranke und ältere Menschen.

■ Die **Pflegekostenversicherung** erscheint auf den ersten Blick als preisgünstigste Variante. Doch die Beitragshöhe hängt davon ab, in welcher Höhe zusätzliche Leistungen für die Pflegestufen vereinbart werden – und auch vom Alter. Entsprechend deckt die Kostenversicherung nur einen Teil oder alle Kosten ab, die übrig bleiben, nachdem die gesetzliche Pflegeversicherung ihren Anteil gezahlt hat.

Zudem müssen die Versicherten Kostennachweise, also Rechnungen, sammeln und vorlegen. Das hat Nachteile, etwa wenn Laien bei der Pflege mithelfen.

■ Eine **Pflegetagegeldversicherung** kommt infrage, wenn Sie ein sicheres Einkommen haben und Ihre Beiträge dauerhaft zahlen können. Versicherte erhalten bei Pflegebedürftigkeit von der Tagegeldversicherung einen monatlichen Geldbetrag, der frei vereinbart werden kann. Die Beitragshöhe steigt mit dem Alter. Ältere werden zudem häufig wegen Vorerkrankungen abgelehnt. Pflegetagegeldversicherungen sind in der Regel günstiger als Pflegerenten, aber dafür weniger flexibel.

■ Bei einer **Pflegerente** legen Sie die Höhe der abgedeckten Leistungen für die verschiedenen Pflegestufen ebenfalls selbst fest. Danach richten sich Ihre Beiträge. Eine Pflegerente ist nur sinnvoll, wenn Sie die Leistungen in allen Pflegestufen hoch genug festlegen und sich die entsprechenden Beiträge leisten können. Die Pflegerente ist die teuerste Pflegezusatzversicherung, ohne erheblich bessere Leistungen zu bieten.

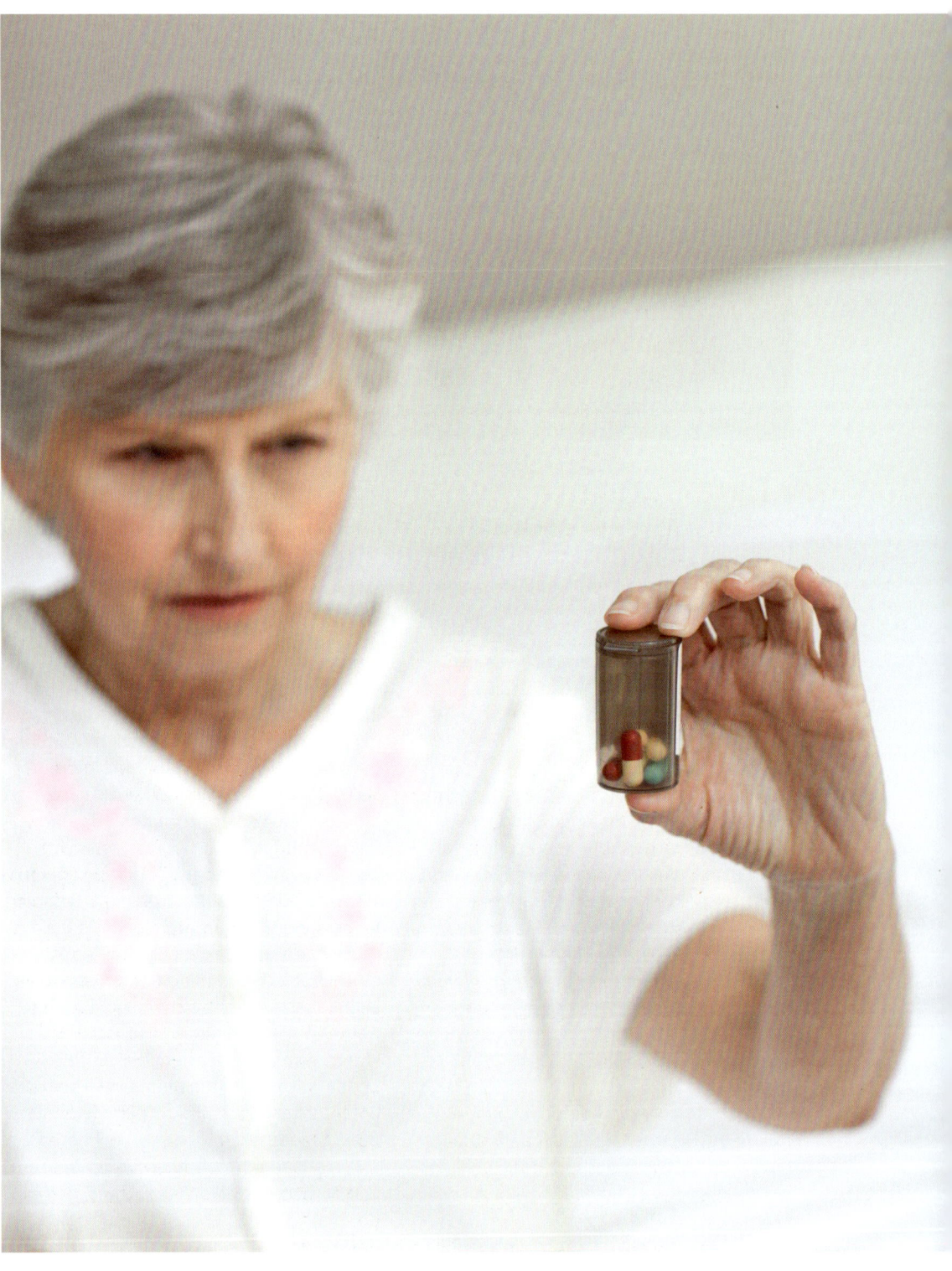

MEDIKAMENTE
IM ÜBERBLICK

Medikamente können koronare Herzkrankheit lindern, ihr Fortschreiten abbremsen und gefährlichen Folgen vorbeugen. Nach Herzinfarkten und Schlaganfällen verringern Medikamente die Gefahr, dass sich solche bedrohlichen Ereignisse wiederholen. In diesem Kapitel finden Sie die Wirkstoffe, die bei Herz-Kreislauf-Erkrankungen (HKL-Erkrankungen) am häufigsten zum Einsatz kommen, mit ihren wichtigsten Eigenschaften und Hinweisen zur Anwendung.

LIPIDSENKER

Medikamente können die Blutwerte von Fetten senken, speziell die von Cholesterin und LDL-Cholesterin. Dadurch nimmt die Gefahr ab, infolge einer HKL-Erkrankung zu sterben, etwa aufgrund von Herzinfarkt oder Schlaganfall. Der Effekt zeigt sich am deutlichsten, wenn bereits HKL-Erkrankungen vorliegen oder Patienten schon einen Herzinfarkt oder Schlaganfall überstanden haben (Sekundärprophylaxe). Hier kann der Einsatz von Lipidsenkern auch bei niedrigen LDL-Cholesterin-Werten nützlich sein.

In der Vorbeugung gegen erstmalige Infarkte, Schlaganfälle oder die Entstehung von HKL-Erkrankungen (Primärprophylaxe) ist die Schutzwirkung geringer. Hier fallen die Risiken der Medikamente stärker ins Gewicht. Bei Gesunden lehnen daher viele Fachleute eine medikamentöse Cholesterinsenkung als präventive Maßnahme ab.

Sie kritisieren besonders: Viele Menschen würden lieber zu Tabletten greifen, statt sich mehr zu bewegen, vernünftig zu essen oder mit dem Rauchen aufzuhören. So hoffen sie, ganz bequem schädliche Gewohnheiten auszugleichen. Das ist ein Irrtum. Konsequentes Ausschalten aller Risikofaktoren wie Bewegungsmangel, Übergewicht, Fehlernährung, Bluthochdruck und Rauchen kann oft mehr erreichen als Medikamente. Darum sollten auch Menschen mit HKL-Erkankungen, nach Schlaganfällen oder Herzinfarkten ihre medikamentöse Behandlung immer durch nichtmedikamentöse Maßnahmen unterstützen.

Statine

Statine oder CSE-Hemmer (von Cholesterin-Synthese-Enzym) senken Gesamtcholesterin und LDL-Cholesterin am wirksamsten – um durchschnittlich 25 bis 50 Prozent. Gleichzeitig steigt der HDL-Wert um bis zu 10 Prozent. Für mehrere Wirkstoffe existieren zudem Hinweise, dass sie die Zahl erster und besonders wiederholter Herzinfarkte verringern und die Lebenserwartung erhöhen. Bei HKL-Erkrankungen haben Statine noch günstige, entzündungshemmende Effekte. Sie beeinflussen das Gerinnungssystem und entspannen die Muskulatur in den Blutgefäßen. Zur Bluttfettsenkung gelten Statine als „geeignet". Sonst hängt ihr Nutzen davon ab, welches Ziel die Behandlung erreichen soll.

Doppelte Wirkung auf den Cholesterinwert

Statine haben ihren Namen daher, dass alle Mitglieder der Substanzfamilie auf „-statin" enden. In Deutschland sind die Wirkstoffe Atorvastatin, Fluvastatin, Lovastatin, Pitavastatin, Pravastatin, Rosuvastatin und Simvastatin erhältlich.

Wissenschaftlich korrekt heißen Statine HMG-CoA-Reduktase-Hemmer. Sie blockieren das Enzym HMG-CoA-Reduktase, das für die Produktion von Cholesterin wichtig ist. Seine Hemmung bewirkt, dass der Körper weniger Cholesterin herstellt. Der Cholesterinwert sinkt im Blut und in der Leber. Als Reaktion legen die Leberzellen auf ihrer Oberfläche mehr Cholesterin-Bindestellen an. Sie entziehen dem Blutkreislauf mehr Cholesterin. Der Wert sinkt weiter.

Anwendung, Wirkungseintritt und Kontrollen

In der Regel müssen Sie Statine nur einmal täglich einnehmen – bevorzugt abends, weil der Körper besonders nachts Cholesterin herstellt. Hohe Dosen können Sie auf eine abendliche und eine morgendliche Portion verteilen. Die Wirkung tritt nach einer bis vier Wochen ein. Statine werden über lange Zeit eingenommen, oft lebenslang. Vor der Behandlung sollten Ärzte Ihre Augen untersuchen und Ihre Leberwerte messen. Anschließend erfolgen jährliche Augenuntersuchungen und halbjährliche Leberwertkontrollen. Falls die Werte mehr als dreifach über der Norm liegen, sollten Sie die Statine absetzen. Weiter ist während der Therapie die Überwachung eines Muskelenzyms, der Kreatinkinase (Abk. CK), notwendig.

Wechselwirkungen

Statine verstärken die Wirkung der Gerinnungshemmer Phenprocoumon und Warfarin (Seite 209). Anwender müssen ihren INR-Wert häufiger als sonst kontrollieren oder kontrollieren lassen. Grapefruits und Grapefruitsaft können die Blutkonzentration einiger Statine erhöhen, wodurch die Gefahr für Nebenwirkungen steigt. Atorvastatin kann die Wirkung von Digoxin verstärken, das manchmal bei Herzinsuffizienz zum Einsatz kommt. Zu besonders vielen Wechselwirkungen neigt der Wirkstoff Simvastatin.

Nebenwirkungen

Die bedeutendste Nebenwirkung, die zudem häufig ist, sind Muskelschmerzen. Sie führen aber nur selten zu ernsten Problemen. Häufig sind auch Magen-Darm-Beschwerden (z. B. Übelkeit, Verstopfung, Blähungen), Kopfschmerzen, Schlafstörungen und Benommenheit.

Zeitweise können die Haare ausfallen, was sich nach dem Absetzen der Mittel meist wieder legt. Patienten können allergisch auf Statine reagieren. Dann rötet sich die Haut und juckt. Im Extremfall kommt es zu Herzrasen, Atemnot und Schwindel. Dann sollten Sie sofort den Notarzt rufen, ebenso wie wenn Sie Juckreiz am ganzen Körper spüren.

Weiter können Statine das Risiko erhöhen, an Diabetes zu erkranken. Die Wirstoffe können die Aufmerksamkeit und Gedächtnisleistung verringern sowie eventuell das Wachstum von Kollateralen (Seite 62) hemmen.

WANN LIPIDSENKER?

Ihr Arzt sollte mit Ihnen ein persönliches Risikoprofil erstellen. Er kann Ihr Risiko auf speziellen Tabellen anhand von Laborwerten und Risikofaktoren leicht ablesen. Beträgt die Gefahr für Sie, im nächsten Jahr einen Herzinfarkt oder Schlaganfall zu erleiden, mindestens zwei Prozent (oder mindestens 20 Prozent für die nächsten 10 Jahre), ist die Einnahme von Lipidsenkern, speziell von Statinen, sinnvoll.

Muskelschmerzen bis zu möglichen Schäden

Statine rufen häufig unerwünschte Muskelkater-ähnliche Schmerzen hervor. Sie vergehen üblicherweise nach kurzer Zeit. Sehr selten sind sie aber Vorboten dafür, dass Muskelzellen zerfallen (Rhabdomyolyse). Diese Störung kann tödlich verlaufen. Die Gefahr hängt vom Wirkstoff und seiner Dosis ab. Sie kann sich durch zahlreiche Medikamente verstärken z. B. Ciclosporin (nach Transplantationen), bestimmte Antibiotika (Erythromyzin, Clarithromyzin), Amiodaron (bei Herzrhythmusstörungen), einige Blutdruckmittel (Diltiazem, Verapamil) und Fibrate (bei erhöhten Blutfetten, s. unten). Diese Mittel sollten nicht mit Statinen kombiniert werden, oder falls doch, muss der Arzt die Dosis entsprechend anpassen. Kritische Anzeichen eines Muskelschadens sind

- Muskelkrämpfe und/oder Muskelschwäche
- Muskelschmerzen, die länger als zwei Tage anhalten und die nicht auf Sport zurückgehen
- Verfärbung des Urins (Seite 206).

In diesen Fällen sollten Sie unbedingt den Blutwert des Muskelenzyms Kreatinkinase (CK) messen lassen. Diesen Wert sollten Ärzte vor Therapiebeginn feststellen und ständig überwachen, während die Behandlung läuft. Das ist besonders wichtig bei Patienten, die älter als 70 Jahre sind, viel Alkohol trinken, eine eingeschränkte Nierenfunktion oder eine Schilddrüsenunterfunktion haben, eine Lebererkrankung haben oder hatten, wenn erbliche Muskel-

BILD In der Schwangerschaft gilt es ganz besondere Vorsicht bei der Auswahl der Medikamente walten zu lassen.

erkrankungen in der Familie vorhanden sind oder unter Statinen oder Fibraten (unten) schon Muskelschäden auftraten.

 ### VERFÄRBTER URIN – SOFORT ZUM ARZT!

Wenn Statine den Urin verfärben, ist das immer ein bedenkliches Zeichen:

- Rötlich-brauner oder bräunlich-roter Urin kann auf eine schwere, mitunter tödliche Muskelschädigung (Rhabdomyolyse) hinweisen. Gehen Sie sofort zum Arzt, damit er die Blutwerte für Kreatinkinase, Kreatin, Leberenzyme und Myoglobin bestimmt.
- Dunkler Urin, der häufig noch mit Übelkeit, Erbrechen und auffällig hellem Stuhl einhergeht, kann auf eine Leberschädigung hinweisen. Auch in diesem Fall sollten Sie möglichst bald Ihren Arzt aufsuchen.

Ausschlusskriterien

Erwachsene dürfen keine Statine einnehmen

- in der Schwangerschaft
- bei Muskelerkrankungen
- bei Funktionsstörungen der Leber
- bei Alkoholkrankheit.

In der Stillzeit sollten Frauen zur Sicherheit auf Statine verzichten. Frauen im gebärfähigen Alter, die Statine nehmen, sollten sichere Verhütungsmittel benutzen. Den Wirkstoff Simvastatin dürfen Patienten nicht einnehmen, wenn sie unter einer der folgenden Krankheiten leiden und die in Klammer angegebenen Mittel dagegen

verwenden: Pilzerkrankungen (Itraconazol, Ketoconazol), bakterielle Infektionen (Erythromyzin, Clarithromyzin, Telithromyzin), HIV-Infektion (Indinavir, Ritonavir, Saquinavir) oder Depressionen (Nefazodon). Bei starker Nierenschädigung sollten Ärzte den Einsatz von Simvastatin und Lovastatin sehr sorgfältig abwägen.

Ezetimib

Zu einer jungen, neuartigen Gruppe von Lipidsenkern gehört der Wirkstoff Ezetimib. Er kann den LDL-Cholesterin-Spiegel um bis zu 20 Prozent verringern, erhöht den HDL-Wert aber nur gering. Ezetimib wirkt schwächer als Statine. Allein und in Kombination mit dem Statin Simvastatin verändert es die Fettzusammensetzung im Blut, was in vorläufigen Studien sogar Arteriosklerose förderte, statt sie zu bessern. Die Sterblichkeit durch HKL-Ereignisse wie Herzinfarkte und Schlaganfälle nahm nicht ab. Möglicherweise kann Ezetimib die Entstehung von Krebs begünstigen. Derzeit lassen sich weder Nutzen noch Schäden für die Patienten sicher nachweisen. Die Langzeitverträglichkeit muss noch besser untersucht werden. Bis dahin ist der Wirkstoff nur „mit Einschränkung geeignet" zur Cholesterinsenkung

- als Monotherapie, wenn Patienten Statine nicht vertragen oder nicht nehmen dürfen
- als Kombinationstherapie mit Simvastatin, wenn Patienten die Statin-Dosis nicht vertragen, die nötig wäre, um die angestrebte Bluttfettsenkung zu erzielen.

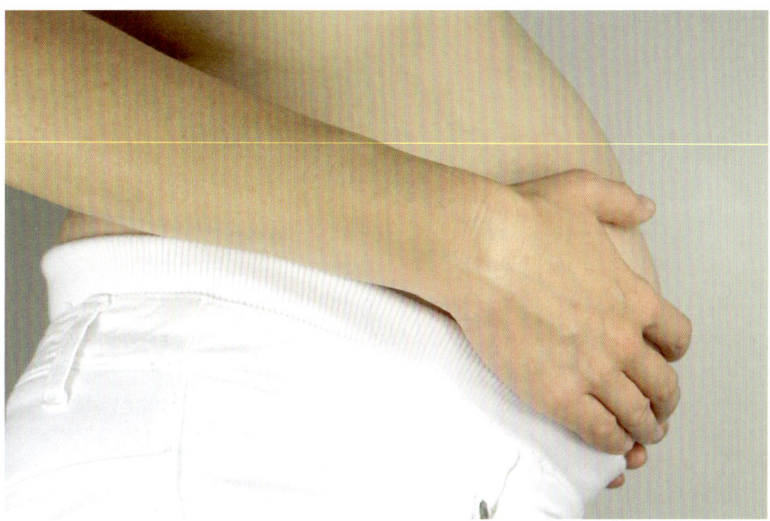

Wirkung und Nebenwirkungen

Ezetimib hemmt die Aufnahme von Cholesterin im Dünndarm. Die Substanz wirkt recht lang, sodass es normalerweise ausreicht, eine Tablette täglich zu nehmen. Häufig treten Kopfschmerzen und Durchfall auf. Mehr als einer von hundert Anwendern bekommt Muskelschmerzen, die meistens unbedenklich sind, aber in sehr seltenen Fällen eine schwere, teils tödliche Muskelerkrankung (Rhabdomyolyse, oben) ankündigen können wie die Statine. Die Anzeichen und Warnsignale gleichen sich. Wie Statine kann auch Ezetimib sehr selten eine Leberschädigung verursachen (s. oben). Ebenfalls sehr selten können die Haut im Gesicht, an Lippen und Zunge so anschwellen, dass Atemnot und Erstickungsanfälle drohen. Betroffene sollten sofort einen Notarzt rufen.

Kombinationstherapie und Wechselwirkungen mit Medikamenten

Bei Kombination von Ezetimib und einem Statin (meist Simvastatin) sollten Ärzte vor Therapiebeginn, je sechs Wochen und vier Monate danach sowie anschließend halbjährlich die Leberwerte kontrollieren. Gemeinsam mit Fibraten sollte Ezetimib mög-

lichst nicht verwendet werden, weil sich dann Gallensteine bilden können. Der Wirkstoff Ciclosporin (z. B. nach Transplantationen) kann die Blutkonzentration von Ezetimib und das Risiko für Nebenwirkungen erhöhen. Dagegen verringert Colestyramin (bei erhöhten Blutfetten) die Wirkung von Ezetimib. Beide Substanzen sollten in einem zeitlichen Abstand von bestenfalls vier Stunden eingenommen werden.

Ausschlusskriterien und Hinweise

Patienten mit akuten Lebererkrankungen dürfen Ezetimib nicht anwenden. Bei mäßig bis stark eingeschränkter Leberfunktion muss ein Einsatz sehr sorgfältig abgewogen werden. Mit Fibraten darf Ezetimib generell nicht kombiniert werden, mit Statinen nie in der Schwangerschaft und Stillzeit. Auch Ezetimib allein sollten stillende Frauen nicht anwenden, weil die Risiken unbekannt sind. Während der Schwangerschaft sollte der Einsatz nur erfolgen, wenn Ärzte ihn für zwingend erforderlich halten.

Fibrate

Fibrate senken hauptsächlich die Triglyzeride, weniger das Cholesterin. Zusätzlich können sie HDL-Cholesterin erhöhen. Zur

Senkung hoher Triglyzeridwerte gilt Gemfibrozil als „geeignet", weil es als einziges Fibrat laut Untersuchungen bei HKL-Erkrankungen möglicherweise die Sterberate durch Herzinfarkte und Schlaganfälle verringert. Zur Erniedrigung hoher Cholesterinwerte ist Gemfibrozil Mittel der zweiten Wahl und nur „mit Einschränkung geeignet", weil es schwächer wirkt als Statine. Für die zwei anderen Fibrate – Bezafibrat und Fenofibrat – existieren keine Hinweise darauf, dass sie die Sterberate bei HKL-Erkrankungen verkleinern. Beide Wirkstoffe gelten für die Triglyzeridsenkung als „mit Einschränkung geeignet" und als „wenig geeignet" für die Cholesterinsenkung, weil es jeweils nützlichere Mittel gibt.

Zu häufigen Nebenwirkungen von Fibraten zählen Magen-Darm-Beschwerden (z. B. Völlegefühl, Übelkeit, Appetitlosigkeit, Erbrechen, Durchfall). Haarausfall kann auftreten, legt sich aber häufig nach dem Absetzen der Mittel. Die Neigung zur Bildung von Gallensteinen kann zunehmen. Bei Bauchschmerzen sollte ein Arzt die Ursache mit Ultraschall abklären. Vereinzelt reagieren Menschen allergisch auf Fibrate, was in seltenen Fällen zu lebensbedrohlichen Symptomen (Herzrasen, Atemnot, Schwindel) führen kann und sofort notärztliche Behandlung erfordert. Selten schädigen Fibrate die Leber oder lösen schwere Skelettmuskelschäden (Rhabdomyolyse) aus wie die Statine.

Die Gefahr für Fibrat-Nebenwirkungen wächst, wenn gleichzeitig Statine, Makrolid-Antibiotika oder nichtsteroidale Anti-rheumatika zur Anwendung kommen. Der Lipidsenker Colestyramin sollte vier Stunden vor oder eine Stunde nach Fibraten eingenommen werden. Diese verstärken die Wirkung der Gerinnungshemmer Phenprocoumon und Warfarin, sodass Kontrollen des INR-Wertes häufiger nötig werden. Nicht zum Einsatz kommen sollten Fibrate bei Muskelerkrankungen, eingeschränkter Leberfunktion, Gallensteinen, stark eingeschränkter Nierenfunktion und gemeinsam mit Sulfonylharnstoffen oder Repaglinid gegen Diabetes.

Weitere Lipidsenker

■ **Ionenaustauscherharze:** Die Substanzen (z. B. Colestyramin, Colestipol) senken LDL-Cholesterin um 15 bis 25 Prozent, aber am stärksten bei Patienten mit mäßiger Bluttfetterhöhung. Die Triglyzeride können während der Behandlung sogar ansteigen. Die Mittel gelten als sicher, weil der Organismus sie nicht aufnimmt. Häufige unerwünschte Wirkungen sind Völlegefühl, Blähungen und Übelkeit. Die Ionenaustauscherharze können die Aufnahme fettlöslicher Vitamine und verschiedener Medikamente stören.

■ **Sonstige:** ß-Sitosterin (auch ß-Sitosterol) gehört zu den Phytosterinen, Pflanzenstoffen, die dem Cholesterin chemisch ähneln. Sie sollen auf unbekannte Weise den Blutcholesterinwert erniedrigen können, haben in der Behandlung aber keine Bedeutung. Der Wirkstoff Probucol spielt ebenfalls keine Rolle mehr, auch weil er den HDL-Cholesterinwert erniedrigt.

GERINNUNGSHEMMER

Gerinnungshemmende Medikamente (Antikoagulanzien) setzen die Gerinnungsfähigkeit des Blutes herab. Dadurch entstehen seltener Blutgerinnsel, die ja beispielsweise Venenthrombosen, Lungenembolien, Herzinfarkte und Schlaganfälle auslösen können. Gegen solche Ereignisse kommen Gerinnungshemmer auch vorbeugend zum Einsatz. Bei zu hoher Dosierung steigt aber die Gefahr für Blutungen, die teils lebensbedrohlich werden können. Wenn die Mittel zu niedrig dosiert werden, erhöht sich dagegen das Risiko für Blutgerinnsel und ihre möglichen Folgen. Die zwei wichtigsten Gruppen an Gerinnungshemmern sind die Cumarine (auch Vitamin-K-Antagonisten) und die Heparine. Derzeit drängen allerdings neue Medikamente auf den Markt.

Cumarine

Cumarine (Vitamin-K-Antagonisten) leiten sich chemisch vom Cumarin her, einem Pflanzenstoff, der etwa in Waldmeister vorhanden ist. Sie heißen auch Vitamin-K-Antagonisten, weil sie die Wirkung dieses Vitamins hemmen, die aber zur Bildung aktiver Gerinnungsfaktoren nötig ist. Die zwei wichtigsten Wirkstoffe im deutschen Handel sind Phenprocoumon und Warfarin. Beide gelten als „geeignet"
■ zur Vorbeugung und Behandlung von Venenthrombosen und Lungenembolien
■ zur Vorbeugung gegen Blutgerinnsel bei chronischem Vorhofflimmern, Herz-

klappenfehlern, nach Implantationen mechanischer Herzklappen (aus Metall oder Kunststoff) und für drei Monate nach Implantation einer biologischen Herzklappe sowie bei stark vergrößertem Herz und ausgeprägter Herzinsuffizienz.

Nur als „mit Einschränkung geeignet" gelten Phenprocoumon und Warfarin nach Herzinfarkten zur Vorbeugung gegen Wiederholungen. Hier sind Thrombozytenaggregationshemmer (Seite 214) ebenso wirksam, aber weniger risikoreich, falls keine weiteren Einschränkungen (z.B. Herzklappenfehler) vorliegen.

Dosis nie eigenhändig erhöhen oder senken!
Um aktive Gerinnungsfaktoren herzustellen, braucht der Körper Vitamin K. Cumarine blockieren die Wirkung des Vitamins. Ohne aktivierte Faktoren gerinnt das Blut nicht so leicht. Ihre Wirkung entfalten Cumarine erst zwei bis vier Tage nach Behandlungsbeginn. Daher erhalten Patienten anfangs oft noch Heparin-Injektionen. Ärzte ermitteln über den INR-Wert (oder den Quick-Wert, unten) die optimale individuelle Dosis. Sie hängt auch vom Stoffwechsel und den Essgewohnheiten (reich oder arm an Vitamin K) ab. Die Dauer der Therapie richtet sich nach der Erkrankung. Patienten mit mechanischen Herzklappen oder chronischem Vorhofflimmern müssen die Mittel meist lebenslang nehmen. Die Einnahme findet einmal täglich statt. Der Zeitpunkt ist egal. Wegen möglicher

Gefahren muss die Blutgerinnung während der Behandlung laufend kontrolliert werden – zu Beginn alle ein bis zwei Tage, später alle drei bis vier Wochen und häufiger bei Bedarf (z.B. zusätzliche, andere Medikamente, Krankheiten, Ernährungsumstellung etwa bei Reisen). Sie dürfen die Dosis nicht eingeständig erhöhen oder senken! Wenn Sie einmal vergessen haben, eine Tablette zu nehmen und der Zeitpunkt länger als 16 Stunden zurückliegt, sollten Sie die Einnahme der vergessenen Tablette nicht nachholen. Dadurch kann sich das Blutungsrisiko erhöhen. Messen Sie möglichst am selben Tag noch Ihren INR- oder Quick-Wert oder lassen Sie ihn beim Arzt messen, und passen Sie die Dosis entsprechend an.

GENAUERE KONTROLLE

Medikamente, Arzneien, Heilmittel, Nahrungsergänzungsmittel und Ähnliches können die Wirkung von Cumarinen verstärken oder schwächen. Wenn Sie zusätzlich zu diesen Wirkstoffen weitere Mittel nehmen, sollte Ihr Arzt ausnahmslos über alle Bescheid wissen. Eine besonders sorgfältige Kontrolle der Blutgerinnung ist ratsam!

Wechselwirkungen

Viele Medikamente können die Wirkung von Cumarinen verstärken (z. B. ASS, Clopidigrel, einige Schmerzmittel, Fibrate, viele Antibiotika und Schilddrüsenhormone) oder abschwächen (z.B. Kortison zum Einnehmen, Diuretika). Die Blutgerinnung muss sehr sorgfältig kontrolliert werden (s. Kasten). Vitamin-K-reiche Speisen (z.B. Spinat, Mangold, Kresse, Zwiebeln, Knoblauch) können die Wirkung der Cumarine schwächen, weshalb Sie ungewöhnlich große Mengen meiden sollten.

Nebenwirkungen

Häufig treten unerwünscht kleine Blutungen (Zahnbluten, Blutspuren im Urin) auf, die meist unbedenklich sind. Doch bei jeder größeren Blutung muss sofort der Arzt verständigt werden, also bei

- großen, blauen Flecken
- häufigem, anhaltendem Zahn- oder Nasenbluten
- Wunden mit nichtstillbaren Blutungen
- Sehstörungen (können auf Netzhautblutungen hindeuten)
- schwarz gefärbtem Stuhl (kann auf Blutungen im Verdauungstrakt hinweisen)
- Bewusstseinsstörungen (können auf Hirnblutungen anzeigen).

Unklare Schmerzen in Rücken, Gesäß oder Oberschenkeln können von inneren Blutungen kommen, die äußerlich nicht sichtbar sind. Seltene Nebenwirkungen sind vorübergehender Haarausfall, allergische Reaktionen und Schädigungen der Leber.

Hinweise und Ausschlusskriterien

Schwangere und Frauen, die schwanger werden wollen, dürfen keine Cumarine einnehmen. Frauen müssen bis drei Monate nach der letzten Tablette eine Empfängnis sicher verhüten. Während der

INFO BLUTGERINNUNG – QUICK- UND INR-WERT

Zwei Werte, der Quick-Wert und der INR-Wert, beschreiben, wie gut die Blutgerinnung arbeitet. Damit Blutproben flüssig bleiben, legt das medizinische Fachpersonal bei einer Blutentnahme das Gerinnungssystem still. Für Gerinnungstests wird es mit einer Substanz (Thromboplastin) reaktiviert und anschließend gemessen, wie lange es dauert, bis das Blut geronnen ist (Thromboplastinzeit, TPZ). Daraus errechnen sich Quick- und INR-Wert.

Der **Quick-Wert** gibt das Verhältnis der TPZ einer Patientenblutprobe zu einer Vergleichsprobe mit normaler Gerinnungszeit (= 100 Prozent) an. Gesunde haben Quick-Werte von 70 bis 120 Prozent. Je niedriger der Quick-Wert, desto langsamer gerinnt das Blut – desto „dünner" ist es. Bei Werten von 50 bis 30 gilt die Gerinnungsfähigkeit als leicht eingeschränkt. Bei Behandlungen mit gerinnungshemmenden Medikamenten (z.B. Cumarine) etwa zur Vorbeugung gegen Wiederholungen von Schlaganfällen (Seite 162) werden meist Werte zwischen 30 und 20 angestrebt. Unter 15 nimmt die Gefahr für Blutungen (z.B. Zahnfleisch- oder Nasenbluten) stark zu, die sogar tödlich verlaufen können. Doch die Vergleichsproben für Quick-Wert-Tests unterscheiden sich. Ergebnisse aus verschiedenen Laboren oder aus verschiedenen Test-Chargen sind nicht direkt vergleichbar.

Der **INR-Wert** (engl. International Normalized Ratio) ist kompliziert auszurechnen. Darum gibt es Ablesetabellen und Apparate, die den INR direkt anzeigen. Den Normwert hat die Weltgesundheitsorganisation auf 1,0 gesetzt. Höhere Werte bedeuten, dass die Gerinnungszeit verlängert ist – bei Werten von 2,0 um das Doppelte im Vergleich zum Normwert. Hier zeigen höhere Werte „dünneres" Blut an. Bei der Behandlung von Lungenembolien oder Vorhofflimmern (Seite 187) sollen gerinnungshemmende Medikamente den INR in der Regel auf Werte von 2,0 bis 3,0 anheben, bei mechanischen Herzklappen auf 2,5 bis 3,5. Ab etwa 3,0 ist die Blutungsneigung erhöht, unter 2,0 dagegen die Gefahr, dass Blutpfropfen entstehen.

Zu „dünnes" Blut kann gefährliche Blutungen verursachen, zu „dickes" oder „klebriges" dagegen Blutgerinnsel. Daher sollten Gerinnungshemmer stets so dosiert sein, dass sie Quick- oder INR-Wert genau im gewünschten Zielbereich halten.

Stillzeit sollten sie Phenprocoumon möglichst nicht verwenden. Wenn Stillende Warfarin nehmen, sollte das Baby in den ersten vier Wochen Vitamin K erhalten. Ausgeschlossen sind Cumarine bei Menschen,

■ die nicht behandelbaren, stark erhöhten Blutdruck haben

■ die vor Kurzem an Blase, Harnleitern, Nieren oder Augen operiert wurden

■ bei denen Gewebe- oder Flüssigkeitsproben genommen werden sollen

■ bei denen Verdacht auf Blutungen besteht (z. B. bei Magen-Darm-Geschwüren, Niereninsuffizienz, großen Wunden)

■ die an Epilepsie leiden

■ die Nierensteine haben

■ die alkoholabhängig sind.

Heparine

Heparine sind Kettenmoleküle unterschiedlicher Länge. Sie unterstützen die Hemmung von zwei Eiweißen, die wichtig dafür sind, dass Blutbestandteile miteinander verkleben können. Die Substanzen gelten als „geeignet" zur Vorbeugung und Behandlung von Thrombosen. Zusätzliche, häufige Einsatzgebiete sind:

■ Behandlung tiefer Beinvenenthrombosen und Lungenembolien

■ Behandlung arterieller Thrombosen

■ Vorbeugung gegen Thrombosen bei instabiler Angina Pectoris

■ Therapie des akuten Herzinfarkts

■ Begleitbehandlung bei der Lysetherapie

■ Blutzirkulation über Maschinen (z. B. Dialyse, Herz-Lungen-Maschine).

Heparinketten mit bis zu 17 Gliedern heißen auch niedermolekulare Heparine (NMH), solche mit 18 und mehr Gliedern unfraktioniertes Heparin (UFH). UFH wirkt schneller, NMH länger. Heparine werden nicht aus dem Magen-Darm-Trakt aufgenommen und müssen stets gespritzt werden. Deshalb kommen die Substanzen hauptsächlich in Krankenhäusern und für kurzzeitige Anwendungen zum Einsatz. Zudem müssen Ärzte prüfen, ob im Blut der Patienten vor der Behandlung Antikörper gegen Heparin vorhanden sind oder sie während der Behandlung entstehen. Dann entwickelt sich eine schwere, gefährliche Gerinnungsstörung (heparininduzierte Thrombozytopenie Typ II, HIT II). Diese Patienten dürfen zeitlebens nie mehr Injektionen mit Heparinen oder heparinhaltigen Mittel erhalten. Weiter können Blutungen, vorübergehender Haarausfall, allergische Reaktionen auftreten und, bei längeren Behandlungsdauern, Osteoporose beziehungsweise Knochenbrüche. In der Schwangerschaft und Stillzeit dürfen Heparine angewendet werden. Viele Medikamente können die Mittel in ihrer Wirkung beeinflussen.

Ihr Arzt sollte über alle Medikamente, Heilmittel und Arzneien Bescheid wissen, die Sie aktuell einnehmen. Keine Injektionen mit Heparin dürfen Menschen erhalten,

■ die ein Magen- oder Zwölffingerdarmgeschwür haben

■ die an schweren Funktionsstörungen von Leber, Pankreas oder Nieren leiden

- die unbehandelten, sehr hohen Blutdruck haben
- deren Blut Antikörper gegen das Mittel enthält
- die in den letzten sechs Monaten einen Schlaganfall oder eine Hirnblutung hatten.

Weitere Gerinnungshemmer

- **Fondaparinux:** Die künstlich hergestellte Substanz hemmt gezielt und ausschließlich einen Gerinnungsfaktor (Faktor Xa). Fondaparinux kommt zum Einsatz zur Vorbeugungen gegen Thrombosen nach Operationen, zur Behandlung von tiefen Beinvenenthrombosen, Lungenembolien und des akuten Koronarsyndroms. Wahrscheinlich löst Fondaparinux seltener Thrombozytopenien aus als Heparine und senkt eventuell die Gesamtsterblichkeit mehr. Mögliche Vor- und Nachteile müssen weitere Studien noch herausarbeiten.
- **Lepirudin:** Der Stoff leitet sich vom Hirudin ab, mit dem Blutegel bei Saugopfern die Blutgerinnung unterdrücken. Lepirudin kommt zum Einsatz, wenn eine Anwendung von Heparin nicht möglich ist (= Antikörper im Patientenblut) und bei der Behandlung der heparininduzierten Thrombozytopenie Typ II.
- **Sonstige:** Seit 2008 sind zwei neue gerinnungshemmende Substanzen auf dem Markt: Dabigatran (Pradaxa®, zugelassene Anwendungsgebiete: Vorbeugung gegen Blutgerinnsel in Venen nach Knie- oder Hüftgelenksersatz, Schlaganfallvorbeugung bei Patienten mit Vorhofflimmern und zusätzlich erhöhtem Schlaganfallrisiko) und Rivaroxaban (Xarelto®, zugelassene Anwendungsgebiete: Vorbeugung gegen venöse Thromboembolien bei Patienten nach Hüft- oder Kniegelenkersatz, Vorbeugungen gegen venöse Thromboembolien und Schlaganfälle bei Patienten mit Vorhofflimmern und zusätzlich erhöhtem Schlaganfallrisiko, Behandlung tiefer Venenthrombosen). Ihre Wirksamkeit ist erwiesen. Im Gegensatz zu niedermolekularen Heparinen werden die Wirkstoffe nicht gespritzt, sondern als Tabletten eingenommen wie Marcumar®. Im Vergleich zu diesem können die üblichen Gerinnungstests entfallen. Dafür kosten beide neuen Mittel erheblich mehr. Ob sie gegenüber älteren Substanzen mehr Vorteile oder mehr Risiken bringen, untersuchen Studien aktuell. Patienten mit stark eingeschränkter Nierenfunktion dürfen Dabigatran nicht verwenden. Mitte 2011 kam der neue Gerinnungshemmer Apixaban dazu (Eliquis®, zugelassenes Anwendungsgebiet: Vorbeugung gegen venöse Thromboembolien bei Patienten nach Hüft- oder Kniegelenkersatz). Auch zu diesem Mittel laufen derzeit Studien.

BILD Ihre Wirksamkeit gegen Kopfschmerzen ist bekannt, doch Azetylsalizylsäure hat noch mehr positive Eigenschaften – in anderer Dosierung kann sie die Bildung von Blutgerinnseln hemmen.

THROMBOZYTENFUNKTIONSHEMMER

Thrombozytenfunktionshemmer setzen die „Klebrigkeit" der Blutplättchen (Thrombozyten) herab. Dadurch hemmen sie die Bildung von Blutgerinnseln. Die zwei wichtigsten Wirkstoffe sind Azetylsalizylsäure und Clopidogrel.

Azetylsalizylsäure

Die meisten Menschen kennen Azetylsalizylsäure (ASS) unter dem Handelsnamen Aspirin® oder ASS als Mittel gegen Schmerzen, Fieber und Entzündungen. Weil ASS außerdem Blutplättchen weniger „klebrig" macht, kommt der Wirkstoff bei HKL-Erkrankungen zum Einsatz. Er gilt als „geeignet",

■ um bei Patienten nach Herzinfarkt oder Schlaganfall das Risiko für einen erneuten Herzinfarkt oder Schlaganfall herabzusetzen (Sekundärprophylaxe). Bei Frauen verringert sich eher die Zahl der Schlaganfälle, bei Männern eher die der Herzinfarkte

■ um bei Menschen mit PAVK die Gefahr für Herzinfarkte und Schlaganfälle zu mindern

■ um das Schlaganfallrisiko bei Patienten mit verkalkten Hirngefäßen zu senken.

Weitere häufige Einsatzgebiete für ASS bei HKL-Erkrankungen sind die duale Plättchenhemmung beim akuten Koronarsyndrom, nach Stentimplantation sowie in der Vorbereitung und Nachbehandlung von Ballondilatationen.

Kann ASS eine ersten Herzinfarkt oder Schlaganfall verhindern?

Die Antwort heißt wohl: Möglicherweise ja, aber die gesundheitlichen Gefahren können hoch sein! Dauerhafte ASS-Einnahme bringt ein erhebliches Risiko für innere Blutungen mit. Dagegen ist die potenzielle Schutzwirkung offenbar recht schwach: Wahrscheinlich müssen über 300 Menschen mit gering erhöhtem HKL-Risiko für mehr als sechs Jahre vorsorglich ASS nehmen, damit nur einer von ihnen keinen Herzinfarkt oder Schlaganfall bekommt. Die Stiftung Warentest rät Menschen mit geringem HKL-Risiko davon ab, ASS vorbeugend einzusetzen. Bei höherem Risiko mit beispielsweise zudem erhöhtem Blutdruck, Diabetes oder deutlichen Gefäßschädigungen kann eine prophylaktische, dauerhafte ASS-Behandlung sinnvoll erscheinen. Sie sollte nie auf eigene Faust erfolgen, sondern immer im Rahmen einer ärztlichen Behandlung.

Wirkung, Anwendung und Nebenwirkungen

ASS hemmt die Enzyme Cyclooxygenase-1 und -2 (COX-1 und COX-2). Daher stellt der Körper weniger einer Substanz her, die Blutplättchen normalerweise „klebriger" macht. HKL-Patienten nehmen in der Regel einmal täglich 75 bis 300 Milligramm. (Gegen Schmerzen sind meist Dosen von 500 bis 1000 nötig.) Die gerinnungshemmende Wirkung tritt nach 30 bis 60 Minuten ein und hält vier bis acht

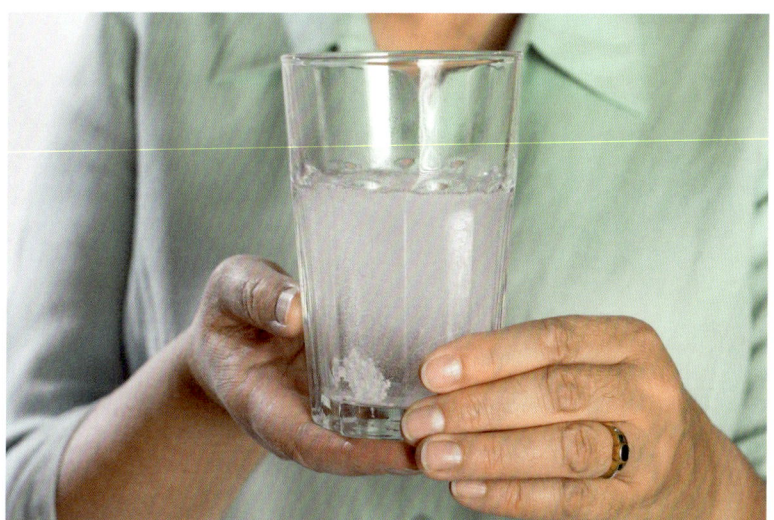

Tage an. Deshalb müssen Sie das Mittel einige Tage vor den meisten medizinischen Operation oder zahnärztlichen Eingriffen absetzen, um das Blutungsrisiko zu mindern. Die erhöhte Blutungsneigung bei ASS-Anwendung führt leicht zu blauen Flecken. Das Medikament reizt die Schleimhäute im Magen-Darm-Trakt, weshalb häufig Bauchschmerzen, Übelkeit oder Erbrechen auftreten. Bedenklicher ist, wenn sich wegen winziger Verletzungen der Magenschleimhaut eine Blutarmut entwickelt. Sie kann sich etwa durch Blässe und Müdigkeit äußern. Dann sollten Sie den Arzt aufsuchen, damit er Ihr Blut untersucht. Er sollte es sich auch ansehen, wenn kleine rote Punkte unter Ihrer Haut erscheinen. Dabei kann es sich ebenfalls um kleine Blutungen handeln. Wenn Sie Blut erbrechen oder Ihr Stuhl schwarz gefärbt ist, müssen Sie aber sofort einen Notarzt (Tel. 112) rufen. Eine lebensbedrohliche Magenblutung könnte vorliegen.

ASS kann die Blutbildung stören. Dann sind grippeähnliche Symptome (z. B. Abgeschlagenheit, Müdigkeit, Halsschmerzen, Fieber) möglich. Sie sollten sofort für eine Blutuntersuchung zum Arzt gehen.

Das gilt auch, wenn Hörstörungen, Ohrgeräusche, Schwindel und Bewusstseinsstörungen (zeitliche und räumliche Orientierungslosigkeit, Trugbilder, Schwitzen, Zittern, Unruhe) auftreten. Möglicherweise ist ASS zu hoch dosiert. Der Wirkstoff kann allergische Reaktionen hervorrufen. Bei Hautausschlag, Atemnot, Schwindel sollten Sie sofort einen Notarzt rufen.

Hinweise, Wechselwirkungen und Ausschlusskriterien

Ältere Menschen sollten generell geringere Dosen an ASS einnehmen. Sie haben ein größeres Risiko für Magen-Darm-Blutungen und bauen den Wirkstoff oft langsamer ab als Jüngere. Frauen sollten während der gesamten Schwangerschaft auf das Mittel verzichten. ASS geht auch in die Muttermilch über. Für Dosen bis 150 Milligramm pro Tag bei Stillenden sind keine schädlichen Wirkungen auf Babys bekannt. Außerdem können große Mengen oder regelmäßiger Konsum von Alkohol die Gefahr für Schäden am Magen, Folgeblutungen und Magen- oder Zwölffingerdarmgeschwüre erhöhen. Sie nimmt ebenfalls zu durch weitere Medikamente, die ASS enthalten (z. B. viele Kopfschmerztabletten), durch Kortison (nur Tabletten, Spritzen) sowie durch bestimmte Rheuma- und Schmerzmittel (nichtsteroidale Antirheumatika, z. B. Ibuprofen, Diclofenac). Zudem hebt Ibuprofen auf Dauer offenbar den Schutz von ASS gegen Schlaganfälle und Herzinfarkte auf. Als Alternative bietet sich Diclofenac an. Eine Kombination mit Mitteln, die die Säureproduktion im Magen bremsen, senkt die Gefahr für Schäden am Magen und Folgeblutungen. Solche Mittel sollten Personen mit erhöhtem Risiko für Magen- oder Zwölffingerdarmgeschwüre stets mit ASS kombinieren. Menschen, die bereits ein Magen- oder Zwölffingerdarmgeschwür haben oder hatten, die zu Blutungen neigen oder gerinnungshemmende Mittel nehmen, müssen auf ASS verzichten. Nutzen und Risiken müssen Ärzte sorgfältig abwägen bei Personen mit Bronchialasthma oder Nasenpolypen, Allergieneigung, erheblicher Leberfunktionsstörung oder schwer geschädigten Nieren. ASS kann die Wirkung anderer Medikamente verstärken wie z. B. Methotrexat (bei Rheuma, Krebs), Lithium (bei Depressionen), Phenytoin und Valproinsäure (bei Epilepsie) und Sulfonylharnstoff (bei Diabetes).

Clopidogrel

Clopidogrel verringert die Klebrigkeit der Blutplättchen, aber auf andere Weise als ASS. Clopidogrel gilt als „geeignet" bei arteriellen Durchblutungsstörungen, um einen erneuten Herzinfarkt oder Schlaganfall zu verhindern und nach Gefäßoperati-

on (z. B. Bypass-OP) oder Ballondilatation, um erneuten Gefäßverschlüssen vorzubeugen. Bei sicher diagnostizierter PAVK treten unter Clopidogrel im Vergleich zu ASS seltener Herzinfarkte und Schlaganfälle auf. Bei der dualen Plättchenhemmung kommen ASS und Clopidogrel kombiniert zum Einsatz. Das kann sinnvoll sein beim akuten Koronarsyndrom und ein paar Tage vor und vier Wochen bis ein Jahr nach Ballondilatationen und Bypassoperationen. Vor Operationen und beim akuten Koronarsyndrom erhalten Patienten meist hohe Eingangsdosen an Clopidogrel, weil es so schneller wirkt. In der üblichen Tagesdosis von 75 Milligramm entfaltet Clopidogrel seine volle Wirkung nach etwa drei bis sieben Tagen. Die Gerinnungshemmung hält nach Therapieende noch ein bis zwei Wochen an. Vor vielen Operationen und zahnärztlichen Eingriffen müssen Sie das Mittel absetzen.

Nebenwirkungen, Ausschlusskriterien und Hinweise

Bei weniger als einem von zehn Anwendern führt Clopidogrel zu Kopfschmerzen. Beschwerden im Magen-Darm-Trakt sind seltener als bei ASS. Doch auch Clopidogrel hebt die Gefahr für Magen- und Zwölffingerdarmgeschwüre an. Patienten mit erhöhtem Risiko sollten das Mittel nur zusammen mit Medikamenten einnehmen, die die Säureherstellung im Magen bremsen. Unter Clopidogrel nimmt die Blutungsneigung zu. Bei Anzeichen einer akuten Magenblutung (siehe ASS) müssen Sie sofort einen Notarzt (Tel. 112) rufen. Bei Hinweisen auf eine Blutbildungsstörung (siehe ASS) sollten Sie rasch zum Arzt. Zusammen mit ASS, anderen NSAR und Gerinnungshemmern (z.B. Phenprocoumon, Warfarin) steigt das Risiko für Blutungen. Clopidogrel kann die Wirkung von Phenytoin (bei Epilepsie) und Tolbutamid (bei Diabetes) verstärken. Patienten mit stark eingeschränkter Leberfunktion oder akuten Blutungen (z.B. Magen- oder Zwölffingerdarmgeschwüre) dürfen kein Clopidogrel nehmen. Schwangere und stillende Frauen sollten Clopidogrel meiden, weil kaum Erfahrungen zu Risiken in dieser Zeit existieren.

Tiklopidin

Tiklopidin (Ticlopidin) ähnelt chemisch Clopidogrel und hemmt die Blutplättchen auf ähnliche Weise. Doch Tiklopidin gilt nur als „mit Einschränkung geeignet". Die Substanz wirkt nicht besser als ASS oder Clopidogrel und sollte nur eingesetzt werden, wenn beide nicht anwendbar sind.

Tiklopidin führt häufig zur Verminderung weißer Blutkörperchen und kann, wenn auch selten, die Blutplättchen schädigen, die roten Blutkörperchen zerstören und gleichzeitig Nervenschäden verursachen.

Glykoprotein-IIb/IIIa-Rezeptorantagonisten

Glykoprotein-IIb/IIIa-Rezeptorantagonisten (auch GP-IIb/IIIa-Rezeptorantagonisten, Glykoprotein-2b/3a-Hemmer) hemmen die Funktion der Blutplättchen, indem sie auf deren Oberfläche bestimmte Bindestellen, die GP-IIb/IIIa-Rezeptoren, besetzen. So unterdrücken diese Substanzen die Bildung von Blutgerinnseln stärker als ASS und Clopidogrel. Daher kommen GP-IIb/IIIa-Rezeptorantagonisten besonders bei Patienten mit hohem Risiko (z.B. schwerer Diabetes, akutes Koronarsyndrom) zum Einsatz. Sie erhalten Infusionen mit den Mitteln hauptsächlich vor und nach Ballondilatationen. Zu der recht jungen Familie gehören die Wirkstoffe Abciximab, Eptifibatid und Tirofibran.

BILD 1 + 2 Wie Sie sich an die Medikamenteneinnahme erinnern (lassen), ist egal, wichtig ist nur die zuverlässige und pünktliche Einnahme der Mittel.

MEDIKAMENTE BEI KORONARER HERZKRANKHEIT

Bei koronarer Herzkrankheit (KHK, Seite 107) kommen viele unterschiedliche Medikamente zum Einsatz. Sie sollen ja die Symptome der Erkrankung lindern und zusätzlich noch das Leben der Patienten verlängern. Dabei kommen sämtliche Medikamente infrage, die bekämpfen können, was eine KHK fördern, verschlechtern oder zu Ereignissen wie Herzinfarkten führen kann – also etwa Mittel gegen Bluthochdruck, Diabetes, erhöhte Blutfette und die Entstehung von Blutgerinnseln. Grundsätzlich sollten KHK-Patienten mit einem Betablocker, einem Statin (Seite 204) und einem Thrombozytenfunktionshemmer (Seite 214) behandelt werden.

Nitrate (Nitro-Präparate)

Gegen akute Schmerzen bei stabiler Angina Pectoris helfen zwei Substanzen aus der Gruppe der Nitrate: Glyzeroltrinitrat (Nitroglyzerin) und Isosorbiddinitrat (Abk. ISDN). In Form von Sprays oder Zerbeißtabletten wirken sie sehr schnell und gelten beide als „geeignet", um akute Angina-Pectoris-Anfälle zu behandeln. Langsamer tritt die Wirkung der Wirkstoffe Isosorbidmononitrat (Abk. ISMN) und Pentaerythrityltetranitrat (Pentalong®) ein. Sie sind als Tabletten und Pflaster „geeignet", um Angina-Pectoris-Symptome langfristig zu verbessern und/oder neue Anfälle zu vermeiden. Pentalong® ist allerdings nicht endgültig zugelassen und wird durch die gesetzlichen Krankenkassen nicht erstat-

tet. Ebenfalls „geeignet" für diesen Zweck gelten auch Glyzeroltrinitrat und ISDN – allerdings in Form von Retardpräparaten, die ihre Wirksubstanzen über einen Zeitraum abgeben und verzögert wirken.

 NOTARZT RUFEN NACH DREI ANWENDUNGEN OHNE WIRKUNG!

Wenn Sie bei einem akuten Angina-Pectoris-Anfall Ihr Spray oder Ihre Zerbeißkapseln in kurzer Zeit drei Mal angewendet haben, die Beschwerden trotzdem nicht innerhalb von 15 Minuten verschwinden, müssen Sie einen Notarzt (Tel. 112) rufen! Möglicherweise hat sich eine instabile Angina Pectoris entwickelt oder ein Herzinfarkt ereignet.

„Schnelle" Nitrate: Wirkung über die Mundschleimhaut

Aus Nitraten entsteht im Körper der Botenstoff Stickstoffmonoxid. Er erweitert die Herzkranzgefäße und entspannt die Venenmuskulatur. So verbessern sich Durchblutung und Sauerstoffversorgung des Herzmuskels. Andererseits wird er entlastet – er muss nicht so kräftig pumpen, weil aus den Venen weniger Blut ins Herz zurückströmt. Nitrate wirken nur gegen die Symptome. Auf die Ursachen der KHK haben sie keinen Einfluss. Bei akuten Angina-Pectoris-Anfällen verwenden Sie Nitrate in Zerbeißkapseln und Sprays. Die Präparate wirken innerhalb weniger Minuten über die Mundschleimhaut. An diese

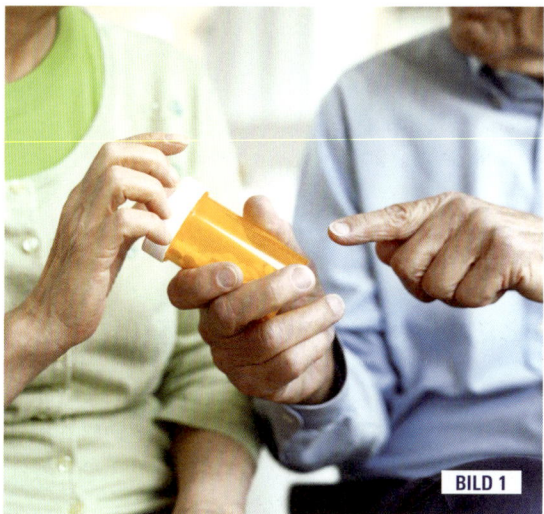

BILD 1

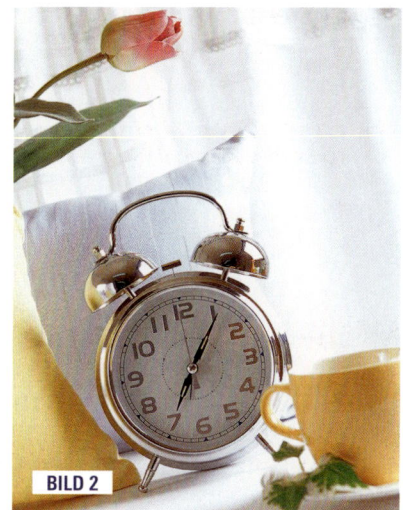

BILD 2

Kurzzeitbehandlung gewöhnt sich der Körper nicht. Sie können die Sprays und Kapseln also immer wieder anwenden.

„Langsame" Nitrate: Wirkungsverlust durch Gewöhnung

Tabletten und Pflaster eignen sich nicht zur Behandlung akuter Anfälle. Sie wirken erst nach 5 bis 20 Minuten, dafür jedoch länger als die „schnellen" Nitrate. Mit den Nitropräparaten, die lange wirken, lässt sich Anfällen kontinuierlich vorbeugen. Häufig beginnt die Behandlung mit niedrigen Dosen, die über mehrere Stufen erhöht werden. Dauerhafte, pausenlose Anwendung kann allerdings eine Nitrattoleranz auslösen: Der Körper gewöhnt sich an die Substanzen: Ihre Wirkung lässt nach. Dies kommt bei Pentalong® deutlich seltener , wenn überhaupt, vor als bei ISMN oder ISDN. Deshalb sollten Patienten auf mehrstündige Pausen zwischen den Anwendungen achten. Sie können etwa die letzte retardierte Tablette um 14 Uhr oder eine nicht retardierte um 18 Uhr abends nehmen. Damit ist der Zeitabstand bis zur Behandlung am nächsten Morgen groß genug. Wenn Sie eher nachts Anfälle bekommen, sollte Sie Ihre letzte Tablette selbstverständlich später nehmen, aber dafür am Morgen eine längere Pause einlegen. Entsprechend können Sie Nitratpflaster tagsüber tragen und nachts ablegen oder umgekehrt. Pflaster sollten jeden Tag auf eine andere, saubere, trockene, unbehaarte Hautstelle auf dem Bauch kommen und dort für 12 bis 16 Stunden bleiben. Wenn in den Pausen viele Anfälle auftreten, viele Nitrat-Kurzzeitbehandlungen oder andere Medikamente zur Überbrückung nötig sind, können Patienten auf den Wirkstoff Molsidomin umsteigen.

Einschränkungen, Nebenwirkungen und Ausschlusskriterien

Einige Präparate enthalten Alkohol. Schwangere und stillende Frauen sollten alkoholfreie Produkte erhalten. Menschen mit Alkoholproblemen dürfen keine alkoholhaltigen Mittel nehmen, Personen mit Leberkrankheiten oder Anfallsleiden sollten den Alkoholgehalt berücksichtigen. Wechselwirkungen mit anderen Medikamenten treten normalerweise nur bei langfristigen, vorbeugenden Behandlungen auf. Sildenafil (Viagra®), Tadalafil (Cialis®) und Vardenafil (Levitra®) gegen Erektionsprobleme können mit Nitraten zu lebensgefährlichem Blutdruckabfall führen. Die blutdrucksenkende Wirkung von Nitraten kann sich durch Blutdruckmittel (z. B. Betablocker, Kalziumantagonisten), trizyklische Antidepressiva und Alkohol verstärken. Dagegen können Nitrate die blutdrucksteigernde Wirkung von Dihydroergotamin erhöhen. Durch Mittel, die Mundtrockenheit verursachen, nimmt die Mundschleimhaut Nitrate, außer denen in Sprays, oft schlechter auf. Die meisten unerwünschten Wirkungen von Nitraten erscheinen normalerweise nur bei langfristiger, vorbeugender Anwendung. Am weitesten verbreitet sind Kopfschmerzen. Gelegentlich kommt es zu Hitzewallungen mit Hautrötungen, Übelkeit und Erbrechen. Mehr als einem von 100 Anwendern wird schwindlig oder schwarz vor Augen wegen starker Blutdruckabfälle. Darüber sollten Betroffene mit dem Arzt sprechen und auf das Steuern von Fahrzeugen, auf schwierige und ungesicherte Arbeiten verzichten. Ein Arztgespräch ist dringend nötig, wenn der Blutdruck wiederholt so schnell absinkt, dass erneut Angina-Pectoris-Anfälle einsetzen. Die Dosis der Mittel sollte besser eingestellt werden. Eine sofortige Behandlung wird nötig, wenn Sie durch so ein plötzliches Blutdrucktief ohnmächtig geworden sind. Auch allergische Reaktionen auf Nitrate sind möglich. Wenn dabei Herzrasen, Atemnot und Schwindel auftreten, müssen Sie sofort den Notarzt (Tel. 112) rufen. Ausgeschlossen sind Behandlungen mit Nitraten bei Menschen, die überempfind-

lich auf die Substanzen reagieren, kritische Mittel gegen Erektionsprobleme (s. oben) nehmen, einen sehr niedrigen Blutdruck (systolischer Wert ≤ 100 mm Hg) oder akutes Kreislaufversagen haben. Besondere Vorsicht ist geboten bei stark vergrößertem Herzmuskel, Entzündungen und Kalkeinlagerungen im Herzbeutel, bei bestimmten Herzklappenfehlern (Aorten- oder Mitralklappenstenose, Seite 188) und Kreislaufstörungen, die von starkem Blutdruckabfall und Ohnmacht begleitet sind.

Molsidomin

Molsidomin ist zweite Wahl in der Dauerbehandlung zur Linderung und Vorbeugung gegen Angina-Pectoris-Anfälle. Es wirkt erst nach 20 Minuten, also langsamer als Nitrate, dafür gewöhnt sich der Körper nicht an den Wirkstoff. Molsidomin gilt als „geeignet", wenn Nitrate nicht angewendet werden können oder nicht ausreichend wirken. Molsidomin senkt den Blutdruck. Er muss überwacht werden, wenn Patienten gleichzeitig Mittel gegen Bluthochdruck nehmen. Bei sehr niedrigem Blutdruck, der Einnahme kritischer Medikamente gegen Erektionsprobleme (s. Nitrate) oder Überempfindlichkeit gegen Nitroverbindungen sind Behandlungen mit Molsidomin nicht möglich.

Trapidil

Trapidil ist weniger erprobt als Nitrate oder Molsidomin. Deshalb gilt es nur als „auch geeignet" in der Dauerbehandlung zur Linderung und Vorbeugung gegen Angina-Pectoris-Anfälle. Trapidil erhöht die Kraft des Herzmuskels, erweitert die Venen und verringert die Klebrigkeit der Blutplättchen. Patienten nehmen Trapidil-Kapseln üblicherweise zwei bis drei Mal am Tag jeweils nach dem Essen mit etwas Flüssigkeit. Nach wenigen Wochen sollten sich Angina-Pectoris-Anfälle verringern.

ACE-Hemmer

Die ACE-Hemmer Ramipril und Perindopril sind „geeignet" bei KHK und stabiler Angina Pectoris, um Herzinfarkten bei Patienten mit besonders hohem Risiko vorzubeugen und insgesamt die Infarktsterblichkeit zu verringern. Wenn zusätzlich zur KHK eine Herzschwäche besteht, gilt Ramipril als Mittel der ersten Wahl. Im Gegensatz zu ACE-Hemmern helfen Betablocker zusätzlich noch gegen Angina-Pectoris-Beschwerden.

Wirkung und Hinweise zur Anwendung

ACE-Hemmer verringern die Menge des stark gefäßverengenden Hormons Angiotensin II im Körper. Die Wirkstoffe behindern das Enzym Angiotensin Converting Enzyme (ACE), das Angiotensin II aus einer Vorstufe (Angiotensin I) herstellt. Die Blutgefäße weiten sich und der Blutdruck sinkt. Daher verordnen Ärzte ACE-Hemmer bei erhöhtem Blutdruck. Die Substanzen entlasten auch das Herz. Es muss weniger Widerstand überwinden, um Blut in den Kreislauf zu pumpen. Ramipril und Perindopril, die bei KHK zum Einsatz kommen, sind lang wirkende ACE-Hemmer.

Die Behandlung beginnt mit der niedrigstmöglichen Dosis (2,5 Milligramm Ramipril oder 4 Milligramm Perindopril täglich). Sie kann nach ein bis zwei Wochen verdoppelt werden – je nach Verträglichkeit. Bei Ramipril ist eine Steigerung auf 10 Milligramm möglich. Wenn Sie nierenkrank sind, Ihre Nieren nur eingeschränkt funktionieren, eine ausgeprägte Herzinsuffizienz besteht oder Sie vorbereitend schon entwässernde Mittel (Diuretika) erhielten, sollte der Arzt ACE-Hemmer besonders vorsichtig dosieren. Solche Patienten können wegen starker Blutdrucksenkung einen Kollaps erleiden. Sie sollten zu Beginn der Behandlung ärztlich überwacht werden, ebenso wie Patienten mit sehr niedrigem Blutdruck bei Dosissteigerungen. Sinkt der Blutdruck zu tief, besteht erhöhtes Risiko für Herzinfarkte und Schlaganfälle. Bei Nierenproblemen müssen die Ärzte ständig die Nierenwerte und Kaliumkonzentration im Blut kontrollieren. Wenn Sie während der Behandlung stark schwitzen, Fieber oder Durchfall haben, sollten Sie darauf achten, genug zu trinken (mind. zwei Liter, falls keine Herzinsuffizienz vorliegt), damit Ihr Blutdruck nicht zu tief absinkt.

Mögliche Wechsel- und Nebenwirkungen

Alkohol kann erwünschte und unerwünschte Wirkungen von ACE-Hemmern verstärken. Die Mittel steigern die blutzuckersenkende Wirkung von Insulin und Sulfonylharnstoffen, sodass bei Diabetikern leicht eine Unterzuckerung entstehen

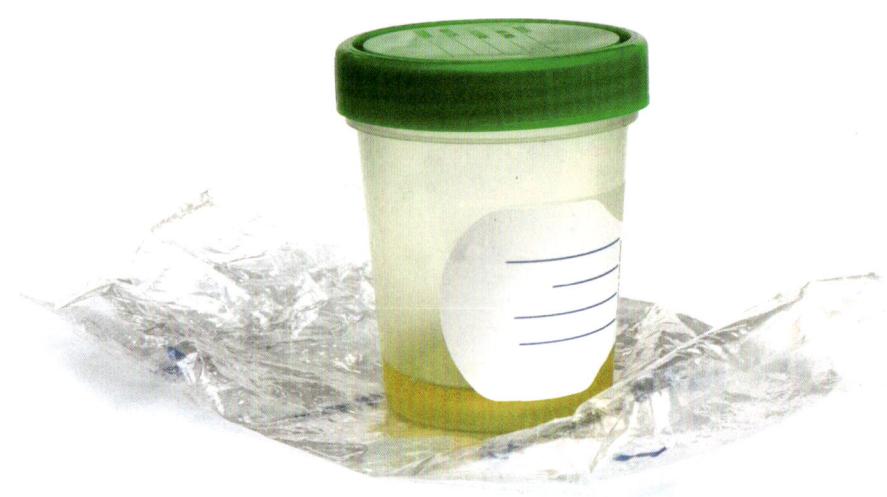

kann. Kombiniert mit anderen Blutdruck-senkern, können ACE-Hemmer den Blut-druck zu stark erniedrigen. Zusammen mit kaliumhaltigen Produkten (z. B. Salze, Nahrungsergänzungsmittel) und kalium-sparenden Medikamente (z. B. einige Di-uretika) können sie den Kaliumgehalt im Blut stark ansteigen lassen. Nichtsteroida-le Antirheumatika zum Einnehmen (Abk. NSAR, z. B. Ibuprofen, Diclofenac) schwä-chen die Wirkung von ACE-Hemmern. Auch mit anderen Medikamenten sind Wechselwirkungen möglich.

ACE-Hemmer können Haarausfall aus-lösen. Bei einem bis 10 Anwendern treten Kopfschmerzen, Brechreiz und Durchfall auf. Die Empfindlichkeit von Zunge und Riechschleimhaut für Geschmäcke kann nachlassen. Die Effekte verschwinden in der Regel, wenn die Mittel abgesetzt wer-den. Vereinzelt wurden Potenzstörungen beobachtet. Sehr häufig (bei 20 von 100 Behandelten) verursachen ACE-Hemmer unangenehmen Reizhusten. Wird er sehr störend, können Ärzte gegebenenfalls an-dere Mittel (Sartane, unten) verschreiben. Die Kaliumkonzentration im Blut kann sich erhöhen, besonders wenn die Nieren ein-geschränkt funktionieren oder eine Herz-

schwäche besteht. Zeichen dafür sind Muskelschwäche und Veränderungen im EKG. Die Nierenfunktion kann sich teils bleibend verschlechtern, insbesondere wenn sie bereits eingeschränkt ist. Signa-le sind Wasseransammlungen in den Bei-nen, geringe Harnausscheidung, Krank-heitsgefühl und Blässe. Das Blutbild kann sich verändern, was eine erhöhte Infekt-anfälligkeit häufig anzeigt. Um diese Ne-benwirkungen möglichst früh zu erken-nen, müssen Ärzte zu Behandlungsbeginn und später alle vier bis acht Wochen die Nierenfunktion anhand der Blutwerte überprüfen.

ACE-Hemmer können die Leber schä-digen. Bei Übelkeit, Erbrechen und/oder dunkel gefärbtem Urin sowie auffällig hellem Stuhl sollten Sie einen Arzt aufsu-chen. Das sollte unverzüglich geschehen, wenn sich die Haut gelb färbt – mögli-cherweise begleitet von starkem Juckreiz am ganzen Körper.

Mehr als einer von 100 Anwendern reagiert allergisch auf ACE-Hemmer. Dann rötet sich die Haut und juckt. Betroffene sollten einen Arzt aufsuchen. Treten zu starkem Juckreiz und schwerem Hautaus-schlag zusätzlich noch Herzrasen, Atem-

BILD Die Nierenfunktion ist bei vielen Arzneimitteln ein wichtiger Faktor für die richtige Dosierung.

not, Schwäche und Schwindel auf, müssen sie sogar unverzüglich den Notarzt (Telefon 112) rufen. Atemnot und Erstickungsanfälle sind ebenfalls möglich, wenn das Unterhautgewebe im Gesicht, an Lippe oder Zunge anschwillt (Quincke-Ödem oder angioneurotisches Ödem). Auch dann müssen Sie umgehend den Notarzt alarmieren. Nach einem Quincke-Ödem dürfen Sie nie mehr ACE-Hemmer einnehmen.

Einschränkungen und Ausschlusskriterien

Ältere Menschen haben häufig eine eingeschränkte Nierenfunktion. Hier sollten ACE-Hemmer vorsichtig dosiert werden. Schwangere und stillende Frauen dürfen Ramipril und Perindopril nicht verwenden. Gebärfähige Frauen sollten während einer Behandlung mit ACE-Hemmern sicher verhüten. Sie ist ausgeschlossen bei Menschen, die einen hohen Aldosterongehalt im Blut haben oder die schon ein Quincke-Ödem hatten. Die Behandlung muss sehr sorgfältig abgewogen werden bei Durchblutungsstörungen der Nieren, schweren Nierenfunktionsstörungen, Nierenversagen (mit der Notwendigkeit einer Dialysebehandlung), nach Nierentransplantation, verengten Herzklappen (Aorten- oder Mitralklappenstenose) oder anderweitig eingeschränkter Herzfunktion. Während Hyposensibilisierungsbehandlungen gegen Allergien dürfen ACE-Hemmer nicht angewendet werden, weil schwere allergische Reaktionen auftreten können.

Betablocker

Die Betablocker Atenolol, Bisoprolol, Carvedilol und Metoprolol gelten als „geeignet" bei koronarer Herzkrankheit und stabiler Angina Pectoris: Sie können die dabei auftretenden Beschwerden lindern, die Zahl der Anfälle verringern, Herzinfarkten vorbeugen und die Gefahr senken, an einem Infarkt zu sterben. Die Substanz Celiprolol ist wegen schwächerer Wirkung „mit Einschränkung geeignet", Propranolol nur „wenig geeignet", weil es beispielsweise unerwünschte Wirkungen auf die Atmung hat und sehr kurz wirkt, wenn seine Freisetzung nicht verzögert ist.

Wirkungsweise und Anwendung

Betablocker beeinflussen das sympathische Nervensystem, das viele Körperfunktionen reguliert. Betablocker binden an Betarezeptoren und setzen sie teilweise außer Funktion. Das Herz schlägt langsamer, die Bronchien bleiben eng gestellt und der Blutdruck sinkt ab. Einsatzgebiete für Betablocker sind folglich Bluthochdruck, KHK, Herzinfarkt, Herzinsuffizienz und Herzrhythmusstörungen (Tachykardien).

Anfänglich nehmen Sie Betablocker in niedriger Dosis ein. Bis die volle Wirkung eintritt, vergehen mehrere Tage. Es ist günstig, die Mittel immer zur gleichen Tageszeit einzunehmen. Sollten Sie das einmal vergessen, können Sie die Tablette innerhalb von sechs bis acht Stunden noch „nachlegen". Sonst lassen Sie diese aus und nehmen die nächste zur gewohnten

BILD Besonders wenn Sie viele verschiedene Medikamente nehmen, müssen Sie sorgfältig auf die Wechselwirkungen achten.

Zeit. Bei eingeschränkter Leber- oder Nierenfunktion muss die Dosis eventuell verringert werden. Betablocker dürfen nie abrupt abgesetzt werden. In Absprache mit dem Arzt muss stufenweise ein Ausschleichen erfolgen. Betablocker können die Zeichen einer Unterzuckerung verschleiern. Darauf sollten Diabetiker besonders nach schwerer körperlicher Belastung oder längerem Fasten achten.

Mögliche Wechsel- und Nebenwirkungen

Betablocker verstärken die Wirkung fast aller anderen Medikamente. Wenn Sie dauerhaft nichtsteroidale Antirheumatika (NSAR) einnehmen, sollte Ihr Blutdruck zu Beginn der Behandlung öfter kontrolliert werden. Auf Dauer schwächen NSAR die Wirkung von Betablockern. Damit der Herzschlag nicht langsam wird, sollten Mittel zur Senkung der Herzschlagfrequenz (z.B. Digitalis-Wirkstoffe, Kalziumantagonisten vom Verapamil-Typ, Blutdruckmittel wie Reserpin, Clonidin, Methyldopa) nicht oder nur sehr vorsichtig mit Betablockern kombiniert werden. Zusammen mit dem Kalziumantagonist Verapamil kann es sogar zum Herzstillstand kommen.

Betablocker können, meist vorübergehend, Haarausfall auslösen und bei stark übergewichtigen Menschen mit hohen Blutfettwerten und Insulinresistenz das Risiko für Diabetes weiter erhöhen. Besonders zu Beginn der Behandlung sind gelegentlich Kopfschmerzen, Müdigkeit, Schwindel, kalte oder kribbelnde Hände

und Füße möglich. Selten kommt es zu Mundtrockenheit, vermindertem Tränenfluss und Bindehautentzündung, vereinzelt zu Potenzstörungen oder zum Nachlassen des sexuellen Verlangens. Nachts können Träume stärker, intensiver und bedrückend werden. Dann hilft manchmal ein Umsteigen auf andere Betablocker. Gelegentlich senken die Mittel den Blutdruck zu stark.

Wenn Ihnen leicht schwindlig oder kurzzeitig schwarz vor Augen wird, sollten Sie den Arzt informieren. Müdigkeit, Schwäche, Abgeschlagenheit und im schlimmsten Fall Ohnmachten können auf zu langsamen Herzschlag hinweisen. Dann sollten Sie beim Arzt ein EKG schreiben lassen. Betablocker können Wahrnehmungsstörungen und Sinnestäuschungen (Halluzinationen, Psychosen) auslösen. Wenn Sie wiederholt befremdliche Dinge sehen oder hören, die andere Personen nicht wahrnehmen, sollten Sie sofort zum Arzt.

Einschränkungen und Ausschlusskriterien

Frauen in der Schwangerschaft sollten auf möglichst gut erprobte Betablocker zurückgreifen. Ältere Menschen haben häufig eine Herzschwäche, die sich noch nicht durch Beschwerden bemerkbar gemacht hat. Sie kann durch Betablocker spürbar werden. Bei Älteren sollten Ärzte deshalb ein EKG schreiben, um die Herztätigkeit zu prüfen, und die Dosis dieser Mittel grundsätzlich nur sehr langsam steigern.

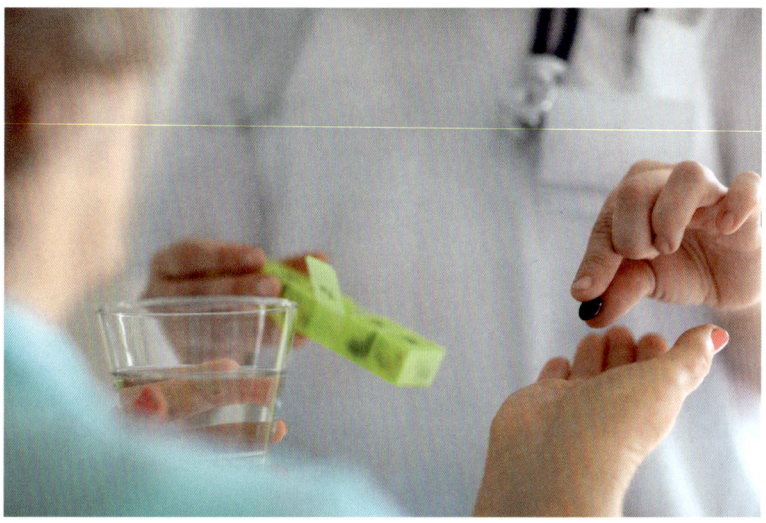

Menschen mit Asthma oder COPD dürfen Betablocker nicht einnehmen, weil sie dazu beitragen können, dass sich die Bronchialmuskulatur verkrampft. Ein Behandlungsversuch kann allenfalls mit einem selektiven Betablocker unternommen werden.

Ausgeschlossen sind die Substanzen ebenfalls, wenn das Herz sehr langsam schlägt (< 50 bis 60 Schläge pro Minute) oder das EKG Veränderungen zeigt, die Gefahren eines zu langsamen Herzschlags anzeigen. Die Anwendung von Betablockern muss sorgfältig abgewogen werden bei starken Allergien, wenn eine Hyposensibilisierung stattfinden soll, bei schweren arteriellen Durchblutungsstörungen (z B. PAVK), Schuppenflechte (Psoriasis) und Einschränkungen der Funktion von Nieren oder Leber.

Kalziumantagonisten

Die Kalziumantagonisten (Kalziumkanalblocker) Diltiazem und Verapamil gelten als „mit Einschränkung geeignet" bei koronarer Herzkrankheit und stabiler Angina Pectoris, um die damit verbundenen Beschwerden zu lindern, wenn Betablocker nicht eingesetzt werden können oder

nicht vertragen werden. Bisher konnte – anders als bei Betablockern – nicht nachgewiesen werden, dass sie die Komplikations- oder Sterberate verringern. Die gleiche Bewertung, also „mit Einschränkung geeignet", trifft für die Wirkstoffe Amlodipin, Nisoldipin und Retardpräparate von Nifedipin zu. Nichtretardierte Nifedipin-Präparate gelten als „wenig geeignet", weil die kurz wirkenden Produkte häufiger Komplikationen hervorrufen und schlimmstenfalls zum Tod führen können.

Es gibt zwei Arten von Kalziumantagonisten, die beide den Blutdruck senken. Jene vom Verapamil-Typ (Diltiazem und Verapamil) verlangsamen den Herzschlag. Wirkstoffe vom Nifedipin-Typ (Amlodipin, Nisoldipin und Nifedipin) beschleunigen mit Ausnahme von Amlodipin den Herzschlag eher. Die Mittel sollten nur als Retardform gegeben werden.

Die Substanzen vom Verapamil-Typ und die Wirkstoffe Amlodipin und Nisoldipin wirken langsamer als nichtretardiertes Nifedipin und lindern die Symptome einer Angina Pectoris.

Kalziumantagonisten vom Verapamil-Typ sollten bei einer gleichzeitig bestehenden Herzschwäche nur angewendet wer-

BILD Für die Durchblutungsstörungen in den Extremitäten konnte bisher keine Wirksamkeit von Gingkopräparaten nachgewiesen werden.

den, wenn diese mit anderen Mitteln (z. B. ACE-Hemmern) erfolgreich behandelt wird. Das gilt auch für Nisoldipin.

Außerdem sollen diese Mittel nicht mit Betablockern kombiniert werden, weil dann die Gefahr besteht, dass der Herzschlag sich zu stark verlangsamt. Kalziumantagonisten finden hauptsächlich zur Senkung von erhöhtem Blutdruck Anwendung.

Wirkstoffe vom Verapamil-Typ verordnen Ärzte auch teils bei tachykarden Herzrhythmusstörungen. Weiter kommen Kalziumantagonisten je nach Eigenschaften etwa noch bei Prinzmetal-Angina oder pulmonaler Hypertonie zum Einsatz.

Sartane

Die Wirkungen von ACE-Hemmern und Sartanen ähneln sich: Sartane (AT1-Antagonisten, Angiotensin-Rezeptorblocker) verhindern, dass Angiotensin II wirken kann, indem sie bestimmte Bindestellen des Hormons (Angiontensin-1-Rezeptoren) blockieren. Sie kommen hauptsächlich bei Bluthochdruck zum Einsatz. Sartane beugen, besonders wenn zusätzlich noch Diabetes vorliegt, Folgeerkrankungen wie Herzinfarkt, Schlaganfall und Nierenversagen vor. Ihre Effekte sind auch günstig, wenn bereits eine Herzinsuffizienz besteht. Sartane verursachen viel seltener unangenehmen Reizhusten als ACE-Hemmer.

Ivabradin

Der neue Wirkstoff Ivabradin vermindert ähnlich wie Betablocker die Herzfrequenz und soll so den Sauerstoffbedarf des Herzens verringern. Bei stabiler Angina pectoris gilt er als „mit Einschränkung geeignet". Er sollte nur zum Einsatz kommen, wenn eine Behandlung mit Betablockern oder Kalziumantagonisten nicht möglich ist. Bisher konnte nicht nachgewiesen werden, dass Ivabradin die Komplikationsrate oder Sterberate verringert oder Angina-Pectoris-Beschwerden ebenso gut lindert wie die besser erprobten Kalziumantagonisten.

MITTEL GEGEN ARTERIELLE DURCHBLUTUNGSSTÖRUNGEN

Arterielle Durchblutungsstörungen sind an der Entstehung vieler Erkrankungen beteiligt. Entsprechend gibt es einige Mittel zur Verbesserung der Durchblutung speziell in den Beinen (PAVK, Seite 181) und in den hirnversorgenden Gefäßen (Hirnleistungsstörungen, Demenz, Seite 176, Vorbeugung erneuter Schlaganfälle, Seite 162). Leider gibt es nur für wenige Medikamente Daten, die ihre Wirksamkeit befriedigend belegen. Hier eine kurze Aufzählung häufiger Wirkstoffe und ihrer Bewertung:

- ASS (Azetylsalizylsäure), Clopidogrel – „geeignet", um die Entstehung von Blut-

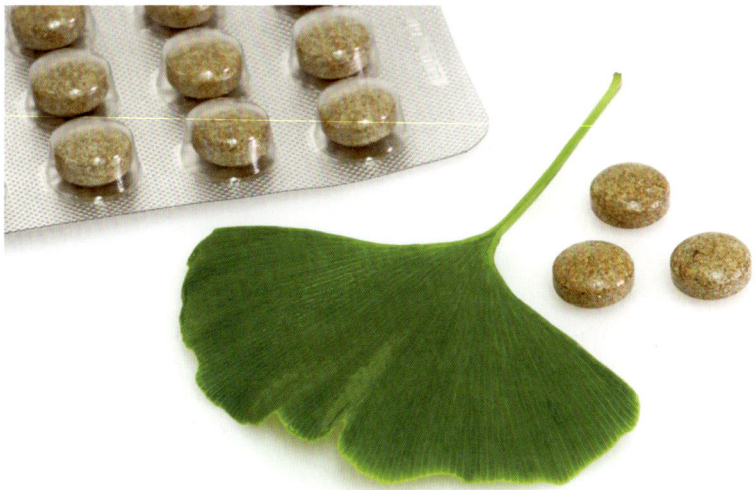

gerinnseln zu hemmen und damit u. a. zur Vorbeugung gegen Wiederholungen von Schlaganfällen und Herzinfarkten (Seite 121).

■ **Tiklopidin** (Seite 217) – „mit Einschränkung geeignet" wegen möglicher unerwünschter Wirkungen für die Einsatzgebiete, die hier bei ASS und Clopidogrel genannt sind.

■ **Naftidrofuryl** – „mit Einschränkung geeignet" bei PAVK, weil die Studien derzeit für eine abschließende Bewertung nicht ausreichen, „wenig geeignet" bei Durchblutungsstörungen in Gehirn, Ohr und Auge.

■ **Ginkgo** – als „wenig geeignet" gelten die Extrakte aus dem Ginkgo-Baum bei PAVK, weil Studien ihre Wirksamkeit nicht ausreichend zeigen konnten. Bei Demenz oder Hirnleistungsstörungen scheint aufgrund weniger positiver Studienergebnisse ein Behandlungsversuch mit Ginkgo-Extrakten gerechtfertigt, wenn besser

beurteilte Mittel nicht eingesetzt werden können.

■ **Buflomedil, Cyclandelat, Dihydroergotoxin, Moxaverin, Pentoxifyllin, Pirazetam** – als „wenig geeignet" gelten alle diese Wirkstoffe bei Durchblutungsstörungen in Beinen oder Hirn, weil ihre Wirksamkeit nicht ausreichend nachgewiesen ist.

■ **Cilostazol** – seit 2007 zur Behandlung von PAVK zugelassen, falls die Beine in Ruhe noch nicht schmerzen und keine Anzeichen für Gewebszerstörungen bestehen. Cilostazol kann die schmerzfreie Gehstrecke verlängern und erneuten Schlaganfällen vorbeugen, verursacht wohl aber öfter als ASS Nebenwirkungen wie Kopfschmerzen, Durchfall, Herzklopfen, Schwindel und teils schwere HKL-Komplikationen oder Blutungen. Bis die Nutzen und Risken abschließend bewertet sind, sollten Patienten herkömmliche Behandlungen erhalten.

MITTEL BEI KHK UND STABILER ANGINA PECTORIS

Wirkstoff	Hinweise	Zusatzinfo
Geeignet		
Atenolol	Um die auftretenden Beschwer-den zu lindern und einem Herz-infarkt vorzubeugen.	
Bisoprolol		
Carvedilol		
Metoprolol		
Perindopril	Für Patienten mit einem beson-ders hohen Risiko für einen Herz-infarkt, um diesem vorzubeugen.	
Ramipril		
Mit Einschränkung geeignet		
Celiprolol		Die therapeutische Wirksamkeit ist weniger ausgeprägt als bei geeigneten Betablockern.
Diltiazem	Um die auftretenden Beschwer-den zu verbessern.	Anzuwenden, wenn Betablocker oder Kalziumantagonisten nicht eingesetzt werden können oder nicht vertragen wer-den. Bisher konnte nicht nachgewiesen werden, dass sich Komplikationsrate oder Sterberate verringern lassen.
Trapidil	Nur bei koronarer Herzkrankheit.	Dass das Mittel Folgeerkrankungen vorbeugen oder die Beschwerden einer koronaren Herzkrankheit lindern kann, sollte noch besser belegt werden.
Verapamil	Um die auftretenden Beschwer-den zu verbessern.	Anzuwenden, wenn Betablocker oder Kalziumantagonisten nicht eingesetzt werden können oder nicht vertragen wer-den. Bisher konnte nicht nachgewiesen werden, dass sich Komplikationsrate oder Sterberate verringern lassen.
Wenig geeignet		
Propranolol	Kurze Wirkdauer wegen nicht verzögerter Freisetzung.	Nichtselektive Betablocker haben unerwünschte Wirkun-gen u. a. auf die Atmung

Bewertungen entsprechend dem Handbuch Medikamente, 8. Auflage der Stiftung Warentest nach der dort festgelegten Methodik.

ZUR BEHANDLUNG EINER STABILEN ANGINA PECTORIS

Wirkstoff	Hinweise	Zusatzinfo
Geeignet		
Molsidomin	Um die dabei auftretenden Beschwerden zu lindern und weiteren Angina-Pectoris-Anfällen vorzubeugen.	Anzuwenden, wenn Nitrate nicht angewendet werden können oder nicht ausreichend wirksam waren.
Glyzeroltrinitrat	Um die im akuten Anfall auftretenden Beschwerden zu lindern und in belastenden Situationen einem Anfall vorzubeugen.	
Isosorbiddinitrat	Um die dabei auftretenden Beschwerden zu lindern und weiteren Angina-Pectoris-Anfällen vorzubeugen.	
Isosorbidmononitrat		
Pentaerythrityltetranitrat		
Mit Einschränkung geeignet		
Amlodipin	Um die damit verbundenen Beschwerden zu lindern.	Anzuwenden wenn Betablocker nicht eingesetzt werden können oder nicht vertragen werden. Bisher konnte nicht nachgewiesen werden, dass sich Komplikationsrate oder Sterberate verringern lassen
Ivabradin	Um die damit verbundenen Beschwerden zu verbessern.	Anzuwenden, wenn Betablocker oder Kalziumantagonisten nicht eingesetzt werden können oder nicht vertragen werden. Bisher konnte nicht nachgewiesen werden, dass sich Komplikationsrate oder Sterberate verringern lassen.
Nifedipin als retardiertes Präparat	Um die damit verbundenen Beschwerden zu lindern.	Anzuwenden, wenn Betablocker nicht eingesetzt werden können oder nicht vertragen werden. Bisher konnte nicht nachgewiesen werden, dass sich Komplikationsrate oder Sterberate verringern lassen
Nisoldipin		

Bewertungen entsprechend dem Handbuch Medikamente, 8. Auflage der Stiftung Warentest nach der dort festgelegten Methodik.

MEDIKAMENTE BEI ERHÖHTEN BLUTFETTEN

Wirkstoff	Hinweise	Zusatzinfo
Geeignet		
Atorvastatin	Zur Senkung erhöhter Cholesterin-werte und/oder bei bestehenden Risikofaktoren für einen Herzinfarkt (z. B. Diabetes, hoher Blutdruck).	
Fluvastatin		
Gemfibrozil	Zur Senkung stark erhöhter Triglyzeride.	
Lovastatin	Zur Senkung erhöhter Cholesterin-werte und/oder bei bestehenden Risikofaktoren für einen Herzinfarkt (z. B. Diabetes, hoher Blutdruck).	
Pravastatin		
Simvastatin		
Auch geeignet		
Pitavastatin	Zur Senkung erhöhter Cholesterin-werte und/oder bei bestehenden Risikofaktoren für einen Herzinfarkt (z. B. Diabetes, hoher Blutdruck).	Noch wenig erprobtes Mittel.
Rosuvastatin		
Mit Einschränkung geeignet		
Bezafibrat	Zur Senkung stark erhöhter Triglyzeride.	Mittel mit Gemfibrozil sind vorzuziehen.
Fenofibrat		
Gemfibrozil	Zur Senkung erhöhter Cholesterin-werte.	Weniger wirksam als CSE-Hemmer. Nur einzusetzen, wenn diese nicht anwendbar sind.

Wirkstoff	Hinweise	Zusatzinfo
Mit Einschränkung geeignet		
Omega-3-Säurenethyl-ester 90 1 000 mg	Zur Senkung erhöhter Triglyzeride.	Einzusetzen, wenn Ernährungsumstellung und Gewichtsabnahme nicht ausreichend wirksam waren. Dass das Mittel das Risiko für Herz-Kreislauf-Ereignisse senken kann, sollte noch besser belegt werden, vor allem, wenn gleichzeitig blutfettsenkende Mittel eingenommen werden, die als geeignet bewertet werden.
Wenig geeignet		
Bezafibrat	Zur gleichzeitigen Senkung von Cholesterin und Triglyzeriden.	Die therapeutische Wirksamkeit ist nicht ausreichend nachgewiesen.
Ezetimib	Zur Senkung von erhöhten Blutfetten.	Es fehlen Studien, die nachweisen, dass das Mittel das Auftreten von Herzinfarkt und Schlaganfall verringert und auch bei Dauerbehandlung verträglich ist.
Ezetimib + Simvastatin	Zur Senkung von erhöhten Blutfetten.	Es fehlen Studien, die nachweisen, dass das Kombinationspräparat therapeutisch wirksamer ist als Statine allein, und dass es auch bei Dauereinnahme verträglich ist. Außerdem kann es Veränderungen an der Gefäßwand weniger gut verhindern als eine Kombination aus Statin und Nikotinsäure.
Fenofibrat	Zur gleichzeitigen Senkung von Cholesterin und Triglyzeriden.	Die therapeutische Wirksamkeit ist nicht ausreichend nachgewiesen.

Bewertungen entsprechend dem Handbuch Medikamente, 8. Auflage der Stiftung Warentest nach der dort festgelegten Methodik.

GLOSSAR

Aneurysma (Mehrzahl: Aneurysmen): sack- oder spindelförmige, lokal begrenzte Ausbuchtung der Arterienwand, meistens an Hauptschlagadern (Aortenaneurysma), besonders der Bauchaorta, seltener an Hirngefäßen und im Bereich des Herzens (Seite 67). Ursachen sind meistens Bluthochdruck, Arteriosklerose oder angeborene Gewebsschwächen.

Angiographie: bildgebende Untersuchung der Blutgefäße (Seite 95).

Antikoagulanzien: gerinnungshemmende Medikamente (Seite 209).

Diastole, diastolisch: der Moment oder in dem Moment, in dem sich die Herzkammern füllen (Seite 63).

erektile Dysfunktion: Erektionsstörungen, die Männern über eine bestimmte Zeitspanne hinweg kein zufriedenstellendes Sexualleben erlaubt. Häufig sind Arterien, die den Penis mit Blut versorgen, durch Ablagerungen verengt. Ursachen können auch andere körperliche Leiden und zusätzlich oder ausschließlich psychische Probleme (z. B. Stress, Leistungsdruck beim Sex) sein.

HKL: Abkürzung für Herz-Kreislauf, gleichbedeutend mit kardiovaskulär.

Hypotonie: niedriger Blutdruck (in Deutschland definiert als systolische Blutdruckwerte von 100 mmHg und darunter). Symptome sind oft kalte Hände und Füße, Schwindel, vereinzelt auch Bewusstlosigkeit oder starke Ohrgeräusche (Tinnitus). Medikamentöse Behandlungen sind selten notwendig. Hypertonie kann sich durch Bewegung, Sport, Wechselbäder oder salzreiche Ernährung bessern. Die Ursache bleibt häufig unbekannt. Infrage kommen etwa Flüssigkeitsmangel, Durchfall, Medikamente (z. B. Nitroglyzerin) oder Erkrankungen (z. B. Herzinsuffizienz, Blutarmut, hormonelle Störungen, starke Verengungen der Aorta und Lungenembolien).

Ischämie, ischämisch: Minderdurchblutung oder totaler Durchblutungsausfall bzw. damit verbunden.

KHK: Abkürzung für koronare Herzkrankheit (Seite 107).

kardiovaskulär: aus dem Lateinischen, das Herz und die Gefäße betreffend.

Kollaterale: Nebenstrombahnen des Blutes, u.a. Blutgefäße, die der Körper im Lauf von Jahren ausbaut oder neu anlegt, um Durchblutungsstörungen auszugleichen.

Lungenembolie: potenziell lebensbedrohlicher Verschluss einer Lungenarterie meist durch Blutgerinnsel, die in der Mehrzahl bei Thrombosen in Bein- oder Beckenvenen entstehen. Symptome können Atemnot, Husten, Auswurf, Atemschmerzen, hohe Atem- und Herzfrequenz sein.

Die Behandlung besteht aus Sauerstoffzufuhr, Hemmung der Blutgerinnung und anderen Maßnahmen (z. B. Entfernen oder Auflösen des Gerinnsels).

nichtsteroidale Antirheumatika (Abk. NSAR): Schmerzmittel, die Entzündungen bremsen, indem sie das Enzym Cyclooxygenase (Abk. COX) hemmen. Häufige Vertreter sind beispielsweise die Wirkstoffe Azetylsalizylsäure/ASS, Ibuprofen und Diclofenac.

Ödem: Gewebsschwellung aufgrund von Flüssigkeitseinlagerung.

pulmonale Hypertonie (pulmonale arterielle Hypertonie): Krankheiten, bei denen Gefäßwiderstand und Blutdruck im Lungenkreislauf erhöht sind und die meist auf eine von vielen möglichen Grunderkrankungen zurückgehen (z. B. angeborene Herzfehler, Schlafapnoe, HI-Virus Infektionen, Schilddrüsenerkrankungen). Symptome sind Kurzatmigkeit, Leistungsschwäche und Kreislaufstörungen. Die Prognose ist schlecht. Die Behandlung erfolgt mit Medikamenten oder durch Transplantation von Lunge und teils noch Herz.

retardiert, retard (aus dem Lateinischen: verlangsamt wirkend): bezeichnet Arzneiformen, die ihre Wirkstoffe verlangsamt freisetzen, meist über einen längeren Zeitraum.

Schlafapnoe, obstruktives Schlafapnoe-Syndrom (Abk. SAS): Schlafstörung, Schnarchen mit Atemaussetzern (Apnoe), die auf Übergewicht und andere Ursachen zurückgeht, sich durch zahlreiche Symptome (z. B. Müdigkeit am Tage, Kopfschmerz) äußert und unbehandelt langfristig zu HKL-Erkrankungen führen kann.

Synkope: kurze, plötzlich eintretende Bewusstlosigkeit (Kreislaufkollaps), die von selbst wieder weggeht und durch vorübergehende Minderdurchblutung des Gehirns zustande kommt. Auslöser können schnelle Positionswechsel (z. B. rasches Aufstehen), Kreislaufstörungen (Verschlüsse von Hirnarterien, „Pressen" beim Stuhlgang, pulmonale Hyperonie etc.), Herzfunktionsstörungen (Herzrhythmusstörungen, Herzinfarkt, Herzmuskelerkrankungen u. a.), Medikamente (z. B. blutdrucksenkende Mittel, Antiarrhythmika) oder starke Gefühle (Schreck, Angst) sein.

Systole, systolisch: der Moment oder in dem Moment, in dem sich die Herzkammorn zusammenziehen und Blut ausstoßen (Seite 63).

Stenose: aus dem Griechischen, Verengung von Blutgefäßen oder anderen Hohlorganen wie Wirbelkanälen, Luftröhre und anderen (Seite 66).

Thrombozytenfunktionshemmer, Thrombozytenaggregationshemmer: Medikamente, die Blutplättchen am Verkleben hindern (Seite 214).

ADRESSEN

Fachlicher Rat und Fachverbände

Herz und Gefäße
- Dt. Herzstiftung e. V.
Vogtstraße 50
60322 Frankfurt am Main
www.herzstiftung.de
Tel 069/955 128–0
info@herzstiftung.de

- Dt. Gesellschaft für
Kardiologie – Herz- und
Kreislaufforschung e. V.
Achenbachstr. 43
40237 Düsseldorf
www.dgk.org
Tel. 0211/600 692–0
info@dgk.org

- Dt. Gesellschaft für
Prävention und Rehabilitation von Herz-Kreislauferkrankungen e. V.
Friedrich-Ebert-Ring 38
56068 Koblenz
www.dgpr.de
Tel. 0261/309 231
info@dgpr.de

Schlaganfall
- Stiftung Deutsche
Schlaganfall-Hilfe
Carl-Miele-Str. 210
33311 Gütersloh

www.schlaganfall-hilfe.de
Tel. 01805/093 093
(14 Cent/Minute)
info@schlaganfall-hilfe.de

- Kompetenznetz Schlaganfall
Charité Campus Mitte
Charitéplatz 1
10117 Berlin
www.kompetenznetz-schlaganfall.de
Tel. 030/450 560–145
info@schlaganfallnetz.de

- Dt. Gesellschaft
für Neurologie
Reinhardtstr. 14
10117 Berlin
www.dgn.org
Tel. 030/531 437 930
info@dgn.org

Risikofaktoren
- Deutsche Gesellschaft
für Ernährung DGE
Godesberger Allee 18
53175 Bonn
http://www.dge.de
Tel. 0228/3 776–600
webmaster@dge.de

- Dt. Adipositas-Gesellschaft e. V.
Waldklausenweg 20

81377 München
www.adipositas-gesellschaft.de
Tel. 089/71 048 358
mail@adipositas-gesellschaft.de

- Dt. Hochdruckliga e. V.
DHL®/Dt. Gesellschaft für
Hypertonie und Prävention
Berliner Str. 46
69120 Heidelberg
www.hochdruckliga.de
Tel. 06221/58 855–0
info@hochdruckliga.de

- Deutsche Diabetes-Stiftung
Staffelseestr. 6
81477 München
www.diabetesstiftung.de
Tel. 089/579 579–0
info@diabetesstiftung.de

- Dt. Gesellschaft zur Bekämpfung von Fettstoffwechselstörungen und ihren Folgeerkrankungen
DGFF (Lipid-Liga) e. V.
Bunsenstr. 5
Waldklausenweg 20
82152 Planegg
www.lipid-liga.de
Tel. 089/7 191 001
info@lipid-liga.de

- Bundeszentrale für gesundheitliche Aufklärung (BZgA)
Ostmerheimer Str. 220
51109 Köln
www.bzga.de
Tel. 0221/8992–0
poststelle@bzga.de
z. B. zu den Themen Alkohol und Rauchen

Frauen

- Deutsche Gesellschaft für geschlechtsspezifische Medizin (DGesGM)
Meinekestr. 6
10719 Berlin
www.dgesgm.de
info@dgesgm.de

Selbsthilfe

- Nationale Kontakt- und Informationsstelle zur Anregung und Unterstützung von Selbsthilfegruppen
NAKOS
Wilmersdorfer Straße 39
10627 Berlin
www.nakos.de
Tel. 030/31018960
selbsthilfe@nakos.de

LITERATUR/RATGEBER

Bei den meisten Verbänden, die oben gelistet sind, erhalten Sie Informationen, Broschüren und Bücher über die entsprechenden Themen. Zu einigen davon hat die Stiftung Warentest eigene Ratgeber veröffentlicht (siehe unten). Viele weitere Angaben und Bewertungen zu Behandlungen und Medikamenten finden Sie im Internet unter www.test.de und www.medikamente-im-test.de.

Bluthochdruck
Bluthochdruck – Vorbeugen, erkennen, behandeln, Stiftung Warentest/Anke Nolte, Berlin 2010, 206 Seiten, 16,90 Euro

Ernährung

- Familie in Form, Stiftung Warentest/Dagmar von Cramm, Berlin 2009, 223 Seiten, 19,90 Euro

- Ab 50 in Form, Stiftung Warentest/Dagmar von Cramm, Berlin 2011, 256 Seiten, 19,90 Euro

Cholesterin/Fettstoffwechsel
Gut essen bei erhöhtem Cholesterin, Stiftung Warentest/Vera Herbst und Dagmar von Cramm, Berlin 2012, 208 Seiten, 19,90 Euro

Medikamente

- Handbuch Medikamente, 8. Auflage,
A. Bopp; V. Herbst/Stiftung Warentest (Hrsg.), Berlin 2010, 1344 Seiten, 25 Euro (Ab. 1. Juli 2012 reduzierter Preis, 25 € statt 39,90 €. Die 9. Auflage erscheint März 2013)

- Handbuch Rezeptfreie Medikamente, 4. Auflage, A. Bopp; V. Herbst/Stiftung Warentest (Hrsg.), Berlin 2011, 688 Seiten, 29,90 Euro

REGISTER

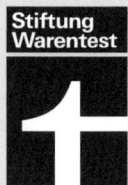

IMPRESSUM

© 2012 Stiftung Warentest, Berlin

Stiftung Warentest
Lützowplatz 11–13
10785 Berlin
Telefon 0 30/26 31–0
Fax 0 30/26 31–25 25
www.test.de

Vorstand: Hubertus Primus
Weiteres Mitglied der Geschäftsleitung:
Dr. Holger Brackemann
(Bereichsleiter Untersuchungen)

Programmleitung: Niclas Dewitz
Autor: Dr. Jürgen Schickinger, Freiburg
Projektleitung/Lektorat: Christiane Hefendehl
Mitarbeit: Veronika Schuster
Korrektorat: Hartmut Schönfuß, Berlin

Fachliche Unterstützung: Prof. Manfred Anlauf, Bremerhaven/Cuxhaven, Prof. Dr. Heinz-Jürgen Engel, Bremen, Prof. Gerd Glaeske, Bremen
Titelentwurf: Susann Unger, Berlin
Layout: Pauline Schimmelpenninck Büro für Gestaltung, Berlin; Sylvia Heisler
Illustrationen: Michael Römer, Berlin (S. 86, 124, 178)

Bildredaktion: Sylvia Heisler
Bildnachweis: thinkstock (Titel); istock (S. 16, 28, 75, 82); gettyimages (S. 58, 188); avenue-images (S. 190); yourphototoday (S. 159, 171); thinkstock (S. 6, 8, 20, 28, 33, 36, 41, 46, 49, 54, 57, 67, 68, 70, 73, 79, 81, 85, 93, 102, 106, 111, 113, 128, 143, 148, 156, 159, 169, 171, 174, 180, 182, 184, 186, 196, 201, 202, 207, 215, 219, 222, 225, 227)

Produktion: Sylvia Heisler, Vera Göring
Verlagsherstellung: Rita Brosius (Ltg.), Susanne Beeh
Litho: tiff.any
Druck: Firmengruppe Appl, aprinta Druck Wemding

Einzelbestellung:
Stiftung Warentest
Tel. 0 180 5/00 24 67
Fax 0 180 5/00 24 68
(je 14 Cent pro Minute aus dem Festnetz, maximal 42 Cent pro Minute aus dem Mobilfunknetz)
www.test.de

ISBN: 978-3-86851-130-7